腎臓病は早期に発見して進行を遅らせることが大切

CKDの危険因子と進行

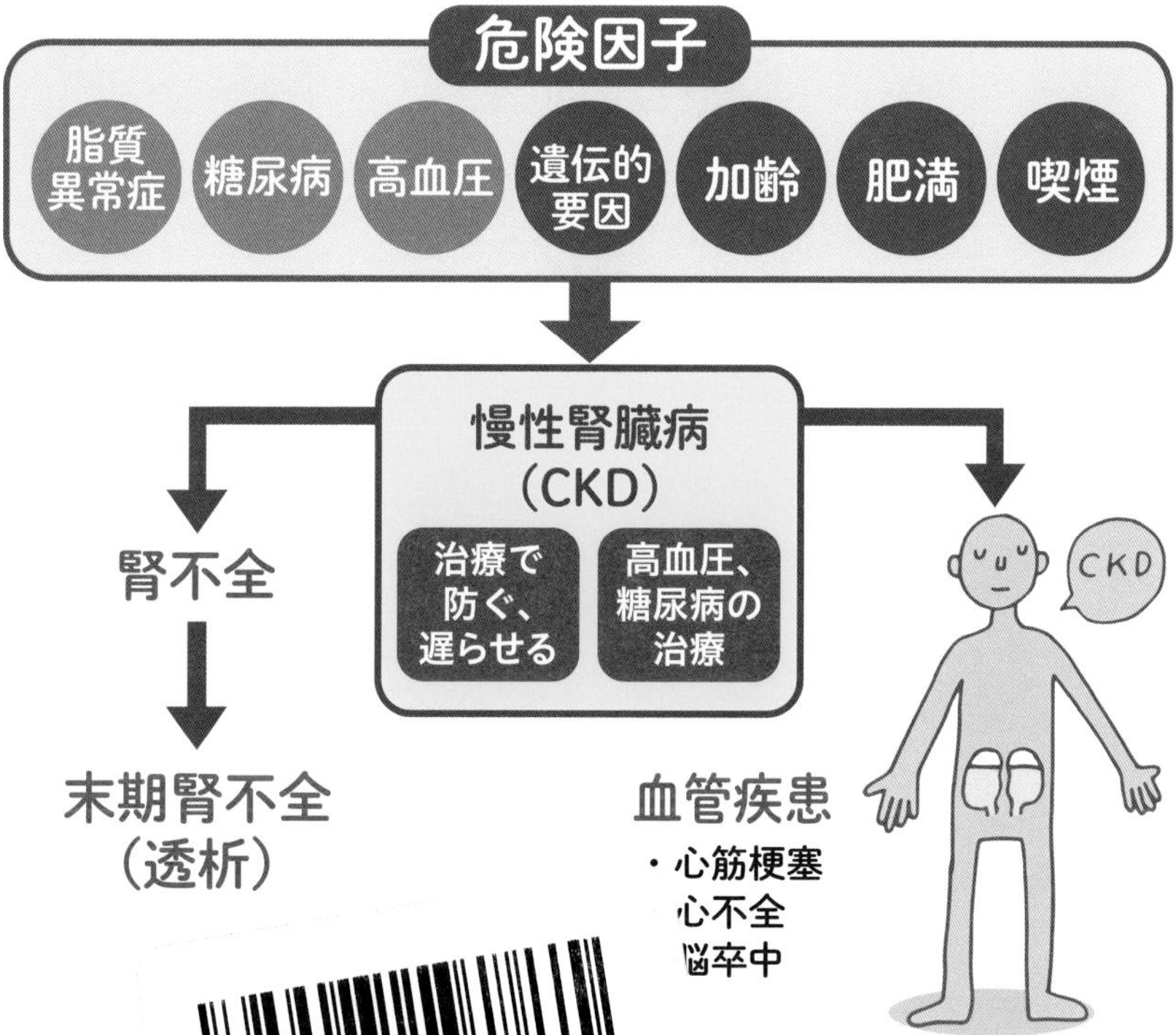

腎臓病は、急激に症状があらわれる「急性腎障害（ＡＫＩ）り進行する「慢性腎臓病（ＣＫＤ）」です。特に患者数が多いのがＣＫＤです。ＣＫＤは、早期なら完治が期待できますが、進行すると治療をしても治らない場合が少なくありません。

ＣＫＤを治療せずに放置すると進行して腎不全になり、透析治療が必要な状態に陥ります。心筋梗塞や心不全、脳卒中などの命にかかわる血管疾患を合併する可能性も高くなるでしょう。

ＣＫＤと診断されたら、医師の指示に従って、生活習慣の改善、食事の見直し、治療を行ってください。進行を遅らせることが期待できます。

腎臓は脊椎の両側に1つずつあります

腎臓は背中側にある そら豆の形をした臓器

腎臓はおへそよりやや上の高さで、脊椎をはさんで左右に1つずつあります。右の腎臓は、肝臓があるため左の腎臓より3㎝ほど下に位置しています。腎臓はそら豆のような形をしており、成人の握りこぶし大で、一般的に重さは120〜150g、長さは約10㎝、幅5〜6㎝、厚さは約4㎝です。

腎臓を中央から縦に切った形が、3ページの右上図です。外側全体に「皮質」があり、その内側には放射線状の「髄質《ずいしつ》（腎錐体《じんすいたい》）」、中心には「腎盂《じんう》」があります。尿をつくっているのは皮質の中にある「糸球体」と、皮質と髄質にまたがって伸びている「尿細管」です（3ページ下図参照）。

尿をつくるのは 糸球体と尿細管

糸球体は「ボーマン嚢《のう》（糸球体嚢）」と呼ばれる袋に覆われています。ボーマン嚢の大きさは直径約0・2㎜。糸球体とボーマン嚢のユニットを「腎小体」と呼び、さらに腎小体と尿細管からなるユニットを「ネフロン」といいます。ネフロンの役割は、血液中の不要な老廃物を排泄する尿を生成することです。

尿細管は長さが約5㎝で、「近位尿細管」「ヘンレ係蹄（ヘンレループ）」「遠位尿細管」「集合管」からできています。髄質は十数個の腎錐体から構成され、濾過された尿は乳頭から腎盂へ。そこから尿は尿管を通って膀胱に送られ、排泄されます。

腎臓・尿管・膀胱の位置

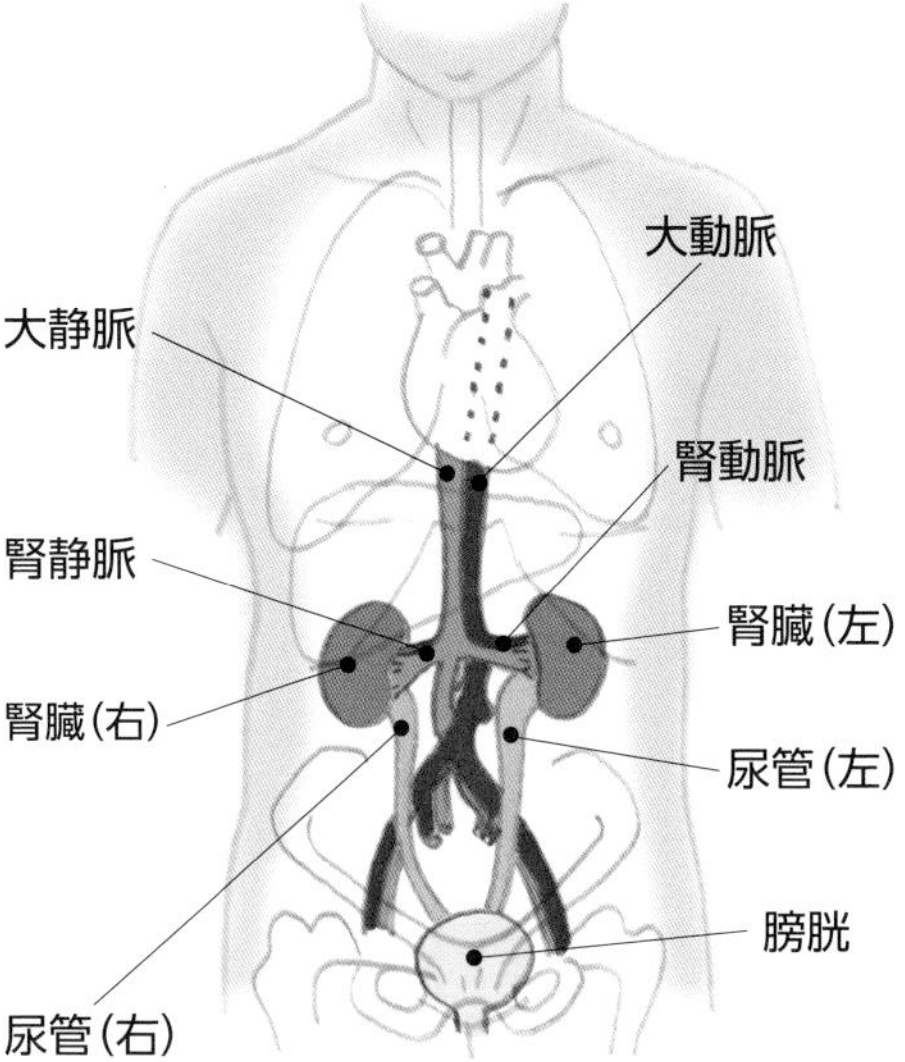

腎臓の構造

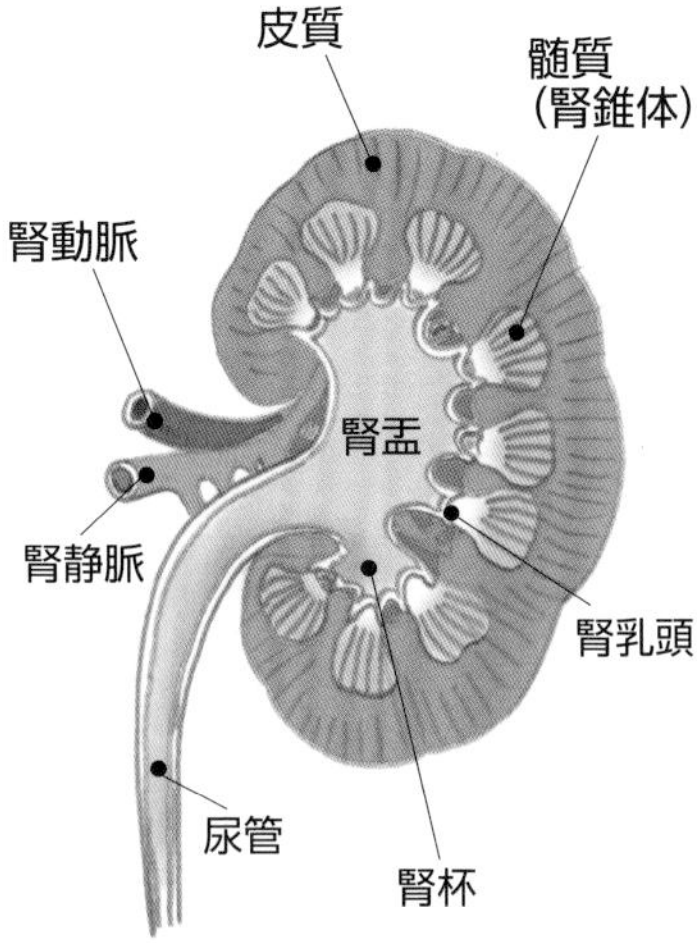

欧米人と比べて、日本人のネフロン数は少ない

これまでネフロンは、腎臓1つに約100万個、左右で約200万個あるといわれてきました。しかし最近の研究により、日本人のネフロン数は欧米人の3分の2（約64万個）程度で、少ないことが分かっています。ネフロンの数は出生時に決まっており、塩分が多い食生活などを続けると数は減少していきます。血液中の毒素や老廃物を濾過するネフロンの数が少なければ、高血圧と慢性腎臓病のリスクが高くなるでしょう。日本人はネフロン数が少ない分腎臓が小さいことを忘れず、塩分のとりすぎや肥満に注意してください。

出典：米医学誌「JCI insight（電子版）」
2017年10月5日号

ネフロンの構造

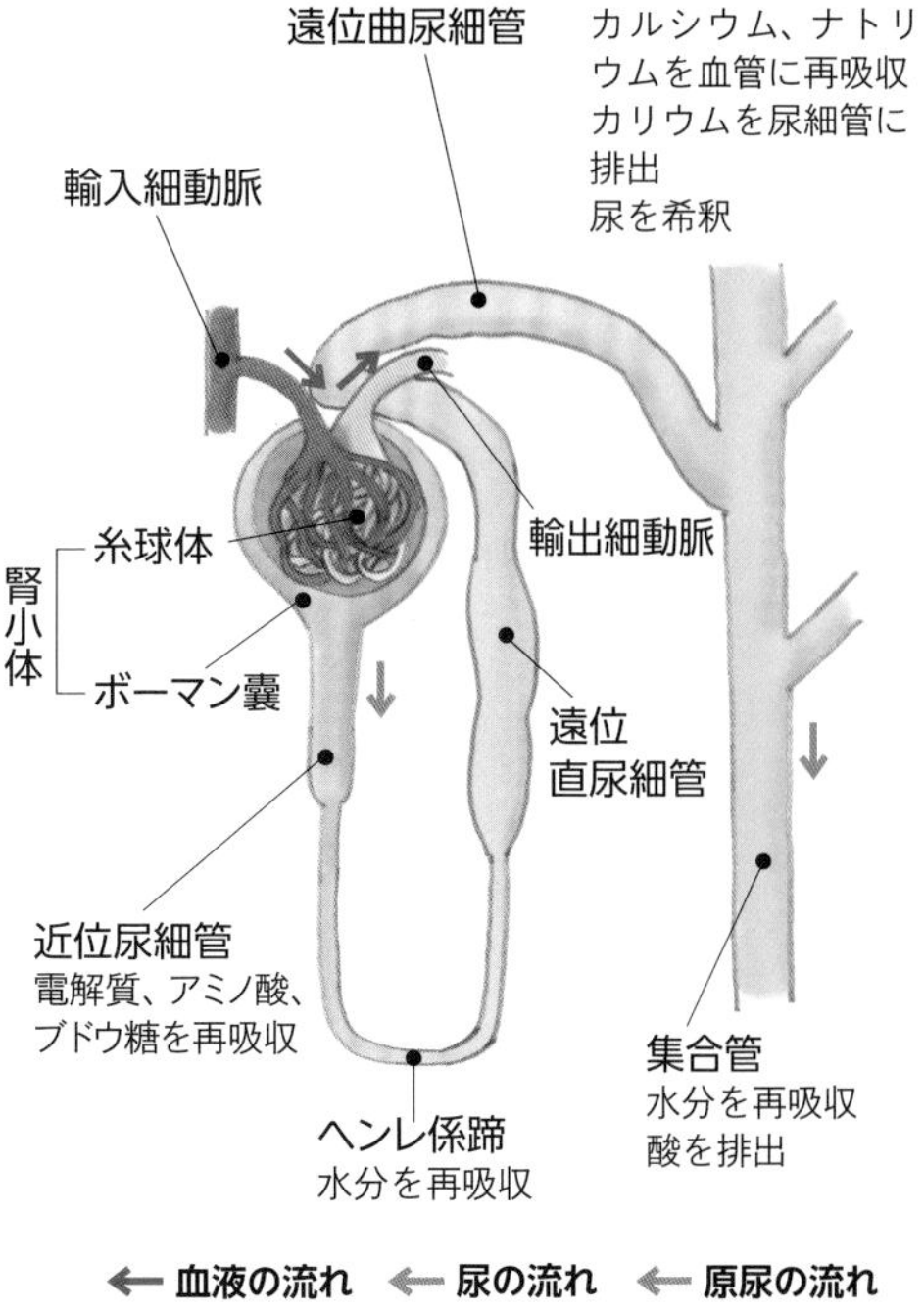

腎臓が悪くなると、体内でこんなトラブルが

腎臓は、私たちが生きるためにとても重要な役割を果たしています。腎臓が悪くなると機能が低下し、体内でさまざまなトラブルが起こります。

血中に老廃物がたまる

➜尿毒症

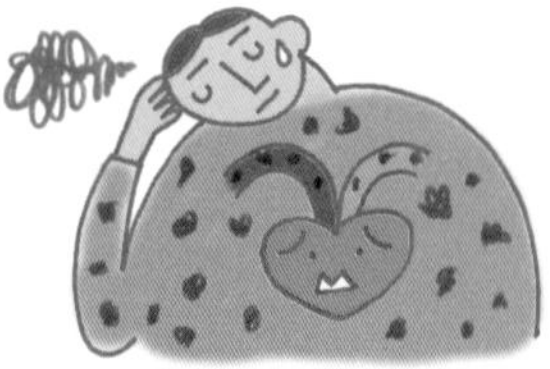

体内に水分がたまる

➜むくみ

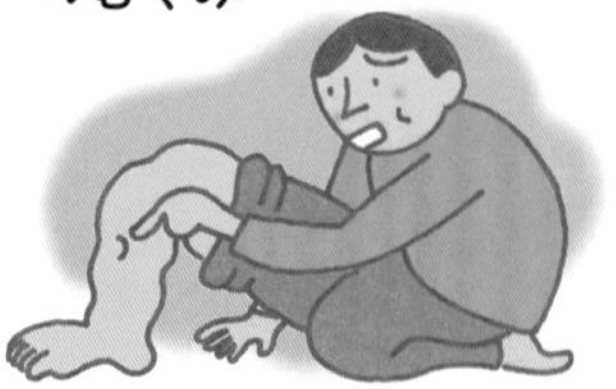

電解質のバランスが崩れる

➜筋肉や組織の働きの悪化

酸性・アルカリ性のバランスが崩れる

➜どちらに傾いても、
ひどくなると生命の危険

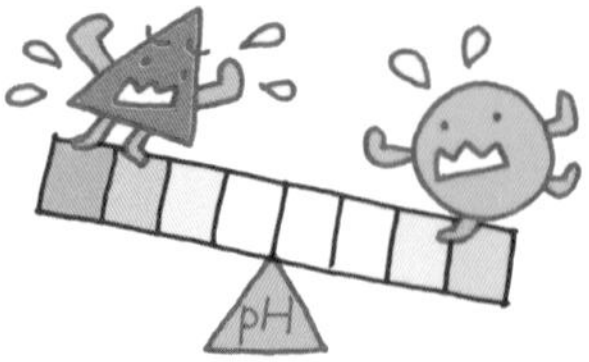

ホルモンが十分できない

昇圧・降圧ホルモンの
バランスの崩れ

➜血圧のコントロールに支障

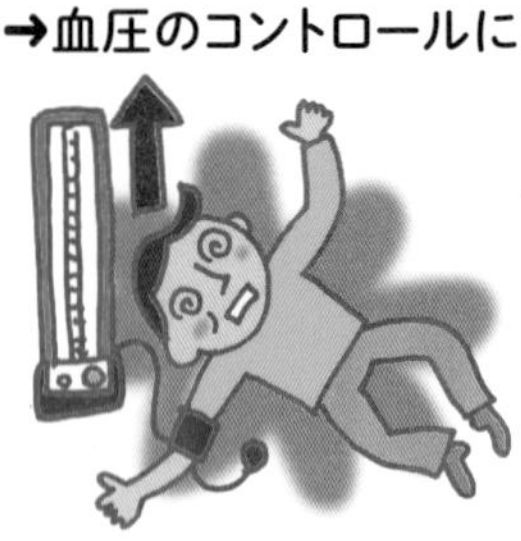

造血ホルモン
（エリスロポエチン）が不足

➜貧血

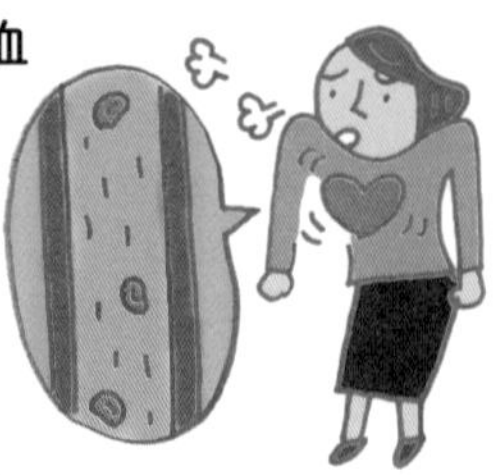

ビタミンDの
活性化が不十分

➜骨がもろくなる

➜骨折

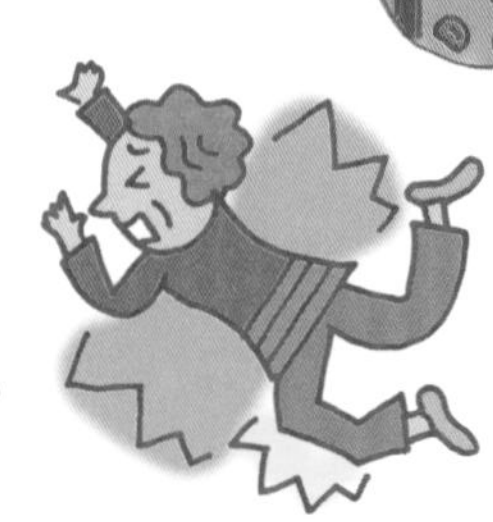

尿の状態、排尿の異常、血圧の変化など腎臓病が疑われるとき、さまざまな症状があらわれます。それらは原因となる病気の種類や状態を知る手がかりにもなるので、確認しておきましょう。

排尿の異常

排尿の回数が多い

●排尿痛を伴う場合

尿路感染症の疑いが……

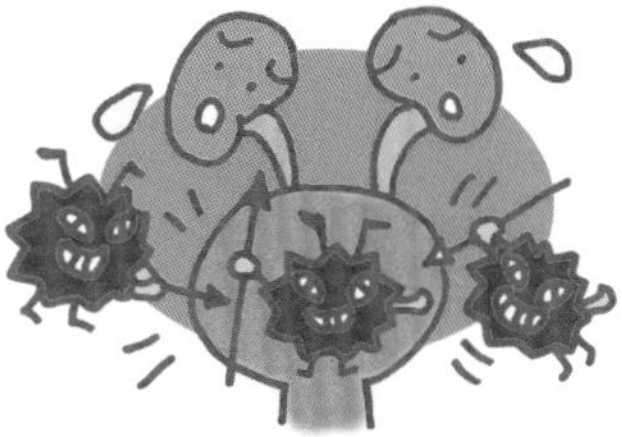

●夜間頻尿の場合

男性では前立腺肥大などで尿が膀胱から完全に出きらず、残尿がある可能性があります

腎臓の尿濃縮力が腎臓病や加齢により低下している可能性があります

乏尿・無尿

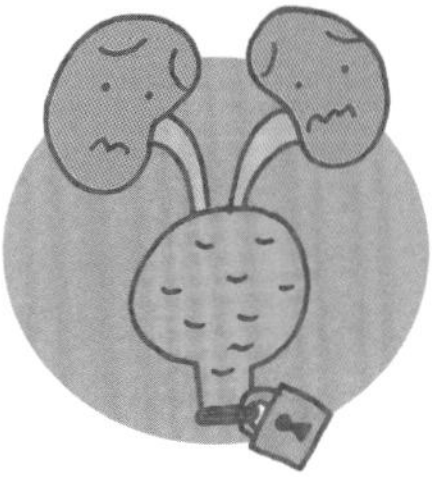

腎臓への血流が少ない、腎臓の働きが悪い、膀胱から尿道へ流れる途中で閉塞の可能性があります

排尿困難

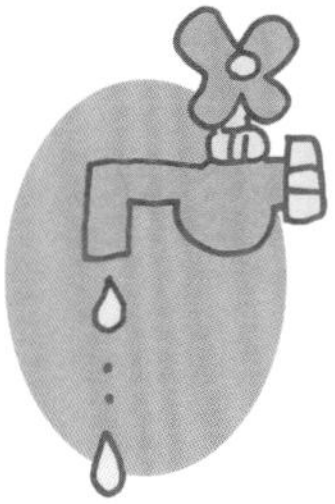

前立腺肥大、糖尿病、脊髄損傷による神経障害から生じる機能不全の可能性があります

多尿（1日3L以上の尿）

糖尿病、尿細管での水分の再吸収が悪い（尿崩症）

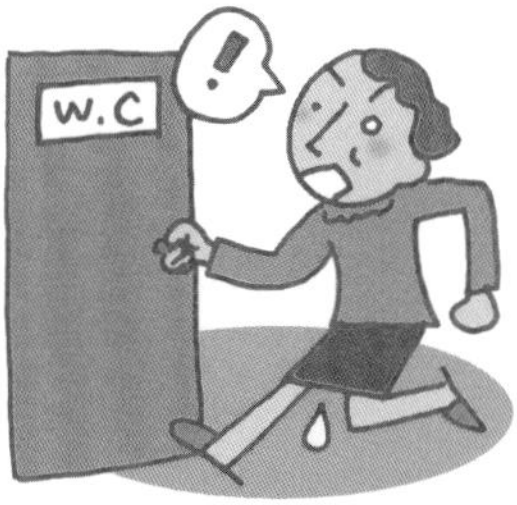

尿の異常

膿尿

感染症の疑いが……

血尿

肉眼的血尿の場合はもちろん、潜血反応が陽性の場合も原因の確認を

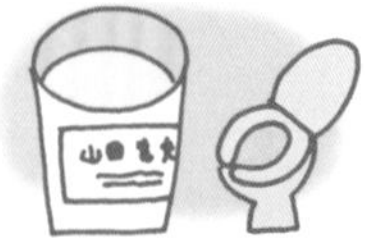

タンパク尿

微量でも腎機能低下の可能性があります

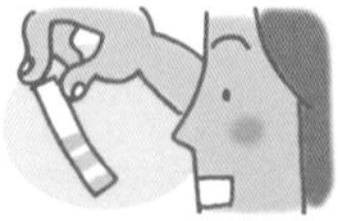

にごった赤や茶色の尿（ミオグロビン尿）

脱水や、打撲で筋肉が損傷した可能性があります

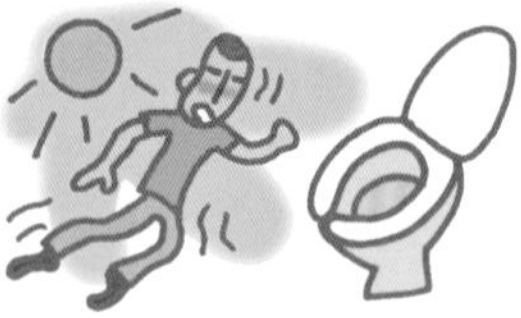

糖尿

糖尿病で血糖が高い可能性があります。血糖は高くない腎性糖尿（※）の可能性もあります

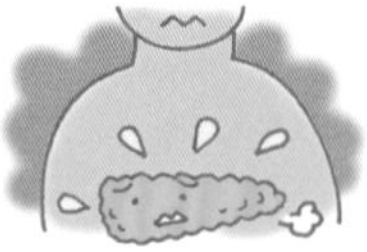

※腎性糖尿は病気ではなく、治療の必要はない。

こんな症状が加わるとキケンなことも！

背中・腰・おなかの痛み

尿路結石、腎盂腎炎の可能性があります

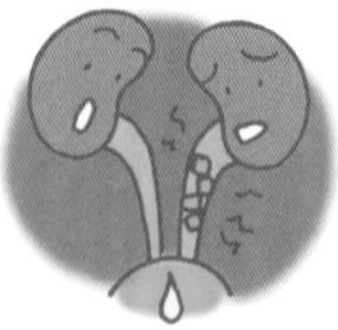

発熱

腎盂腎炎、全身性エリテマトーデス、腎膿瘍《のうよう》の可能性があります

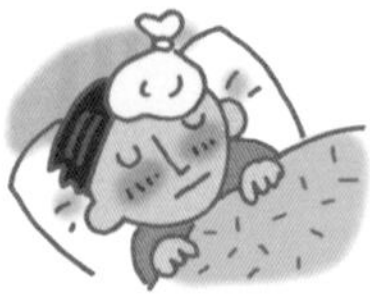

高血圧

本態性高血圧、腎機能低下、食塩のとりすぎ、レニンの分泌過剰の可能性があります

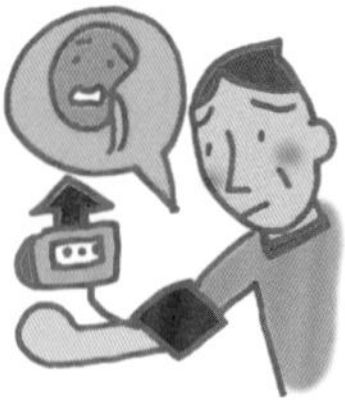

むくみ

ネフローゼ症候群、肝不全、心不全の可能性があります

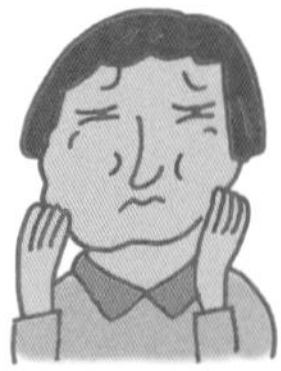

吐きけ・嘔吐

尿毒症の可能性があります

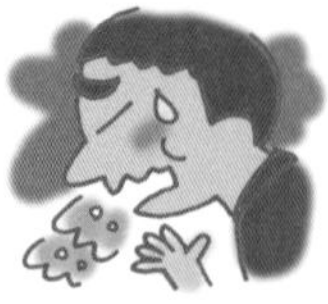

息苦しさ

肺水腫や心不全の可能性があります

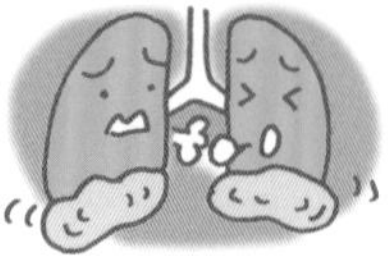

貧血

腎機能低下の可能性があります

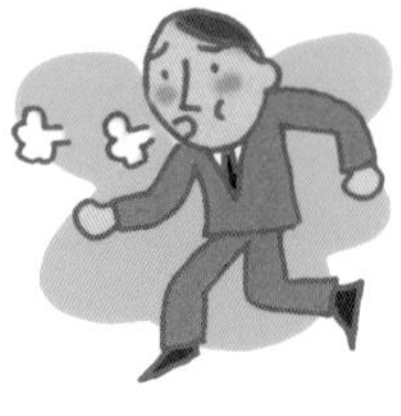

腎臓病を放っておくと、どうなる？

腎臓病の治療をせず、そのままにしておいても自然に治ることはありません。腎臓病は次第に悪化して腎不全や尿毒症にまで発展し、最悪の場合死に至ることもあります。腎臓病は、早期に適切な治療を行えば、回復したり、進行を抑えたりできます。けっして放置せず、一人で悩まずに医療や家族の助けを借りながら病気と向き合ってください。

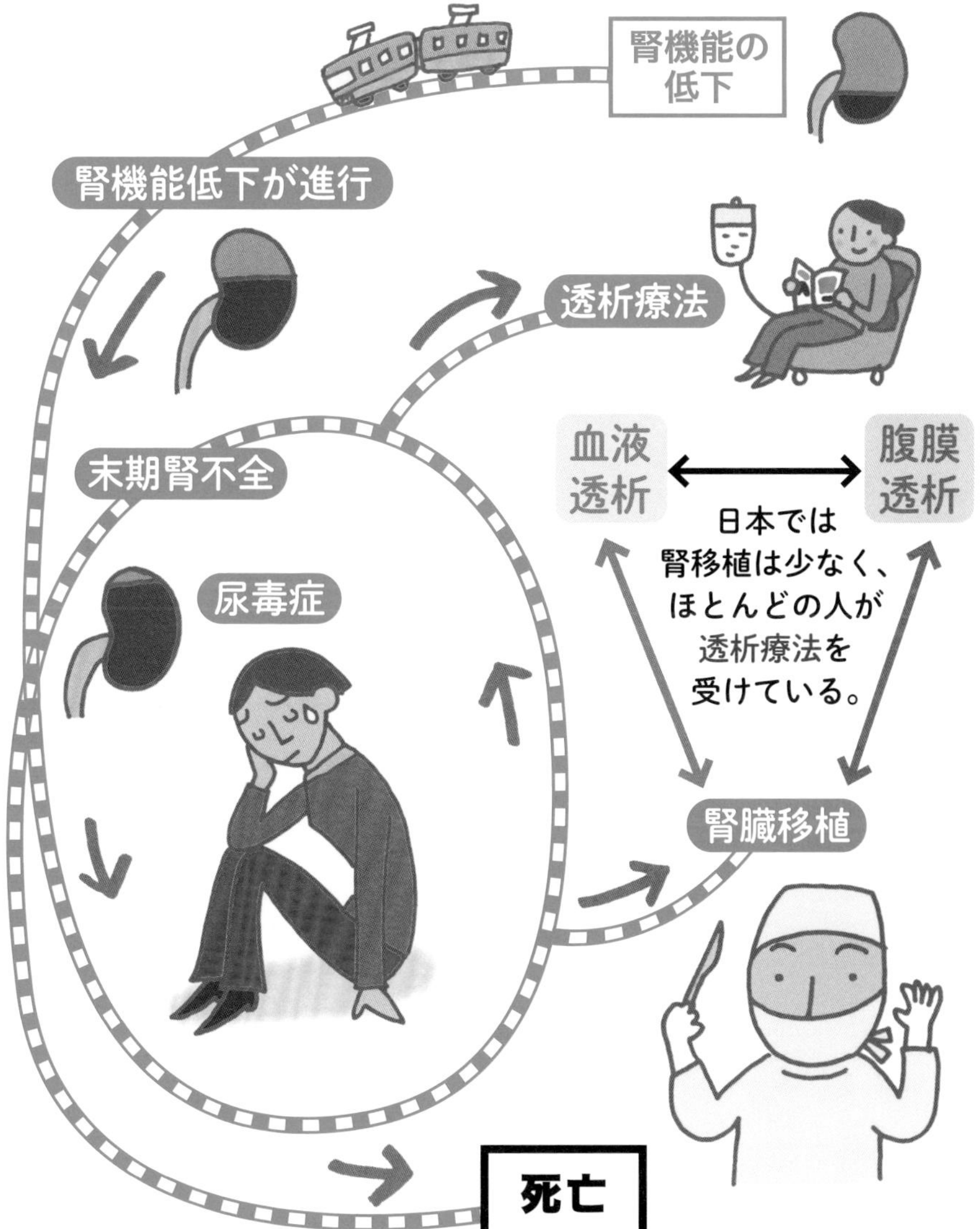

腎臓病の主な種類

糖尿病性腎症

糖尿病が原因で発症する腎臓病で、糖尿病の３大合併症のひとつです。初期ではほとんど自覚症状がなくタンパク尿も検出されにくいため、アルブミン尿検査で早期に発見することが必要です。透析患者の最多を占めています。

糖尿病性腎臓病

アルブミン尿が検出される「糖尿病性腎症」のほか、糖尿病が原因で起こる腎臓病に、「アルブミン尿がない」タイプが近年増加していることがわかっています。これら２つを合わせて「糖尿病性腎臓病」といいます。

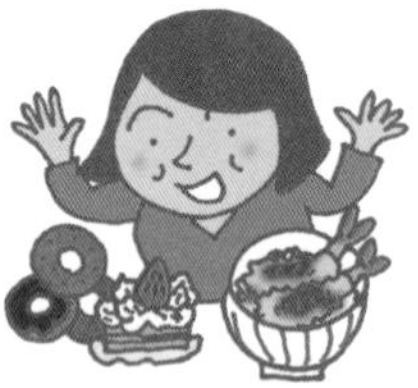

ネフローゼ症候群

尿中にタンパク質が大量に出て、血液中のタンパク質が減る腎臓病の総称。主な症状は、むくみ、脂質異常症、高度タンパク尿、低タンパク血症です。ネフローゼ症候群のうち、糖尿病や膠原病など全身性の病気が原因のものを二次性ネフローゼ症候群、ネフローゼ症候群を来たす明らかな全身性の病気がないものを一次性ネフローゼ症候群と呼びます。

急性腎炎症候群・慢性腎炎症候群

「急性腎炎症候群」は腎臓の組織が急速に炎症を起こし、腎臓の機能が一時的に低下する状態です。「慢性腎炎症候群」は糸球体が慢性的な炎症を起こし、腎臓が傷ついてタンパク尿や血尿が１年以上持続する状態です。

急速進行性糸球体腎炎

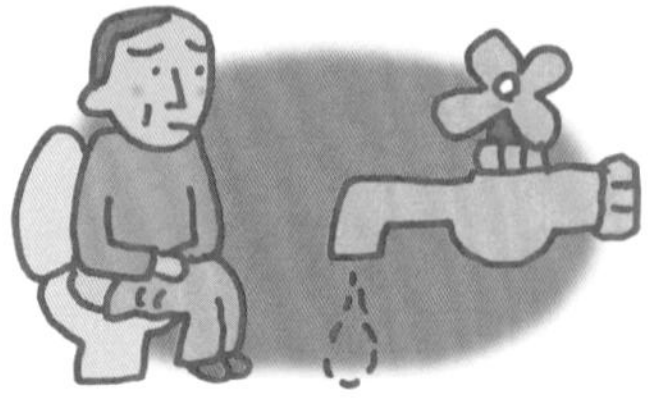

タンパク尿、血尿といった腎炎の症状が出てから、週単位で急速に腎機能が低下する状態で、早期発見・治療が肝心です。乏尿、むくみ、貧血、発熱、倦怠感、筋肉痛、関節痛などの症状を伴うこともあります。国指定の難病です。

肥満関連腎臓病

肥満そのものが原因となって発症する腎臓病です。ほとんどが自覚症状のないまま進行し、あらわれたときには腎障害がかなり進行している例が、少なくありません。早期に発見すれば、減量するだけで腎障害が改善されます。

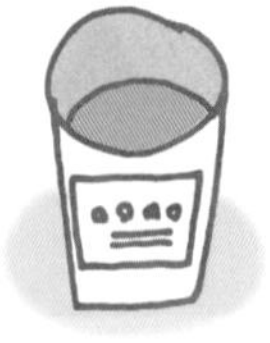

IgA 腎症

免疫グロブリンのひとつ IgA が糸球体に沈着して、慢性的な炎症が引き起こされる病気です。腎機能障害から、腎不全に至るリスクが高いとされています。ほとんどが無症状で、健康診断での血尿やタンパク尿から発見されることが多いです。

尿路感染症

腎臓から尿管、膀胱、尿道までに起こる感染症です。感染が起こる場所によって、「上部」「下部」の2種類があります。治療は抗生物質を服用し、尿量を増やして細菌を体外へ排出するのが一般的です。尿道が短い女性に多い傾向が。

腎腫瘍

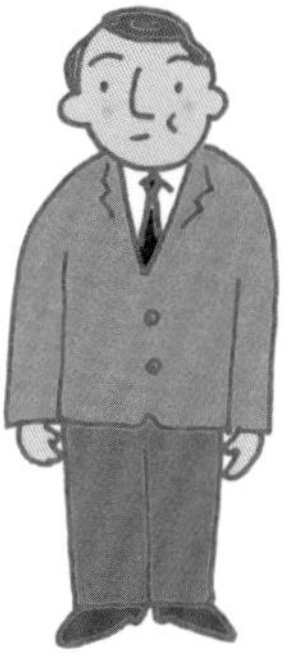

腎臓と尿管などの上部尿路にできる腫瘍です。血尿、疼痛、腹部腫瘤が3大症状。「良性」「悪性」があり、腎臓にできる腫瘍の約80％が悪性腫瘍の腎細胞がんです。腎細胞がんは50代以降に多く、男性の比率が高い傾向があります。

水腎症

尿路がつまって、腎臓に尿がたまってしまう病気です。腎臓は尿を作り続けるため、腎臓や尿管が腫れてくるのが特徴。生まれつき尿路に狭窄がある先天的なタイプと、尿路結石や腫瘍などが原因となる後天的なタイプがあります。

遺伝性腎疾患

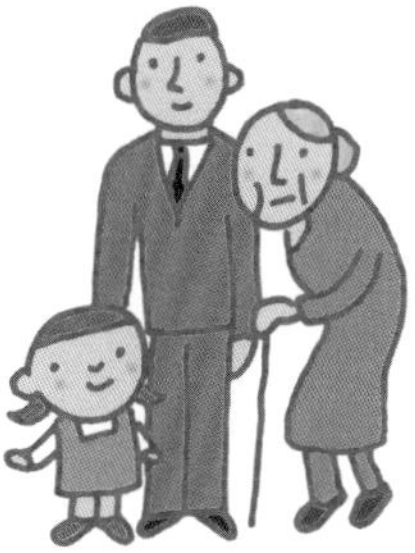

腎臓病には、遺伝性の病気があります。代表的なのは「アルポート症候群」「菲《ひ》薄《はく》基底膜症候群」で、前者は男性にあらわれやすいのが特徴です。腎臓に多くの嚢胞ができる「多発性嚢胞腎」は、国の指定難病です。

腎不全

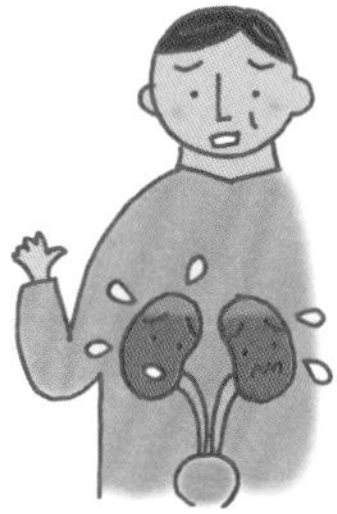

腎臓の機能がほとんど失われた状態です。急速に腎機能の低下が進む「急性腎不全」と、長期にわたって徐々に進行する「慢性腎不全」があります。末期腎不全が進行すると、尿素窒素などの毒素がたまって「尿毒症」になります。

腎硬化症

高血圧により腎臓の血管が硬くなって腎臓への血流が減少し、腎臓が萎縮して腎機能が低下する病気です。軽症から中等症の高血圧で発症する「良性」と、拡張期血圧130㎜Hg以上の高血圧に合併する「悪性」の2種類があります。

尿細管間質性腎炎

尿細管と、その周りの「間質」といわれる組織に炎症が起こる病気です。「急性」と「慢性」に分けられ、急性は薬物の副作用によるものが多くみられます。慢性の原因は、薬物や慢性腎盂腎炎などの感染症、免疫異常などです。

痛風腎と遊走腎

高尿酸血症が原因で、腎臓に結晶がたまるのが「痛風腎」です。慢性尿細管間質性腎炎の原因にもなります。「遊走腎」は、立ったときに腎臓の位置が下がりすぎる病気。にぶい腰痛や血尿が見られることがありますが、症状がなければ治療しません。

ＣＫＤは腎機能が慢性的に低下している状態です

かなり進行するまで自覚症状がないことが特徴

慢性腎臓病は、「ＣＫＤ」とも呼ばれています。原因となる病気にかかわらず、腎機能が徐々に低下する病気の総称です。具体的には、糖尿病性腎臓病、ＩｇＡ腎症などの慢性糸球体腎炎、高血圧による腎障害（腎硬化症）、多発性嚢胞腎などがあります。かなり進行するまで自覚症状がなく、受診が遅くなることもあるのが特徴。糖尿病性腎症などで透析が必要になる患者さんも多いので、注意してください。

ＣＫＤは、糖尿病、高血圧、脂質異常症、肥満症などの生活習慣病と深くかかわり合っています。そのため、食事、運動、喫煙などの習慣を見直すことで予防や改善ができ、進行抑制にも役立ちます。

CKDの診断基準

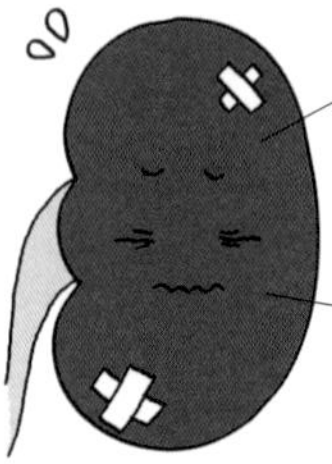

①尿検査、血液検査、画像診断、病理検査などで腎臓の障害が明らか。
特にタンパク尿が0.15g/gCr以上（30mg/gCr以上のアルブミン尿）

②糸球体濾過量（GFR）が60mL/分/1.73㎡未満

↓

このうちの１つ、もしくは両方が３か月を超えて続いていると、ＣＫＤと診断される。

日本人の糸球体濾過量（ＧＦＲ）の推算式

男性の場合

$$GFR = 194 \times (\text{血清クレアチニン値})^{-1.094} \times (\text{年齢})^{-0.287}$$

女性の場合は男性の値に0.739をかける。

※計算が非常にむずかしいため、NPO法人日本腎臓病協会のサイトを利用すると便利。血清クレアチニン値、年齢、性別を入力すると、自動的に計算してくれる。

診断の指標はタンパク尿と糸球体濾過量

CKDと判断されるのは、10ページで示しているように、①か②の症状のいずれか1つ、または両方が3か月以上持続している場合です。①と②について、説明します。

① 腎臓の障害をあらわす重要な指標は、タンパク尿です。国際的には尿タンパクより分子量が小さい尿アルブミンが使われますが、日本では尿タンパクも指標となります。

② 糸球体濾過量とは、1分間に糸球体が血液を濾過する量のことです。健康な人は、100mL/分/1・73㎡前後です。60mL/分/1・73㎡未満の場合、CKDと診断されます。ただし、90mL/分/1・73㎡以上でも、高血圧、糖尿病、脂質異常症、肥満、喫煙習慣などの危険因子を持っている人はハイリスク群とされ、注意が必要です。

CKDは、腎機能が徐々に低下する病気の総称

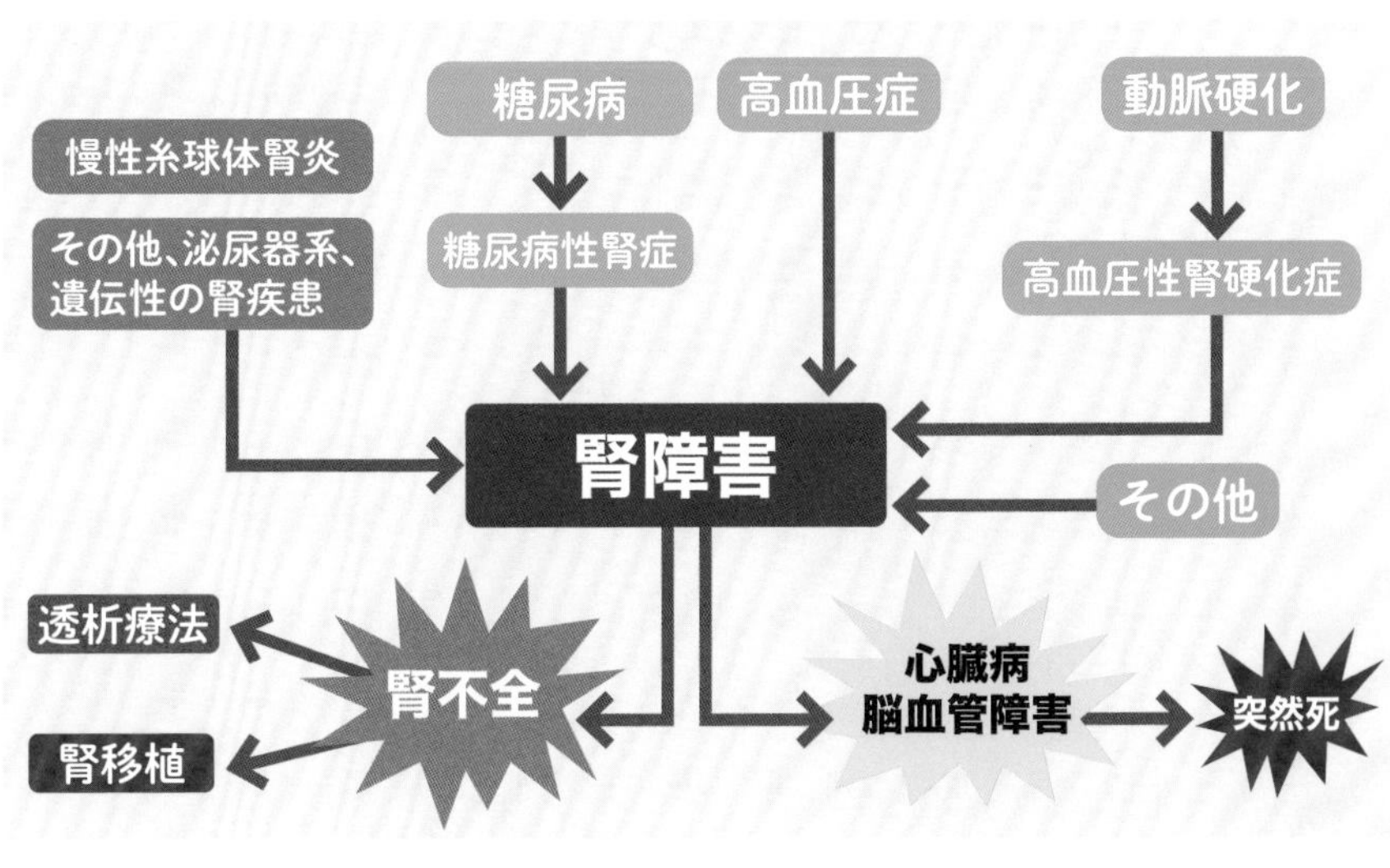

ＣＫＤを治療せずに放置すると、病気が進行して末期腎不全になり透析が必要になる。腎機能が低下すると、脳卒中、心筋梗塞、心不全などの心臓病や脳血管障害のリスクも。

CKDの重症度は、6段階に分類されます

リスクは原因となる疾患によって違い、タンパク尿が高度になるほど上昇

CKDの重症度は、腎臓の機能がどの程度維持されているかによって、ステージに分けるのが特徴です。診断の基準は、「腎臓病の原因となる原疾患」「GFR（糸球体濾過量）区分」「タンパク尿区分」の3つ。それらを合わせたステージにより、評価されます（13ページ参照）。

このような考え方が提唱されたのは、腎臓病を早期に発見して治療を開始することで、末期腎不全への進行、心血管疾患などの合併症を防ぐことができるからです。分類表記は、たとえば糖尿病で、尿アルブミン／クレアチニン比が300㎎／gCr以上、GFR値が70の場合、「糖尿病G2 A3」とされます。

注目したいのは、色で示したリスクの違いです。GFR区分は同じでも、タンパク尿区分が高度になるほどリスクが上昇します。この場合のリスクとは、末期腎不全、心血管疾患、死亡などです。

糖尿病がある人は尿アルブミン検査が必要に

タンパク尿区分は糖尿病では尿中アルブミン、その他の原疾患では尿タンパクが使われます。尿中アルブミンの量の検査で異常値が続くと、糖尿病性腎症を発症します。しかし初期の段階では微量のタンパク質しか出ません。アルブミンはタンパクの中でも比較的分子量が小さいため、他の大きなタンパクよりも先に尿に出てきます。その微

量だった尿中アルブミンが増えて、顕性アルブミン尿のレベルになり、糸球体濾過量が低下してくると、糖尿病顕性腎症と診断されます。

一方、尿中アルブミンの量が正常だった場合も注意してください。近年、Ⅱ型糖尿病患者の中で、尿中アルブミンが増加しないまま、糸球体濾過量が低下して慢性腎炎になる糖尿病性腎臓病が増加しているからです。

CKDのステージ分類

原疾患		タンパク尿区分		A1	A2	A3
糖尿病性腎臓病		尿アルブミン定量（mg/日） 尿アルブミン/クレアチニン比（mg/gCr）		正常	微量アルブミン尿	顕性アルブミン尿
				30未満	30～299	300以上
高血圧性腎硬化症 腎炎 多発性嚢胞腎 移植腎 不明 その他		尿タンパク定量（g/日） 尿タンパク/クレアチニン比（g/gCr）		正常	軽度タンパク尿	高度タンパク尿
				0.15未満	0.15～0.49	0.50以上
糸球体濾過量（GFR）区分（mL/分/1.73㎡）	G1	正常または高値	90以上			
	G2	正常または軽度低下	60～89			
	G3a	軽度～中等度低下	45～59			
	G3b	中等度～高度低下	30～44			
	G4	高度低下	15～29			
	G5	高度低下～末期腎不全	15未満			

緑　のステージを基準に、黄　、オレンジ　、赤　の順にステージが上昇するほどリスクは上昇する。

出典：日本腎臓学会編「エビデンスに基づくCKD診療ガイドライン2023」

CKDのステージ別 診療計画

ステージG1・G2なら原因疾患の治療と生活改善を

CKDでは、ステージごとに治療方針が決まります。目安として知っておきましょう。

●ステージG1　尿検査や画像上で明らかな腎障害があるものの、GFR値は正常な段階です。原因となる病気の治療で進行を遅らせ、生活改善にもしっかり取り組みましょう。その他、心血管疾患の危険因子があれば取り除く治療も並行して行います。

●ステージG2　軽度の腎機能の低下が見られる段階です。ステージG1と同様の治療に加えて、腎障害の進行具合を慎重に観察します。

ステージG1とG2では、腎機能が回復する可能性があるので、尿検査、血液検査、胸腹部X線検査、心電図検査などを定期的に行います。超音波検査やCT検査で、腎臓の形の変化や合併症の有無を確認することもあります。

ステージG3・G4は厳格な食事療法などが必要に

●ステージG3　軽度から中等度の腎機能低下が見られる段階です。ステージG3aまでは、食事療法を徹底することで腎臓の機能低下を抑え、現状を維持することが期待できます。ここまでは、専門医ではなく、かかりつけ医が行うことがほとんどです。

一方、ステージG3b以降は腎臓病の進行が速まり、治療をしても腎機能は回復しません。少しでも進行のスピードをゆるめ、腎不全になる時期を遅らせる

CKDのステージ別 診療計画

病期ステージ	糸球体濾過量（GFR）の数値（mL/分/1.73㎡）	診療計画
G1	90以上	CKDの診断と治療の開始 合併症の治療　CKDの進行を遅らせる治療 心血管疾患の危険因子を軽減させる治療
G2	60以上90未満	上記に加え 腎障害の進行度の評価
G3a	45以上60未満	上記に加え 腎不全合併症（貧血、血圧上昇、二次性副甲状腺機能亢進症など）を把握し治療する
G3b	30以上45未満	
G4	15以上30未満	上記に加えて 透析療法、腎移植を遅らせるための治療を行う
G5	15未満	上記に加えて 透析療法、腎移植の導入時期を考慮する

腎機能が正常で、尿検査で異常が見られない場合でも、高血圧、メタボリックシンドローム、糖尿病などの危険因子がある人は、ＣＫＤのリスクが高いと考えられます。6～12か月に一度程度の尿検査を定期的に行ってください。

ことが目標です。塩分・カリウム・タンパク質の制限、摂取エネルギーの調整など、食事療法も今まで以上に厳格に行います。

●ステージG4　高度の腎機能低下が見られる段階です。貧血や血圧上昇、高カリウム血症、代謝性アシドーシスなどの腎不全の合併症も起こってくるでしょう。これらの合併症の有無を頻繁にチェックし、必要があれば治療を行います。

●ステージG5　末期腎不全です。薬物療法だけでは腎臓の機能低下を補えなくなるため、透析療法や腎移植を視野に入れて治療を進めます。

CKDの治療の基本

治療の目的は腎不全と心血管疾患の予防

CKDの治療の目的は、次の2つです。

1. 腎機能の低下をできるだけ抑えて、透析療法が必要な末期腎不全への進行を遅らせる。

2. 腎機能の低下とともにリスクが高くなる、心血管疾患の発症を抑制する。

CKDは、基本的に自然に回復することはありません。自覚症状がなくても、治療をしなければ病気は進行します。そして自覚症状があらわれたときには、腎機能がかなり低下した状態になっていることが多いのです。

CKDの治療の基本は、「生活習慣の改善」「食事療法」「薬物療法」の3つです。医師の指示に従い、適度な運動を含めた生活習慣の改善から始めましょう。効果が不十分と判断され、医師が必要と考えたタイミングで食事療法にもとりかかります。

日常生活の改善や食事療法が効かなければ、薬物療法へ

それらの効果が十分に得られなければ、薬物療法を視野に入れます。薬物療法の基本は、原因となっている病気の治療です。

CKDの治療には、医師と医療スタッフのチーム医療が欠かせません。主治医である腎臓専門医をリーダーとして、看護師、管理栄養士、薬剤師など多くの専門職がかかわります。彼らにアドバイスや指導を受けながら、連携した治療を提供されることで、より効果を上げることができます。

CKD治療の3本柱

1 生活習慣の改善

・疲れをためない
・規則正しい生活をする
・適度な運動をする　など

2 食事療法

・塩分やタンパク質制限などを基本に
・1日に必要なエネルギー量に気をつける
・カリウム、リン、水分のとりすぎに注意　など

3 薬物療法

・腎機能の低下を抑える
・CKDの原因となる病気の治療をする
・早い段階から適切な薬を使う　など

CKDの主な自覚症状

初期
自覚症状
●ほとんどない

腎機能
低下

症状が進むと…

主な自覚症状
●呼吸困難
●めまい
●だるさ
●食欲低下・吐きけ
●嘔吐
●顔や脚がむくむ
すねを指で押すと、へこんで戻りが悪くなる

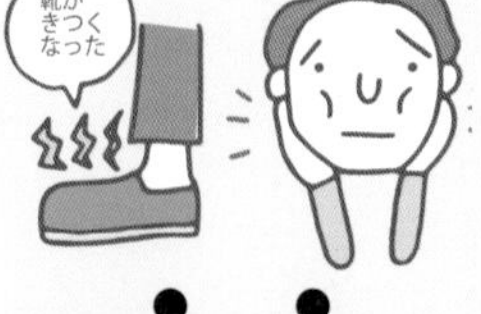

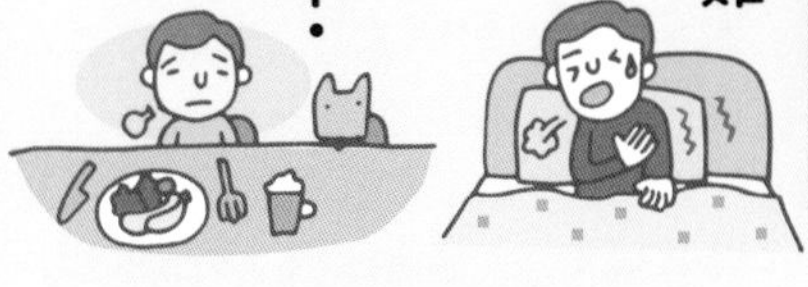

腎臓を守る生活習慣を身につけましょう

腎臓を守り、機能の低下を予防したり抑えたりするには、日ごろの生活習慣が大きく影響します。心がけたいポイントを紹介しますので、現状を見直し、改善できるところは今日から実践してください。ＣＫＤの原因となる、生活習慣病の予防にも効果的です。

規則正しい生活を心がける

不規則な生活は、腎臓に負担がかかります。起床・就床時刻をなるべく一定に保ち、三食をきちんと食べて、働きすぎに注意してください。疲れを感じたときは無理をせず、体を休めることも大切です。

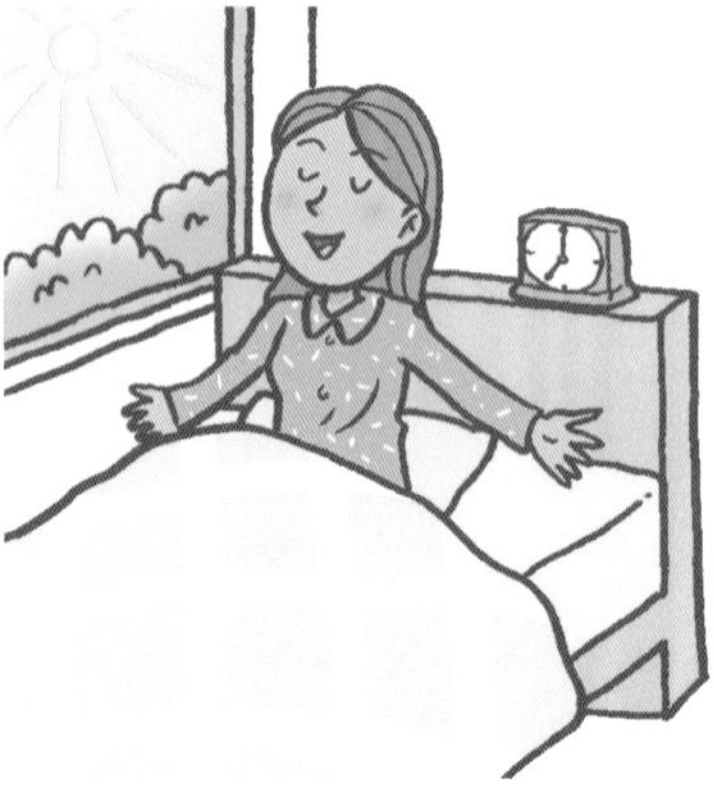

適度な運動を実践

適度な運動を習慣化することで、血圧や血糖値の数値改善、肥満の解消などが期待できます。疲労を感じるような、激しい運動でなくて大丈夫。ウォーキングや水泳のような有酸素運動を実践すると、血液の循環がよくなり、健康維持に役立ちます。

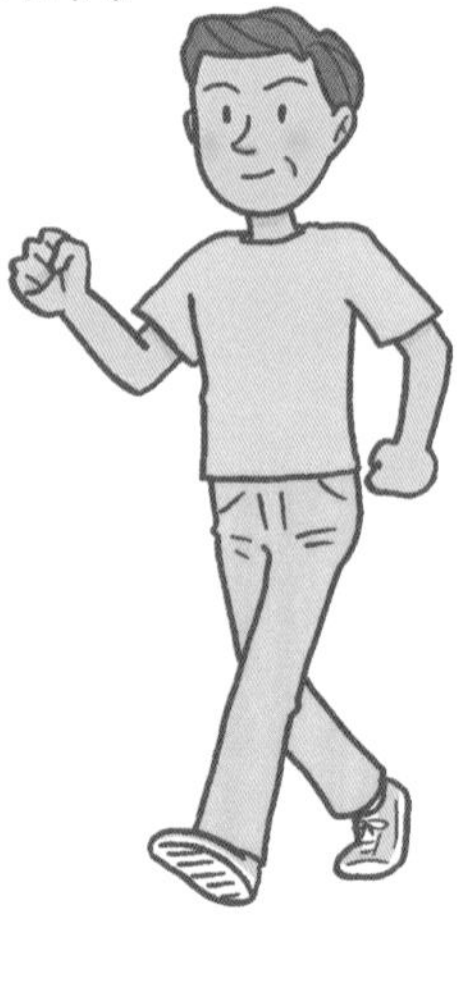

過剰な服薬はやめる

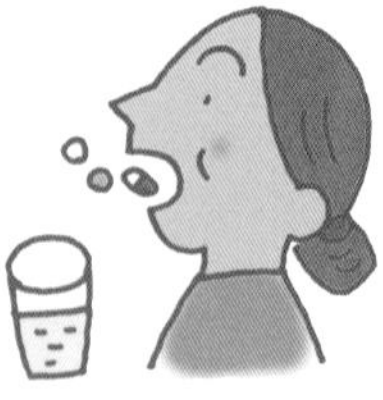

たくさんの薬を服用していると、腎臓の負担になります。医師は、最低限必要な薬を処方しています。市販薬やサプリメントなどを試したいときは、必ず医師に確認してから使用してください。

十分な睡眠をとって、疲れをとる

ストレスや疲労は、血圧を上昇させる原因になります。腎臓にも負担がかかるため、休養をとることが大切です。大切なのは、十分な睡眠をとること。ゆっくりと入浴してから布団に入ると、より深く眠れます。

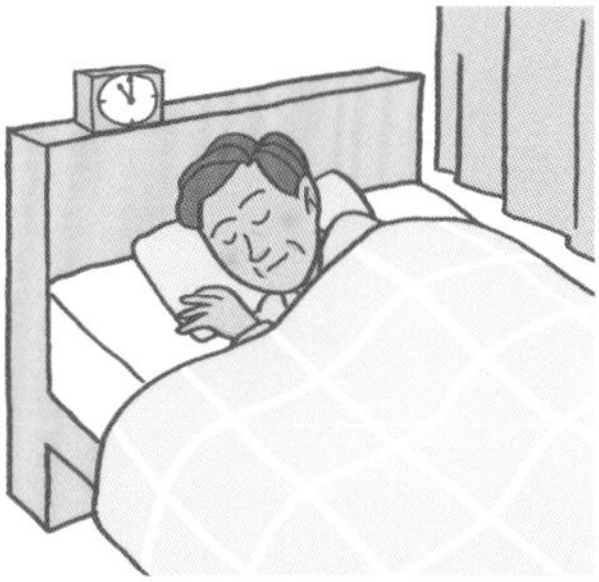

アルコールは適量に

腎臓の症状が安定していれば、適切な量ならCKDの危険因子にならないといわれています。しかし、お酒にもタンパク質が含まれているので、過度の飲酒はCKDや腎不全のリスクを高めます。食塩を多く含んだおつまみも、食べすぎないように調整を。

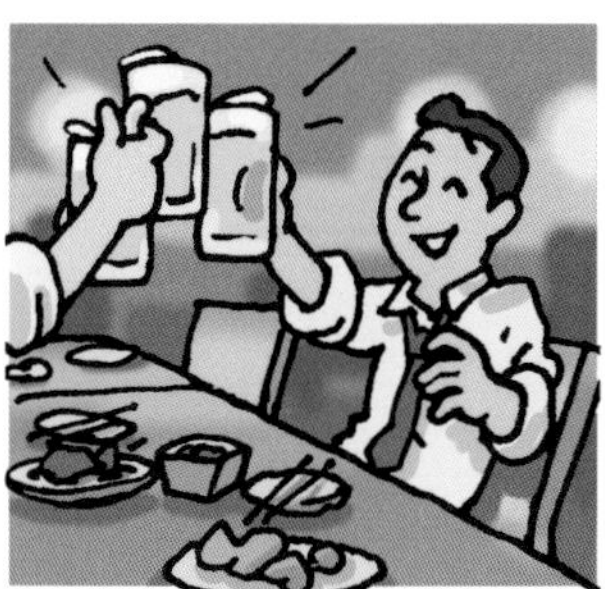

水分補給を忘れず、トイレはがまんをしない

脱水は腎機能低下の原因になるため、こまめな水分補給を心がけてください。適切な排尿習慣にもつながります。排尿をがまんすると、腎臓に負担がかかります。膀胱炎を引き起こす可能性もあるので、注意しましょう。

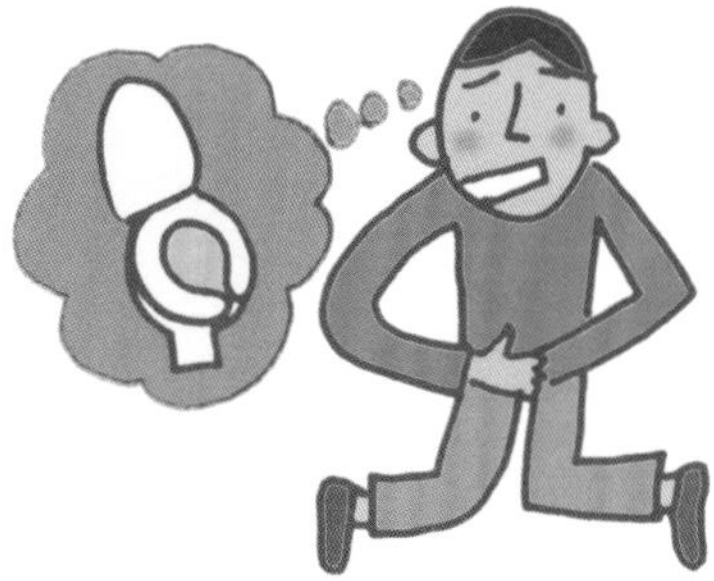

禁煙をする

タバコを吸う人は吸わない人に比べ、CKDのリスクが高くなります。喫煙は動脈硬化を促進し、血圧上昇を招くことが知られています。それによりＣＫＤだけでなく、あらゆる生活習慣病にもつながる可能性が。腎臓を守り今後の健康維持も考えて、禁煙することをおすすめします。

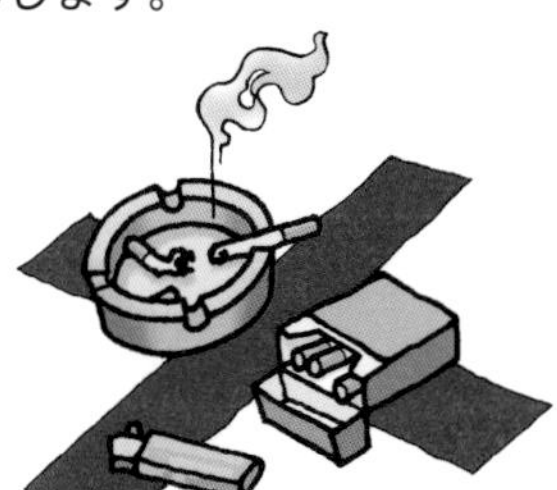

腎臓病の進行を見逃さない
自宅でできる健康管理

腎臓病の進行を防ぐには、日ごろから体の状態を把握することが大切です。そこで自宅で簡単にできるのが、次に紹介する健康チェックです。毎日続けることが基本なので、「面倒」と感じるかもしれませんが、起床後や就寝前など、時間を決めて習慣づけていけば続けやすいでしょう。

●体重測定

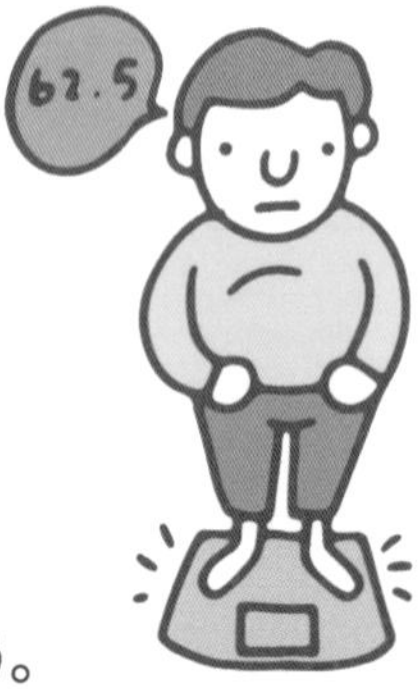

腎臓病では、肥満が血圧上昇の原因になるため、体重管理はとても重要です。身長から標準体重を計算して、運動や食事管理に気をつけながら、標準体重を維持しましょう。

肥満の人は標準体重を目標にダイエットをしましょう。

標準体重（kg）＝身長（m）×身長（m）×22

●血圧測定

腎臓病と高血圧は相互に影響を及ぼして、病気を悪化させます。そのため血圧の変化を記録することは、腎機能を保つために必要です。家庭で測定できる血圧計を利用し、起床後と就寝前の１日２回を目安に測定してください。

●測定のタイミング

基本は起床時と就寝時の１日２回測定

●目標血圧は130/80㎜Hg未満

家庭血圧125/75㎜Hg未満

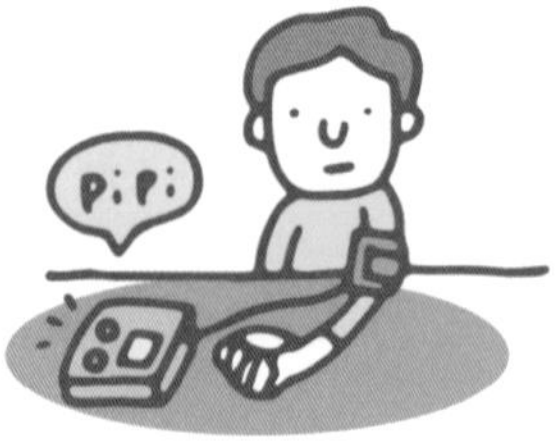

●尿チェック

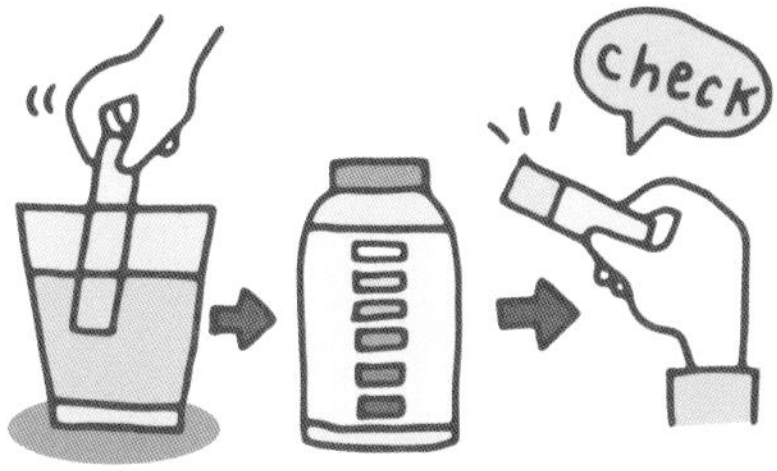

腎臓病の尿検査の中で、尿タンパク、血尿、糖尿病の尿糖の検査は、市販の試験薬を用いてできます。気になる人は、検査してみましょう。

紙コップなどに尿をとり試験紙の先端をひたして色の変化でチェックします。

●血糖自己測定

糖尿病性腎症では、血糖コントロールが重要です。血糖自己測定といって、自宅で血糖値を測定できる機器があり、インスリン治療をしている患者さんは、保険適用で測定器を購入できます。それ以外の人も、保険適用外ですが購入することは可能です。

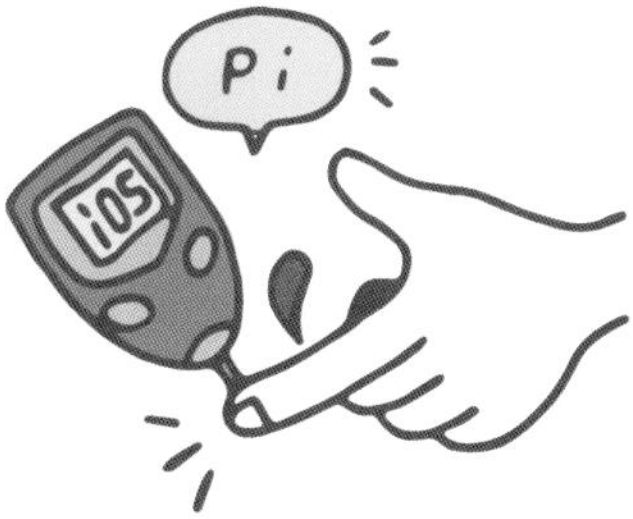

●血糖値の目標

空腹時血糖値	110mg/dL
食後2時間血糖値	140mg/dL未満

・血糖値は食事のタイミングで日内変動します

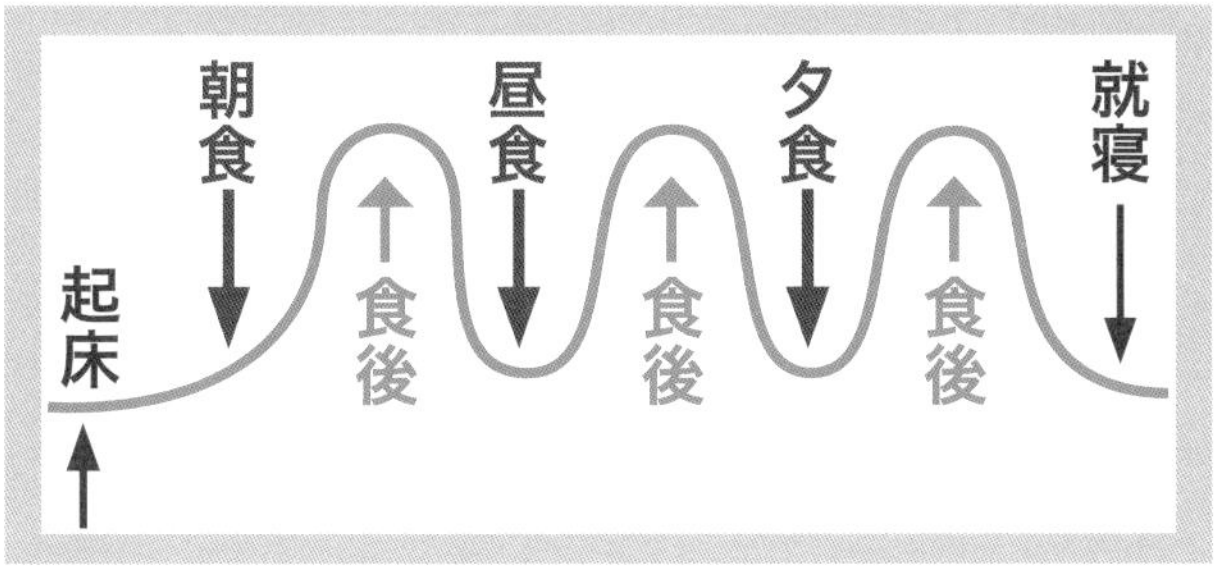

血糖値は日内変動があり、食後上昇し、空腹時に下がります。

食事療法で腎臓の負担を軽くします

薬物療法だけで腎臓の機能低下は防げない

腎臓機能の低下をできるだけゆるやかにして、腎臓を長持ちさせるには、腎臓の負担を減らす必要があります。腎臓は日々、体内でできた老廃物および、水分や塩分を処理しています。腎臓の負担を減らすには、その仕事量を減らすことが大切で、効果的なのが食事療法です。

薬物療法だけでは、病気の進行を食い止めることに限界があります。食事療法を並行して行うことで、腎機能の低下はゆるやかになり、腎障害が軽いうちであれば回復も期待できるでしょう。

食事療法のポイントは、3つあります。**1.** 食塩の制限、**2.** タンパク質の適切な摂取、**3.** 適正エネルギー量の摂取です。医師の診断を受けて治療方針が決まると、1日の食事からとる食塩量、タンパク質量、エネルギー量が示されます。

管理栄養士にアドバイスを受け家族の協力も必要に

23ページ下図を見てわかるように、ステージG3とG4では、食事療法がより厳格化され、タンパク質やカリウムの管理が追加され、必要に応じてリンの制限も行います。

食事療法がうまくいくかどうかは、患者さんの意欲によります。なぜ食事療法が必要なのかを理解し、管理栄養士のアドバイスも参考にしながら、食事を作る家族にも協力してもらいましょう。

腎機能を守る3つのキーワード

1 食塩の制限
体内の水と塩分量の調整を助ける

2 タンパク質の適切な摂取
腎臓の負担を減らす

3 適正エネルギー量の摂取
体の機能を維持する

さらに
病状によって……

カリウム・リン・水分の制限
病気の進行によって、カリウム、リン、水分の摂取量に制限が必要になります。

CKDの進行に伴う食事療法の進め方

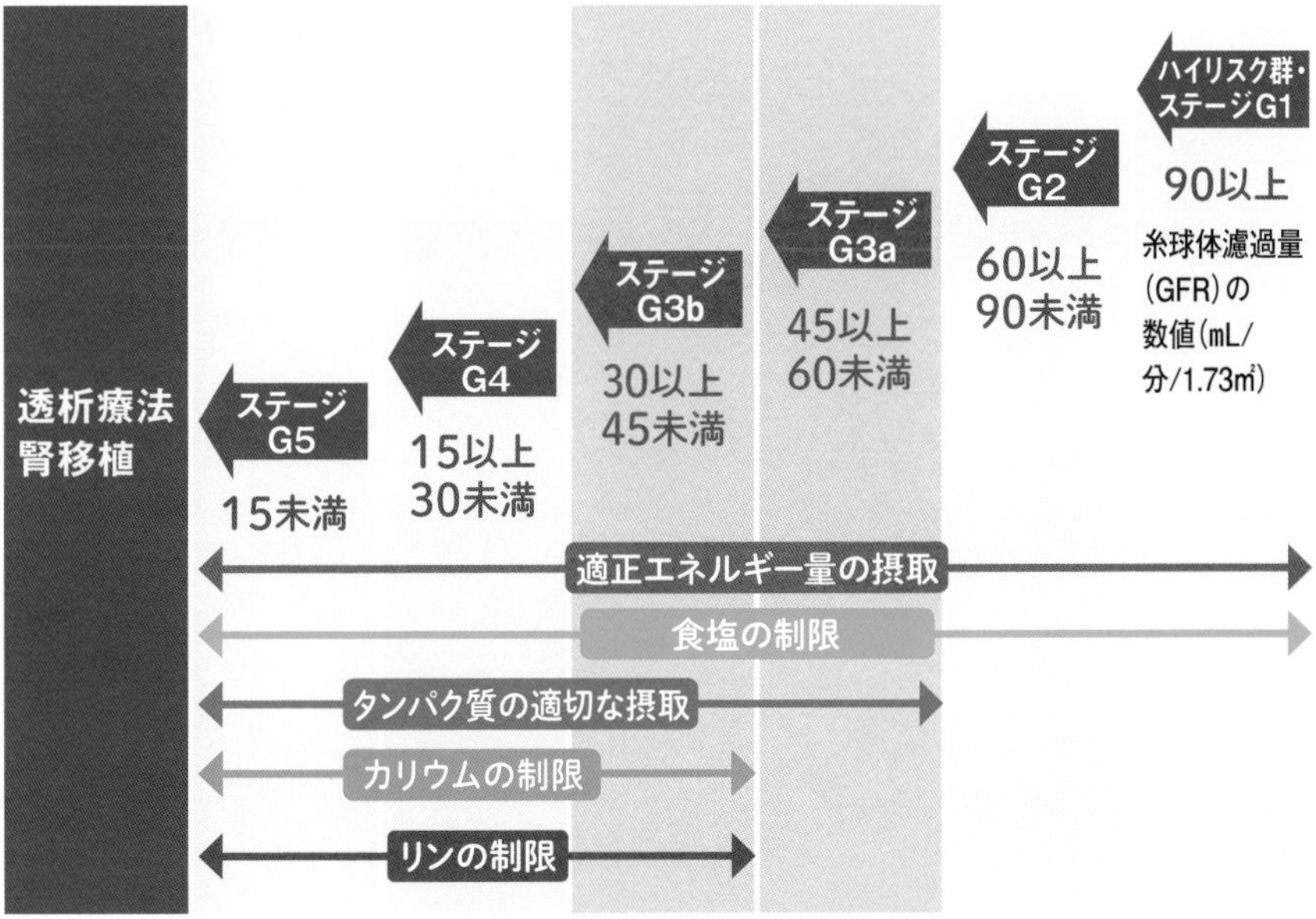

- **慢性腎臓病はステージ（重症度）G1からG5までの6段階に分けられます。**
- **自分に合った食事療法を、自分で判断するのはむずかしいものです。**
- **専門の医師や管理栄養士のもと、食事指導を受けながらの管理が必要です。**

お酒は飲んでいい？　適量はどのくらい？

ビールなら500㎖、日本酒なら1合程度を目安に

腎臓の症状が安定していれば、節度ある飲酒はCKDの危険因子にはならないとされています。適量を守り、おつまみなどのエネルギーやタンパク質量、食塩量などに注意すれば、飲酒はできます。ただし、肝臓や膵臓の病気がある人、糖尿病などの生活習慣病がある人は控えてください。

大量の飲酒は、腎不全や心血管疾患のリスクを高めるのでNGです。個人差はありますが、ビールなら500㎖、日本酒なら1合程度を目安に。いずれにしても、医師や管理栄養士の指導に従って適量を守ってください。守れない人は、お酒を断つ選択になるかもしれません。

ビールは、
タンパク質
1.5g（500mLあたり）

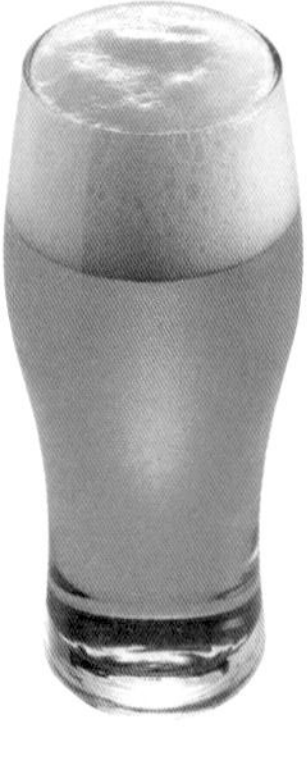

焼酎は、
タンパク質
ゼロ！

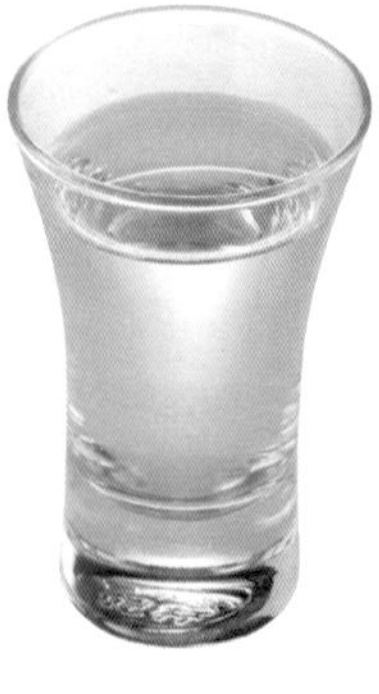

お酒の種類別適量の目安とタンパク質量

お酒の中にもタンパク質が含まれています。タンパク質を含むビールより、タンパク質を含まないウイスキーや焼酎を選びましょう。ただし、アルコール度数が高いお酒は、水分制限がなければ必ず水で割って飲むようにしましょう。

種 類	適量	エネルギー量(kcal)	タンパク質(g)
ビール	500mL缶・1本	197	1.5
日本酒(純米酒)	1合・180mL	183	0.7
ワイン(赤)	グラス2杯・200mL	135	0.4
焼酎(乙類)	110mL	154	0
ウイスキー	ダブル・60mL	134	0

食塩やタンパク質の多いおつまみに注意！

お酒の量と種類に気を配ると同時に気をつけたいのが、おつまみです。珍味のような乾き物やナッツ、チーズなどは高タンパクで食塩量も多いので、量は控えることが肝心です。おつまみは食事の一部と考え、食事全体のタンパク質量が増えないように調整しましょう。

カマンベールチーズ
1切れ(25g)

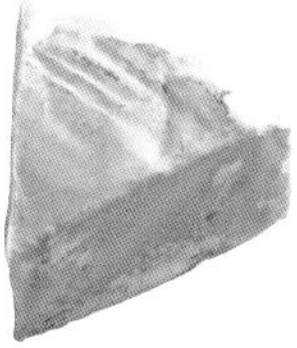

タンパク質 4.8g
食塩相当量 0.5g

あたりめ
10g

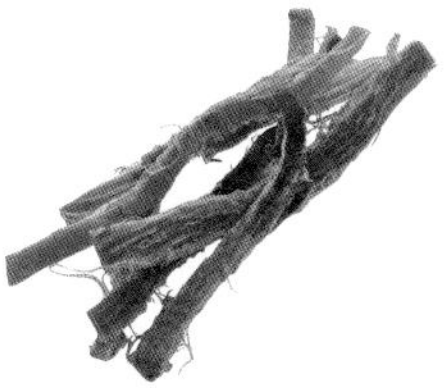

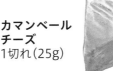

タンパク質 6.9g
食塩相当量 0.2g

腎臓を守る運動習慣

有酸素運動とレジスタンス運動を上手に組み合わせて

適度な運動は、糖尿病、高血圧、脂質異常症など腎臓病を悪化させる生活習慣病の予防、改善に効果があり、筋肉量の低下を抑えることがわかっています。CKD最大のリスクである、メタボリックシンドロームを改善する効果も明らかです。腎臓病患者さんは、安静の指示が出ていない限り、自分に合った運動を習慣づけましょう。

腎臓を守る運動は、週3～5回の有酸素運動と、週2～3回のレジスタンス運動が理想です。有酸素運動の一例は、ウォーキング、ジョギング、水泳、エアロバイクなど。レジスタンス運動とは、筋肉に負荷をかける動きを繰り返し行う運動です。スクワット、腹筋、腕立て伏せ、ダンベル体操などが該当します。

適切な運動量は人によって違う 必ず医師に相談してから

ステージG1やG2の場合は、高度のタンパク尿がない限り、特に運動を制限しなくてもよいでしょう。ステージG3は、CKDの発症と関連した生活習慣病がある場合、積極的に運動を。ステージG4やG5では、運動が腎臓に負担をかけることがあるので、医師の指示に従いながら行ってください。

疲労は腎臓に負担をかけるので、どのステージでも激しすぎる運動はNG。あらたまって「運動をしよう」と思わず、速く歩く、スーパーへ歩いて行く、駅の階段はエスカレーターを使わないなど、日常で活動量を上げることも考えましょう。

生活に運動を上手に取り入れるコツ

「運動しなくては」と義務にしてしまうと、毎日続けることがしんどくなるかも。生活の中に上手に取り入れれば、無理なくできるかもしれません。

コツ1 階段を利用する

こまめに階段を上り下りする

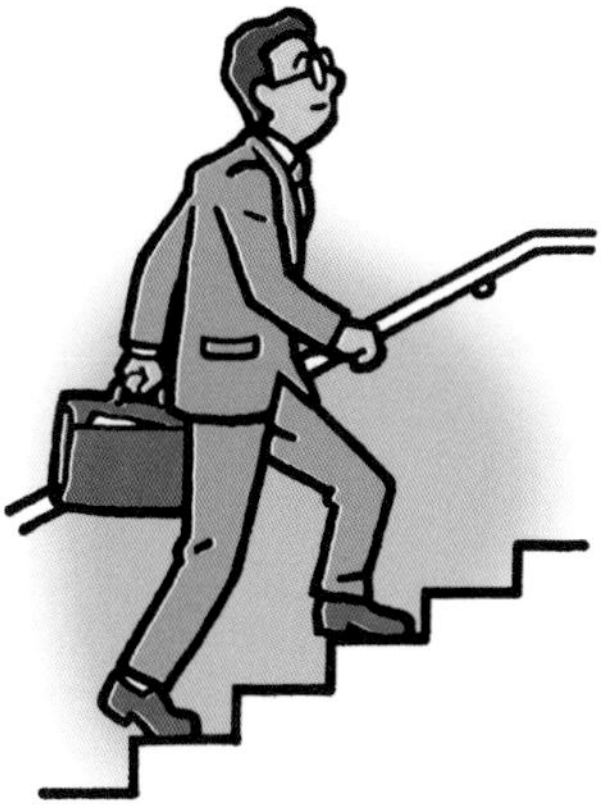

コツ2 しっかり歩きを心がける

「しっかり歩き」(114ページ参照) をする

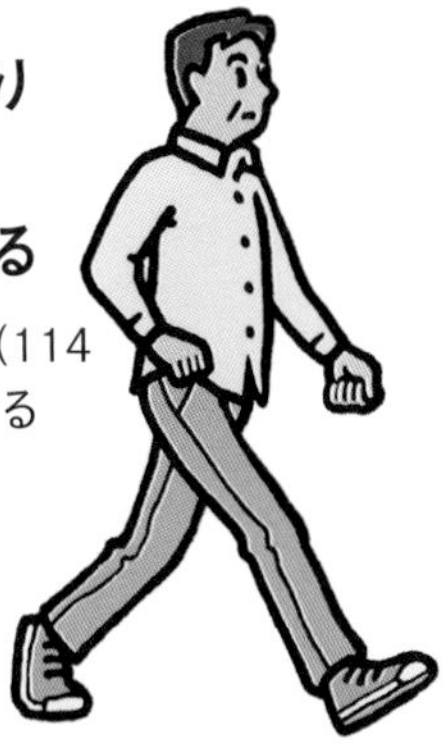

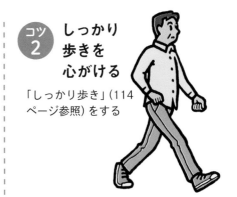

コツ3 外食後は歩く量を増やす

歩く時間と機会をつくる

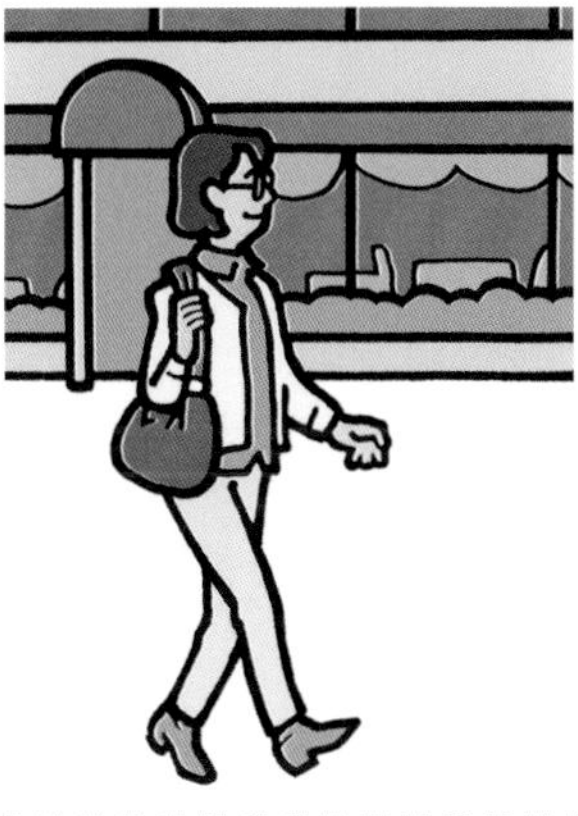

コツ4 座ってすることも立って行う

座りっぱなしの生活をしない

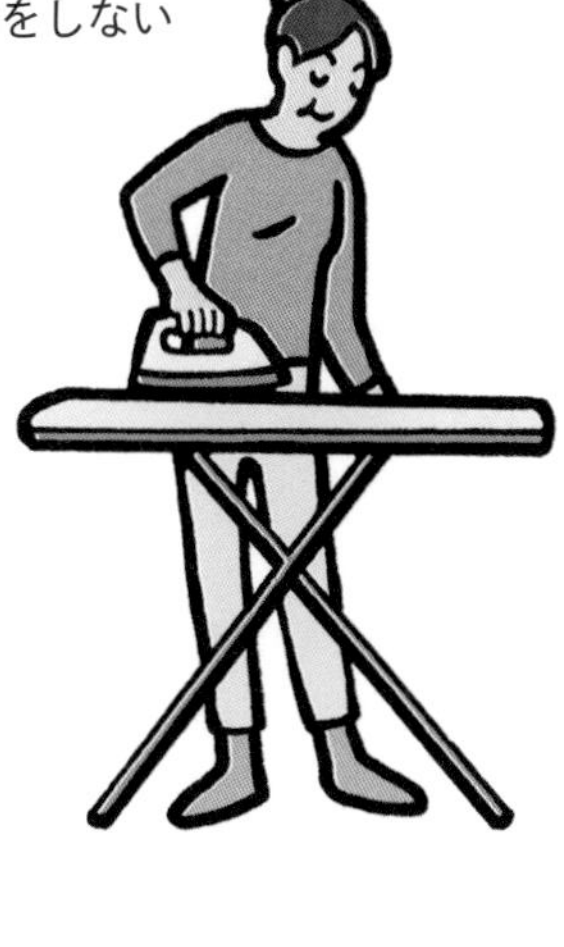

コツ5 1日1回は外出する

散歩や犬の散歩で外に出る

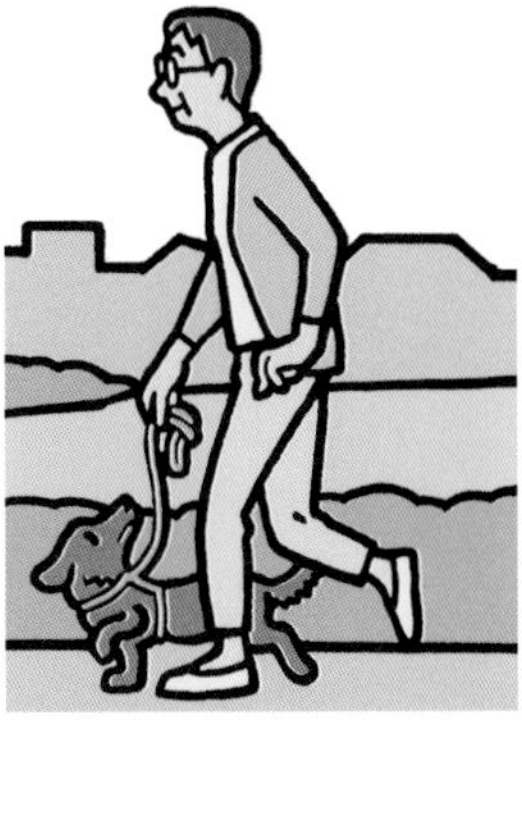

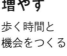

CKDの薬物療法

患者の腎臓に負担にならない薬が選択される

今のところ、CKDを治す特効薬はありません。しかし、さまざまな種類の薬を使って、CKDの進行を抑えたり、合併症を予防したりすることはできます。CKDの原因となっている病気の治療や症状を軽くすることも、期待できるでしょう。

薬の中でも腎臓で分解されるものは、腎臓にとって大きな負担となることがありますが、医師は腎臓の負担を考慮し、副作用が軽くすむ薬を選択するので安心してください。

薬は、患者さんの血圧・血糖値や合併症の有無、年齢など総合的に判断して、組み合わせて提供されます。主な薬の種類をご紹介します。

CKDの重症度別 合併症と主な治療薬

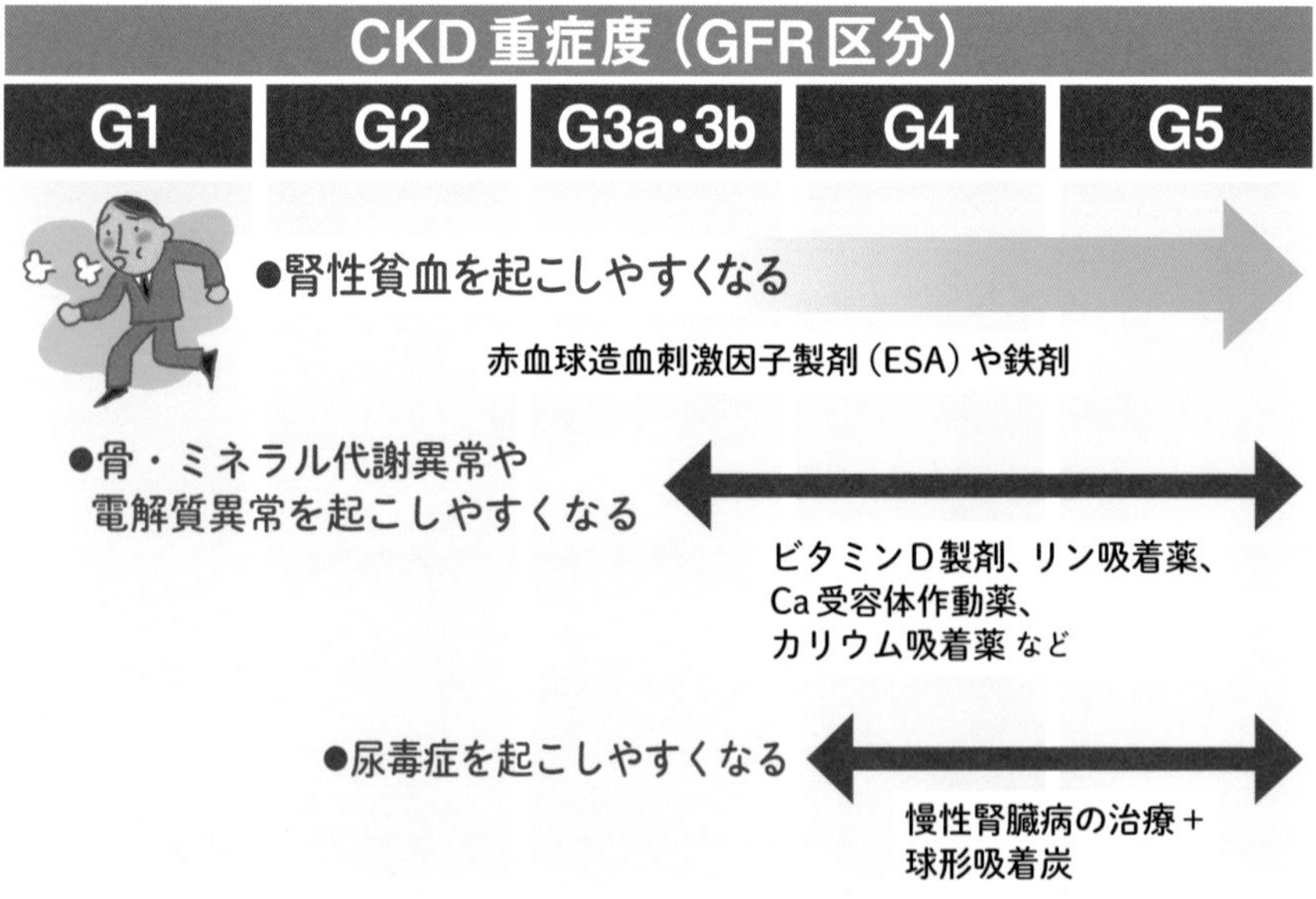

ＣＫＤと原因疾患の主な治療薬

腎炎・ネフローゼ症候群

・副腎皮質ステロイド薬
・免疫抑制薬
・抗血小板薬
・抗凝固薬
・抗生物質
・抗菌薬

糖尿病

・血糖降下薬

高血圧

・降圧薬
・利尿薬

脂質異常症

・脂質低下薬

腎臓の感染症

・抗生物質
・抗菌薬

高尿酸血症

・尿酸生成阻害薬

腎性貧血の治療薬「HIF-PH 阻害薬」

血液を作るホルモン「エリスロポエチン」の産生を促す

腎性貧血は、ＣＫＤで早期にあらわれる合併症です。腎臓は尿を作るだけの臓器ではなく、血液を作るホルモン「エリスロポエチン」を分泌する働きもあります。ＣＫＤになると、この機能が低下してエリスロポエチンが減少することにより、必要な赤血球が作られず貧血が進行します。この状態が「腎性貧血」です。

治療法として20年以上前より採用されているのが、エリスロポエチン製剤（ESA）の注射薬です。これは作用時間が短く、２～４週間ごとに投与する必要がありました。感染症のリスクや、注射による痛みを伴うなどの課題も残されています。

そこで、2019年に新しく承認された治療薬が、HIF-PH阻害薬です。エリスロポエチンの産生を促す働きがあります。大きな特徴は、内服薬であること。エリスロポエチン製剤では効果不十分だった患者さんや、「注射は痛くて苦手」という患者さんに対し、有力な治療法の選択肢の一つとして期待されています。

HIF-PH阻害薬のメリット

- 腎性貧血に対する治療法の選択肢が増えた
- 内服薬なので、注射薬に比べて投与時の痛みがない
- 注射薬はクリニックへ行くわずらわしさがあるが、自宅で簡単に投与できる

ここに注意！

ヘモグロビン濃度が上昇することで血液の粘稠度が増し、血栓塞栓症のリスクが指摘されています。また、高血圧症、糖尿病性網膜症、悪性腫瘍などの合併症も懸念されています。

腎臓病の治療 Topic2

高齢者のCKDはタンパク質制限を緩和することも

栄養が不十分になり、サルコペニアやフレイルのリスクが

ＣＫＤ患者には、腎機能低下を抑えるため、タンパク質の摂取量を制限するのが一般的です。しかし近年、ＣＫＤの高齢者には、タンパク質の摂取制限を緩和するという新たな考え方が広がっています。

高齢者が低タンパク食にすると、栄養が不十分となりサルコペニア（筋量や筋肉の低下）やフレイル（高齢による虚弱）のリスクが上がり、予後を悪化させるのでは、と指摘されているからです。特にステージG3からは、タンパク質の摂取制限緩和を検討することがすすめられています。

ただし一方で、タンパク質摂取を制限しないことで、腎機能がより速く低下してしまう可能性も否定できません。医師は、患者さんのGFRの値などを定期的にチェックしながら、腎機能が低下する進行速度を確認して、タンパク質の摂取量を調整します。

タンパク質の働き

体の組織を構築する	酵素やホルモンの材料となる	エネルギー源になる
タンパク質は分解と合成をくり返し、臓器や筋肉、皮膚、血液など、体の組織を構成する。	体の機能を調整する酵素やホルモンは、タンパク質を材料としてつくられる。	体を動かすエネルギー源に。炭水化物や脂質が不足すると、エネルギー源として利用される。

●不足すると……

筋肉量の低下、肌や髪のトラブル、免疫力が低下して病気への抵抗力が弱くなる。体重や基礎代謝量が低下し、子どもの場合は成長障害、高齢者はフレイルを引き起こす。

末期腎不全の３つの治療法

末期腎不全になると、体内の老廃物を体の外に出すことはむずかしくなります。放置すれば、尿毒症、高カリウム血症、心不全など、命にかかわる症状もあらわれるでしょう。治療法は、次の３つです。

●血液透析(HD)

血液を機械に通して体外で血液中の老廃物や不要な水分を除去し、きれいにした血液を体内へ戻す方法です。一般的に1回３～５時間、週3回ペースで行われます。体重管理、水分の制限、食事療法などの自己管理が必須に。末期腎不全の中で、一番選ばれる方法です。

●腹膜透析(PD)

おなかの中に透析液を入れて、自分の腹膜を利用して体内で血液をきれいにする方法。手術を行い、透析液を出し入れする専用のカテーテルを、腹腔内に挿入します。カテーテルの出口部は細菌による感染症を起こしやすいため、自己管理が大切です。通院は通常、月１～２回ですみます。

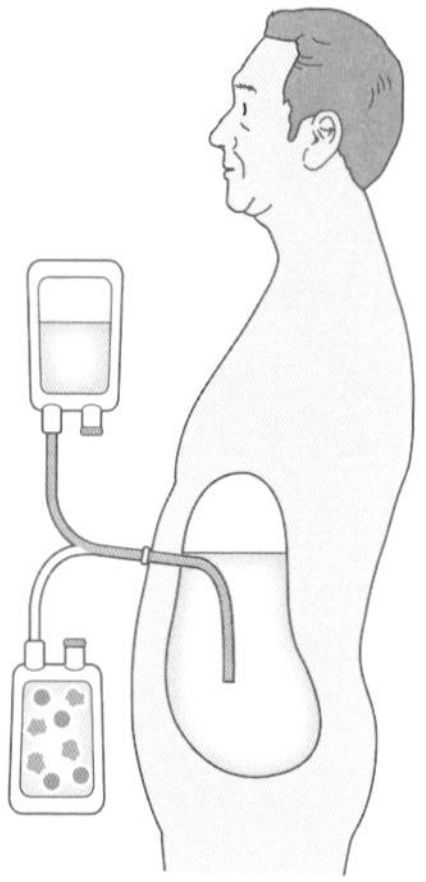

カテーテルを通して透析液を注入・排出する

●腎臓移植

健康な腎臓を手術で移植することで、腎機能を回復させる方法。唯一の根治治療です。失われた腎臓の機能はほぼ完全に回復し、時間に縛られることがなく、食事も自由に食べられます。腎臓は、家族からもらう生体腎移植と、亡くなったかたからいただく献腎移植があります。

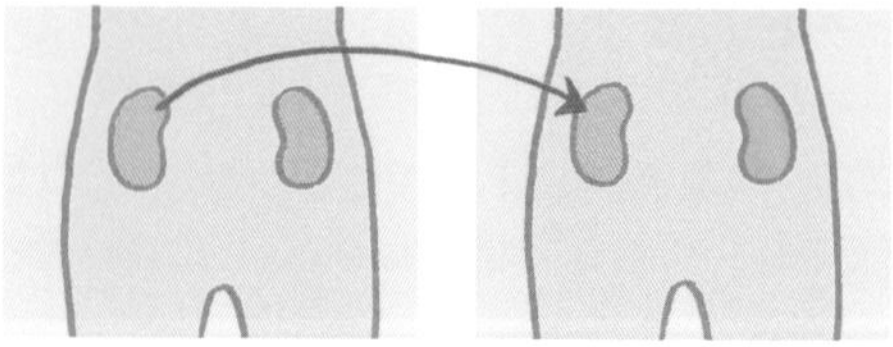

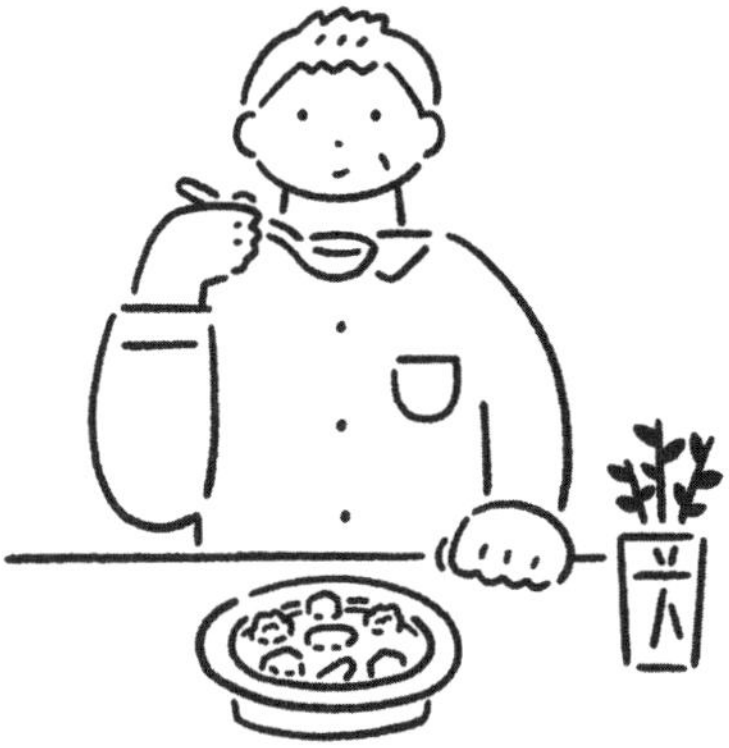

名医が教える
よくわかる
最新医学

腎臓病

1300万人以上いるとされる慢性腎臓病(CKD)
自分に合う最適な治療を選ぶために
最新の検査、診断、治療のすべて

川村哲也
監修:虎ノ門ヒルズレジデンシャルタワー
健康相談クリニック院長
湯浅 愛
食事療法監修:東京慈恵会医科大学
附属柏病院栄養部

Tetsuya Kawamura
M.D., Ph.D.
Toranomon Hills Residential Tower Health
Consultation Clinic, Director
Ai Yuasa
Nutritionist
The Jikei University Kashiwa Hospital,
Nutrition Section

主婦の友社

はじめに

腎臓は、腰の上のほうに左右1つずつある、そら豆のかたちをした、握りこぶしくらいの大きさの臓器です。腎臓の大きな2つの働きは、体から老廃物を排泄することと、体内の水分量を調整することです。また、腎臓はとてもがまん強い臓器なので、異常が起きてもしばらくは病気のサインを出しません。そのため多くの人は、日常生活で腎臓の働きを意識することは少ないでしょう。このことが、腎臓病を進行させる原因にもなっているのです。

腎臓病の治療は、一度手術をすれば治るというものではありません。医師は、患者さんと長年にわたっていっしょに治療に取り組むことになります。治療の過程では、学業や仕事を続けるうえでの困難、妊娠・出産をどうするかなど、さまざまな場面に遭遇します。そんなとき、患者さんご本人が病気を正しく理解していることが、とても重要です。病気を理解することで、早めの対処ができるようになるからです。

この本では、腎臓病についての基礎知識を紹介しながら、治療を続けるために必要な情報をわかりやすく解説しました。2019年の刊行以来、多くの読者の手に届き、このたび、最新の内容を加えて改訂することができました。本書が、病気と上手につきあいながら日常生活を送るための一助になれば幸いです。

2024年4月

川村哲也

名医が教えるよくわかる最新医学

腎臓病

目次

第1章 腎臓の主な働き

第2章 腎臓病の原因

第3章 慢性腎臓病（CKD）とは

第4章 腎臓病の検査方法

第5章 腎臓病の種類

第1章

腎臓の主な働き

日常生活ではほとんど意識することがない腎臓の働きですが、血液中の有害物質や老廃物を濾過し、不要なものを尿として排出するという、人体にとって重要な役割を果たしています。そのほかにも体内の水分量と電解質の量を調節したり血中の酸・アルカリ（pH）の調整やホルモンの産生も行ったりするなど、その働きは多岐にわたっています。

腎臓の働き

腎臓は1日に約200Lもの血液を濾過し、1.5Lの尿をつくっています。どんな食事をしても、汗をかいても体内の環境を保てるのは、腎臓が微妙な調整をしてくれているおかげなのです。

血液中の老廃物を除去する

腎臓は糸球体による濾過、尿細管による再吸収という2つの働きを組み合わせて尿をつくっています。

腎臓には毎分約1Lの血液が入ってきます。血液はまず腎動脈を通って、細かく枝分かれした輸入細動脈に入り、糸球体に入って濾過されます。

糸球体で濾過されると、血中の血球とタンパク質は血中に残り、そのほかの小さな分子や水分は糸球体を包むボーマン嚢に流れ込みます。これを原尿といい、成人では1日に約150Lもつくられます。

体内の水分と電解質のバランスを調整

原尿には体に必要な水分や栄養分も混じっているので、尿細管でその大部分が再吸収されて血液に戻ります。実際に尿として排出されるのは原尿の1%、約1・5Lです。

尿細管は電解質の量や水分量を調整し、体内の水分量や電解質の濃度を一定に保つように働いています（43ページ参照）。

電解質とは、水に溶けるとプラスイオンとマイナスイオンに分かれて電気を帯びる物質のことです。

ナトリウム、カリウム、カルシウム、マグネシウム、リン、クロール（塩素）などが電解質で、筋肉の収縮や弛緩、血圧の調整など、体内の複雑な作用に関係しています。

ボーマン嚢を出た原尿は近位尿細管を通るとき、電解質、アミノ酸、ブドウ糖が再吸収されます。

近位尿細管は尿細管の分節の中でも最も長い部分で、ここで体の役に立つ物質を再吸収しています。

次のヘンレ係蹄（近位尿細管の終わりと遠位尿細管の始まりの部分）では、水分が再吸収されます。

ヘンレ係蹄は腎臓の髄質の中を下っていく下行脚と、皮質に向かって上がる上行脚に分かれています。

髄質の深い部分に行くほど、塩分と尿素の濃度が高くなっており、浸透圧

腎臓のシステム（ネフロンの構造）

腎小体・尿細管

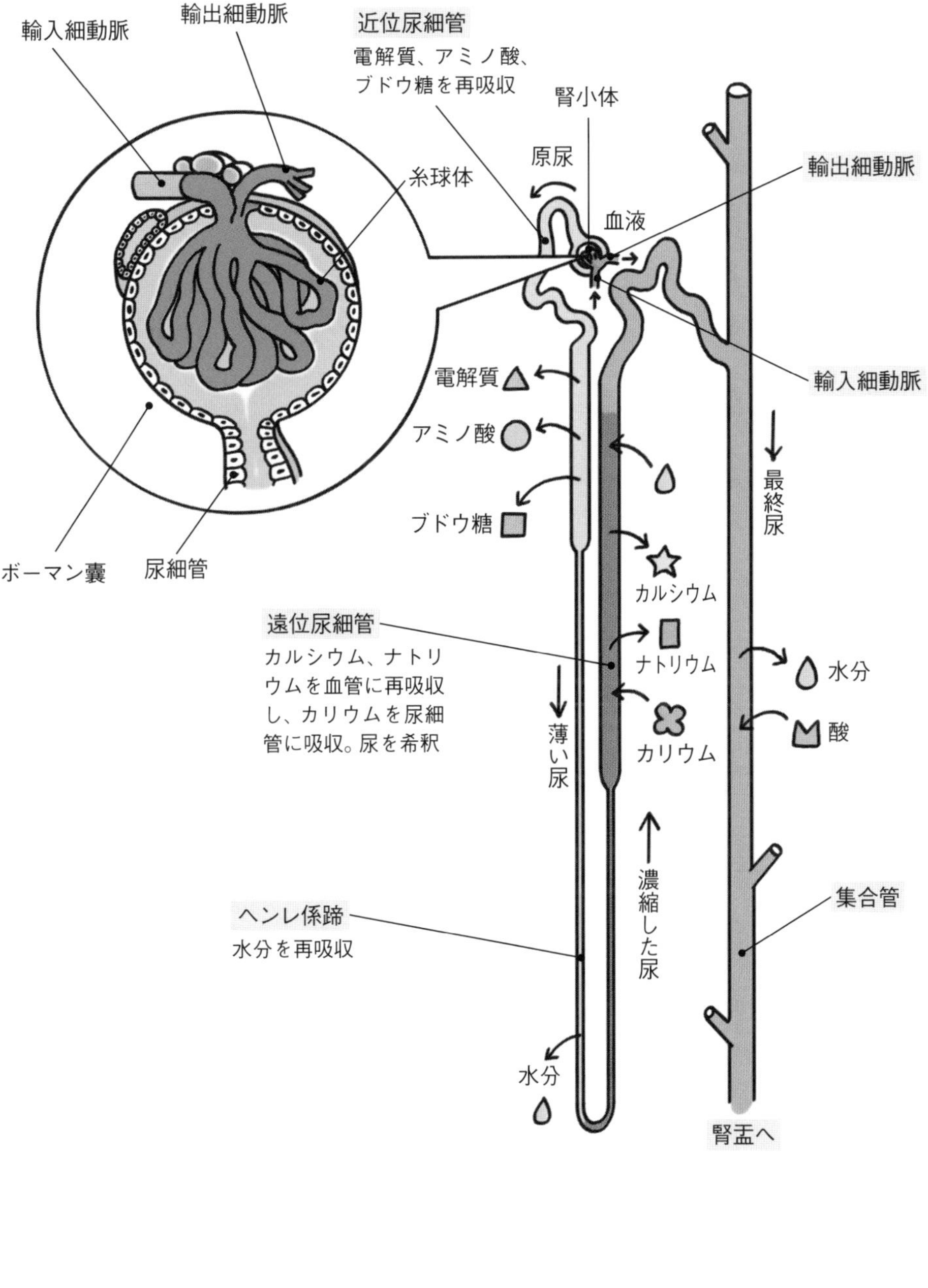

（物質の濃度に差があるとき、濃度の高いほうに水分を引き寄せる力）の影響で、水分が吸収され、濃い尿をつくることができるのです。

濃くなった尿は遠位尿細管に流れていきます。

遠位尿細管ではカルシウムが再吸収され、ナトリウムはカリウムと交換する状態で再吸収されます。尿を希釈することもありますが、尿の量が多いと行いません。

遠位尿細管の起始部は緻密斑と呼ばれていて糸球体へ続く細動脈に接しており、体液量に関する情報のフィードバックを行っています。遠位尿細管を通るナトリウムなどの量が多くなると緻密斑がこれを感知し、糸球体への血液量を減らすことによって濾過量を減少させ、過剰な濾過による体液量の減少を防止します。

最後に最終尿が集合管に流れ込みます。ここでも水分が再吸収され、酸は尿に取り込まれ、排出されます。

その後、尿は腎盂から膀胱へと送られます。

血液のpH（ペーハー）を弱アルカリ性に保つ

人間は食べ物を食べると、それらを代謝する過程で、たえず酸性の物質を発生させてしまいます。

人体の血液の酸性度は常にpH（ペーハー）7・4±0・05に維持されていますが、これが崩れてしまうと、さまざまな病気を引き起こす原因となります。

腎臓はこの血液の酸性度を調節する機能も果たしています。血液中の酸を尿に排出するほか、濾過された重炭酸イオンを血液中に再吸収し、pHを調整しています。

血圧や貧血を調整するホルモンをつくる

腎臓ではホルモンも分泌しています。赤血球をつくる作用を促すエリスロポエチン、血圧を上昇させる働きのあるレニンを分泌します。レニンは、血圧上昇ホルモンのアンジオテンシンⅡを生成するホルモンです。

反対に血圧を下げるカリクレイン、プロスタグランディンも腎臓でつくられています。

腎臓は貧血や血圧の調整にも深く関係しています。

活性型ビタミンDをつくる

ビタミンDはカルシウムの吸収を助け、骨に沈着させ、骨を丈夫にするビタミンです。食べ物などから摂取するだけでなく、日光を浴びることで体内でもつくり出しています。

ビタミンDはそのままでは活性はなく、肝臓と腎臓で水酸化を受けて初めて活性型ビタミンDが合成されます。

腎臓の主な働き

血中の老廃物の除去

★血液を清浄に保つ

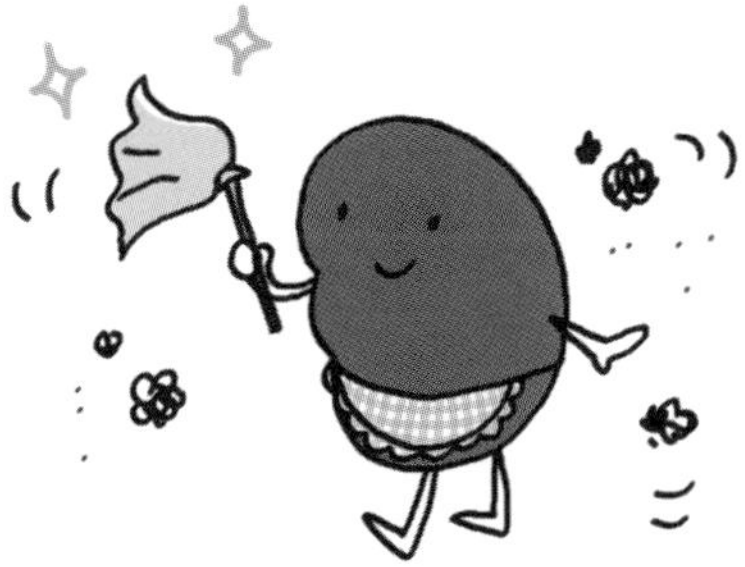

水分の調整

★体内の水分量を適正に保つ
（成人の水分量は体重の約60%）

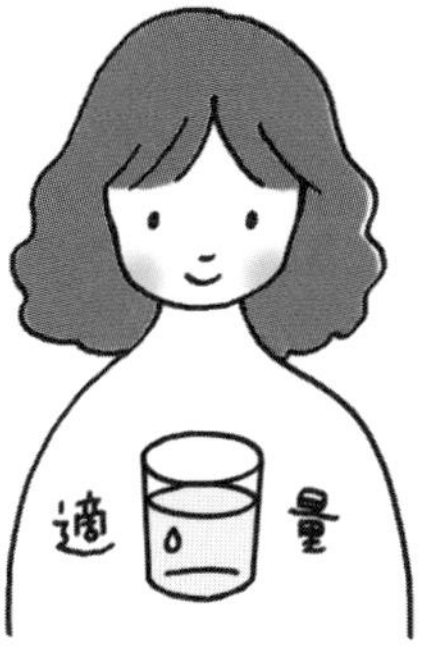

電解質の調整

★筋肉の収縮・弛緩、血圧の調整などが適正に営まれる

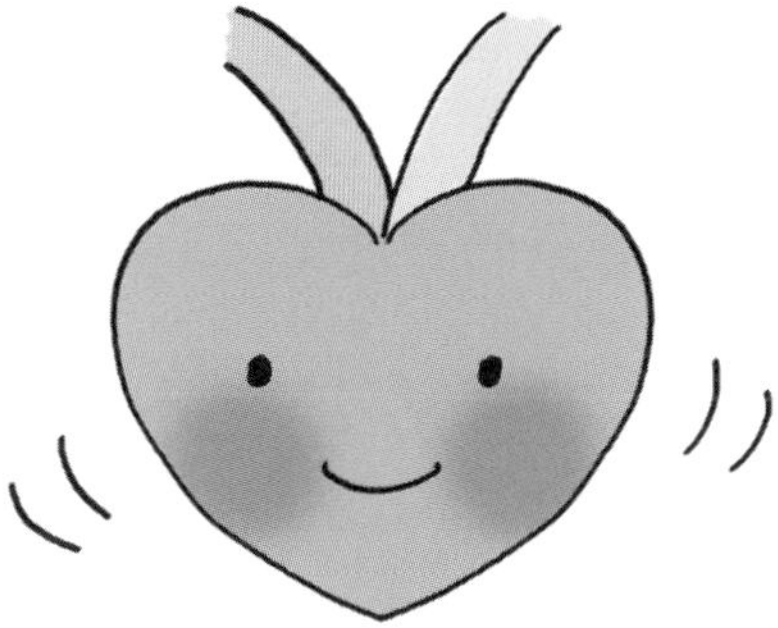

血液の酸性・アルカリ性の調整

★血液のpHが弱アルカリ性（pH7.4±0.05）に保たれる

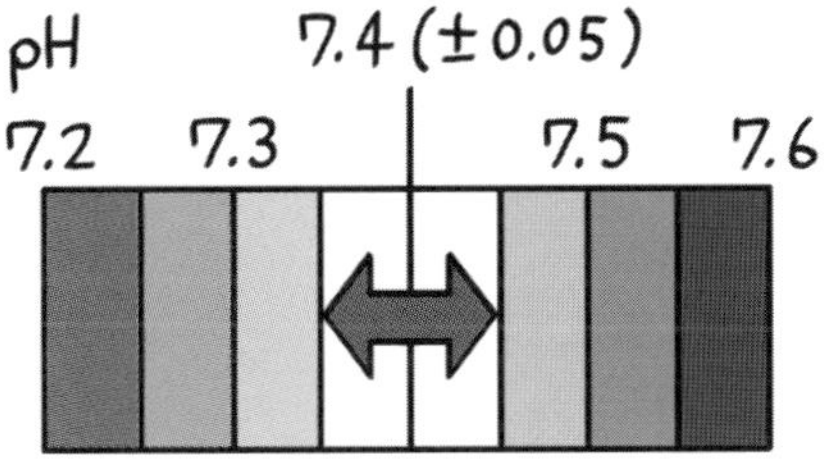

ホルモンをつくり出す

★造血ホルモンや血圧をコントロールするホルモンが産生されることで、赤血球が十分につくられ、血圧が安定する

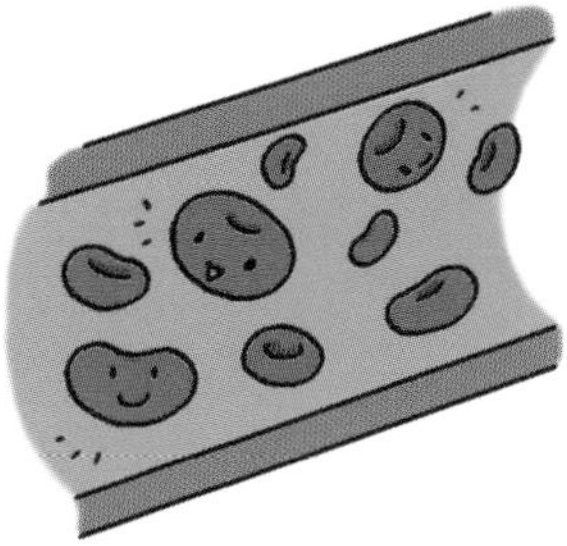

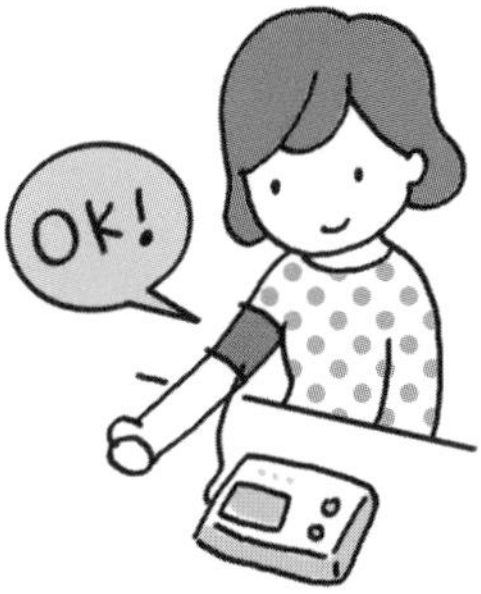

これが小腸でカルシウムの吸収や腎臓でのカルシウムの再吸収を促進させる働きをします。

したがって腎機能が低下すると、ビタミンDの活性化ができず、骨がもろくなります。

インスリンなどのホルモンを分解する

腎臓では体内で不用になったホルモンを破壊しています。血糖値を下げる働きをするインスリンは膵臓で分泌されますが、使用されなかったインスリンは腎臓で分解されます。

したがって、腎臓の働きが一定レベル以下に低下して腎不全になるとインスリンが腎臓内で分解されなくなるため、体内にインスリンが蓄積。糖尿病治療のために投与されるインスリンが不要になることもあります。

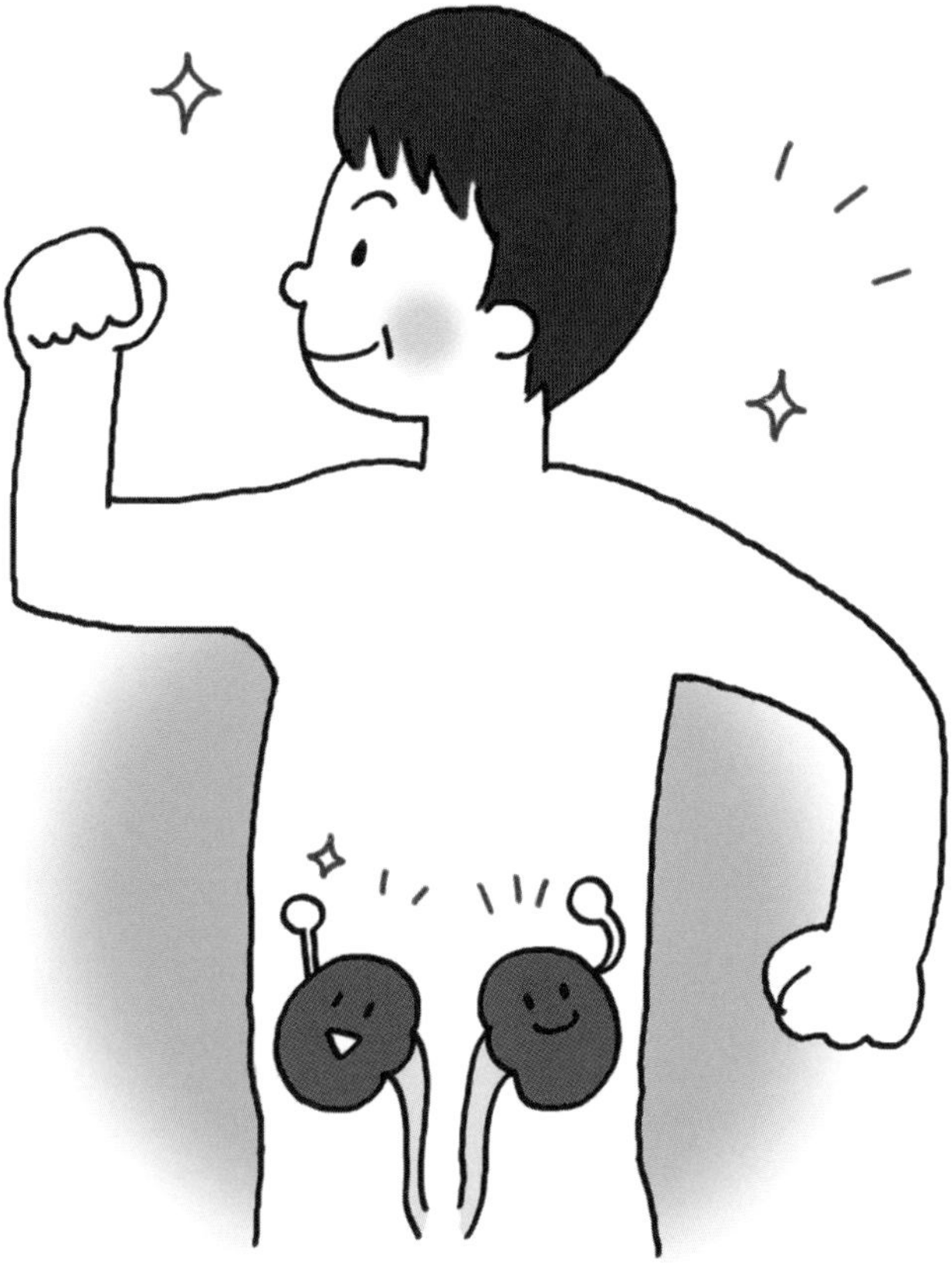

腎臓の再生医療の可能性は？

腎臓の構造はとても精密です。そのため一度、壊れてしまうと再生がむずかしく、腎臓の機能はどんどん低下していきます。現在、腎臓そのものを再生させる研究が進んでいます。

腎臓は再生能力の低い臓器

複雑かつ繊細な構造を持ち、体にとって非常に重要な役割を果たしている腎臓。

肝臓などの他の臓器と違い、再生能力が低く、一度障害を受けると元に戻りにくい臓器でもあります。

急性腎炎などの急性疾患の場合、早い段階で適切な治療ができれば、完治し、後遺症の心配もあまりありません。

しかし、腎臓への障害が慢性的に続き、腎機能が徐々に低下してきてしまうと、腎臓の機能は回復しません。

それ以後の治療は、今残っている腎臓の機能を低下させないよう、維持することを目指すことになります。

現在進行中の腎臓の再生医療の研究

ノーベル賞を受賞したｉＰＳ細胞の研究により、一気に注目を集めた「再生医療」。

障害を負った体の一部を、薬を使って修復するのではなく、新しいものをつくって取り替えてしまおうという、夢のような治療法です。

腎臓はとても複雑な構造をしており、再生医療の分野では、腎臓の再生はほぼ不可能といわれてきました。

また、腎不全になっても透析などで延命ができることもあり、死亡に直結しないため、腎臓の再生医療の研究は遅れていました。

こうした現状を打破しようと、腎臓を再生させる、透析に代わる治療法の研究が進んでいます。

現在進んでいる腎臓再生の代表的な研究を4つあげます。

■脱細胞を用いた腎臓再生

臓器の細胞成分を全部洗い流し、骨格だけにしたあと、血管などから幹細胞を注入して再組織化する方法。心臓や肝臓での報告があります。

■ｉＰＳ細胞を用いた腎臓再生

ｉＰＳ細胞は、皮膚や血液の細胞から培養した、さまざまな細胞に分化する能力を持った細胞（人工多能性幹細胞）です。このiPS細胞から腎臓をつくる細胞への分化ができないか、研究が進められています。

■受精卵を用いた腎臓再生

人工的に腎臓を欠失させた動物の受精卵に、ヒト由来の幹細胞を注入。発生を継続させることで、生まれてきた子どもの腎臓はヒト由来のものになるため、この腎臓をヒトに移植する方法です。

ただし、動物の受精卵にヒトの幹細胞を注入することに対する倫理的な問題があります。

■成長中の胎仔の腎臓作成プログラムを利用した腎臓再生

ヒトの幹細胞を、動物の母親の子宮の中で成長中の動物の子ども（胎仔）の腎臓ができる部位に注入し、腎臓まで分化させる方法。これにより、尿生成能やエリスロポエチン（赤血球をつくる作用を促すホルモン）産生能を獲得した、腎臓の再生に成功しています。

患者を救う再生医療に高まる期待

現在では、試験管の中で腎臓の前駆細胞（細胞の元となる多能性を持つ細胞。胎児期に形成され、成長に従って増殖・分化することにより臓器が形成される）の作成方法が確立され、3次元の腎臓組織作成に成功したところまで研究は進んでいます。

倫理的な問題など解決しなくてはいけない課題は多いものの、腎臓の再生医療には多くの期待が寄せられています。

日本国内の透析療法中の患者は2022年末で約34万人にも上り、それに伴う医療費の増大も大きな社会問題となっています。

透析は生活上の制約も多く、頭痛や吐きけなどの合併症に悩まされている患者さんも少なくありません。

また、日本は腎臓移植を受けられる患者の数が少なく、2021年は1773名でした。しかも総移植数のうち家族などから提供してもらう生体腎移植が約93%を占め、死亡したかたから提供してもらう献腎移植は125例。移植希望者は約1万3738人でしたので、約1%の人しか献腎移植を受けられていないのが現状です。

こうした時代背景から、腎臓の再生医療研究への期待はますます高まると考えられます。

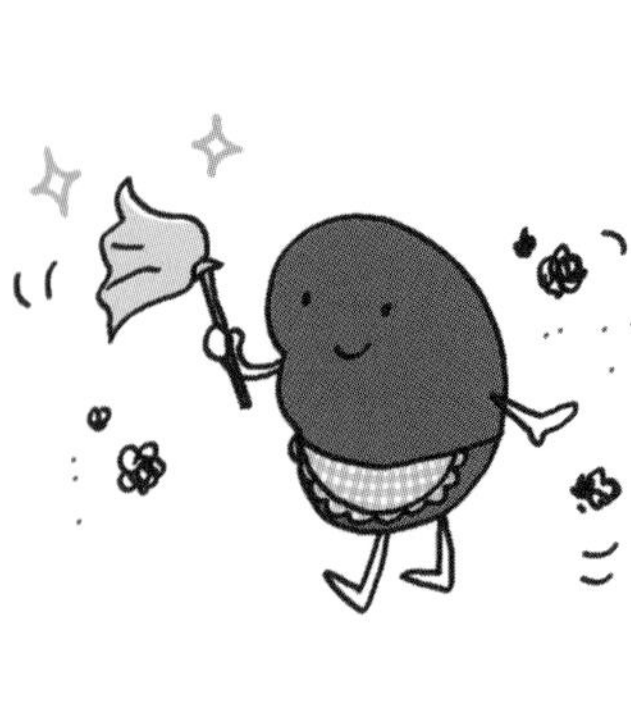

第2章

腎臓病の原因

腎臓病の原因は感染症のほか、運動不足、飲酒、喫煙、ストレスなどの生活習慣も深く関係しています。それらの危険因子をとり除くことが、腎臓病の発症や進行を遅らせることにつながります。

腎臓病の主な原因は生活習慣病

腎臓病の原因は1つではありません。近年増えているのが高血圧、糖尿病といった生活習慣病が原因で腎臓病を発症するケースです。

糖尿病による腎臓病が増加中

腎臓病の原因は、急性腎炎の場合、細菌やウイルスの感染によって起こることがほとんどです。

しかし、近年は糖尿病や高血圧が原因で末期腎不全になる人が増えており、慢性腎臓病は新たな国民病ともいわれるようになってきました。

メタボリックシンドローム（運動不足や過食によって内臓に脂肪がつき、高血圧や脂質異常、高血糖などが生じている状態）は、腎臓病の危険因子のひとつです。

さらに、太っているだけで発症する肥満関連腎症もあり、肥満そのものが

図1　慢性透析患者　原疾患割合の推移（1983―2022年）

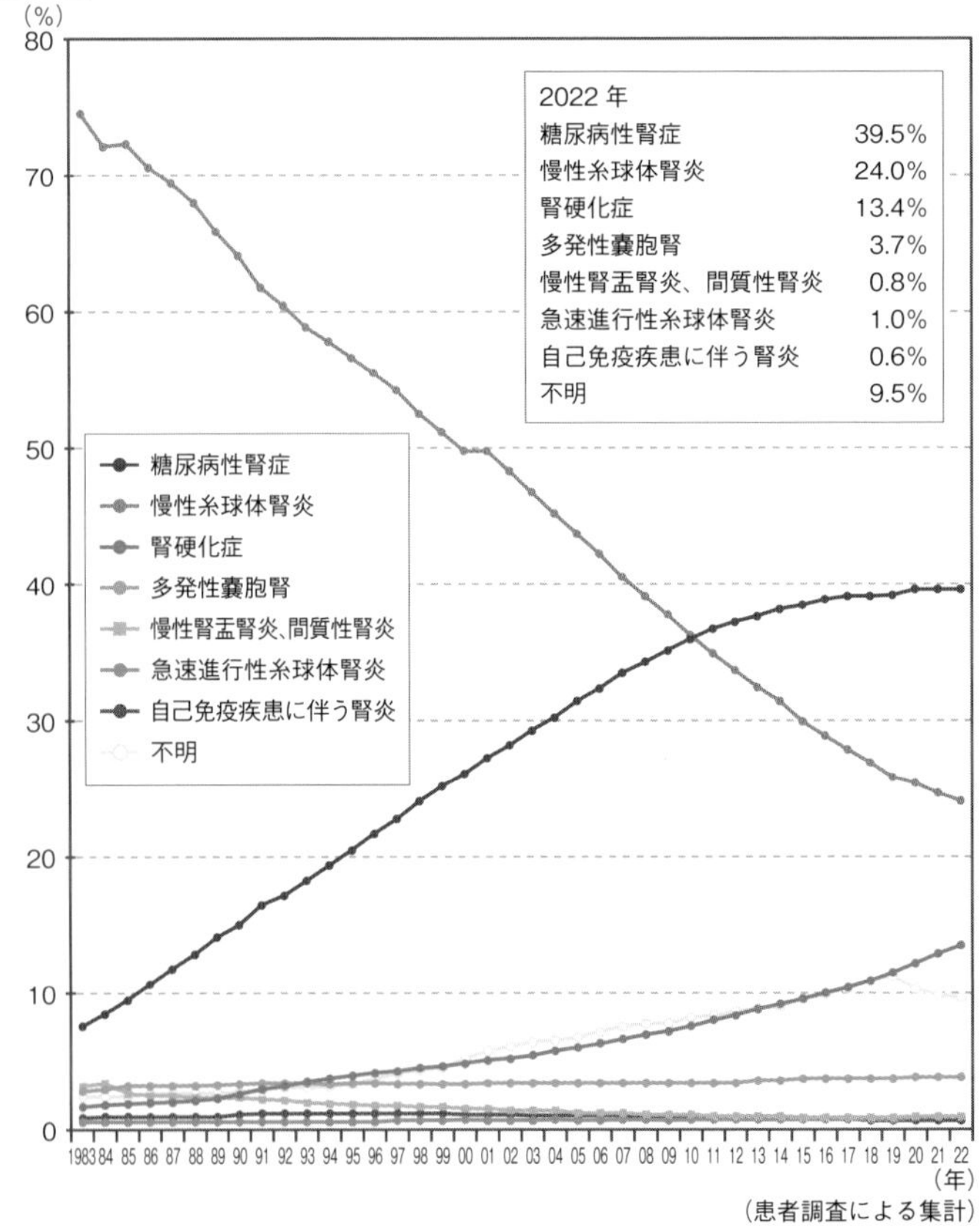

（患者調査による集計）

出典：日本透析医学会「わが国の慢性透析療法の現況」（2022年12月31日現在）

腎臓の機能を低下させることもわかってきました。

透析患者数は約34万人

日本における透析患者数は年々増え続けていましたが、2022年は前年に比べて減少しています。

2022年末で、日本には約34万人以上の透析患者がいるといわれ、日本の人口の約368人に1人が透析患者という計算になります（図2参照）。

ここまで増加した原因は糖尿病性腎症患者が増えていることにあります。

糖尿病性腎症は、2011年に慢性糸球体腎炎と入れ替わって透析導入の原因第1位になりました。2022年では透析患者の原疾患の39・5%が糖尿病性腎症で、2位の慢性糸球体腎炎の24・0%の1・6倍以上にもなっています。（50ページ図1参照）。

図2 慢性透析患者数の推移（2000―2022年）

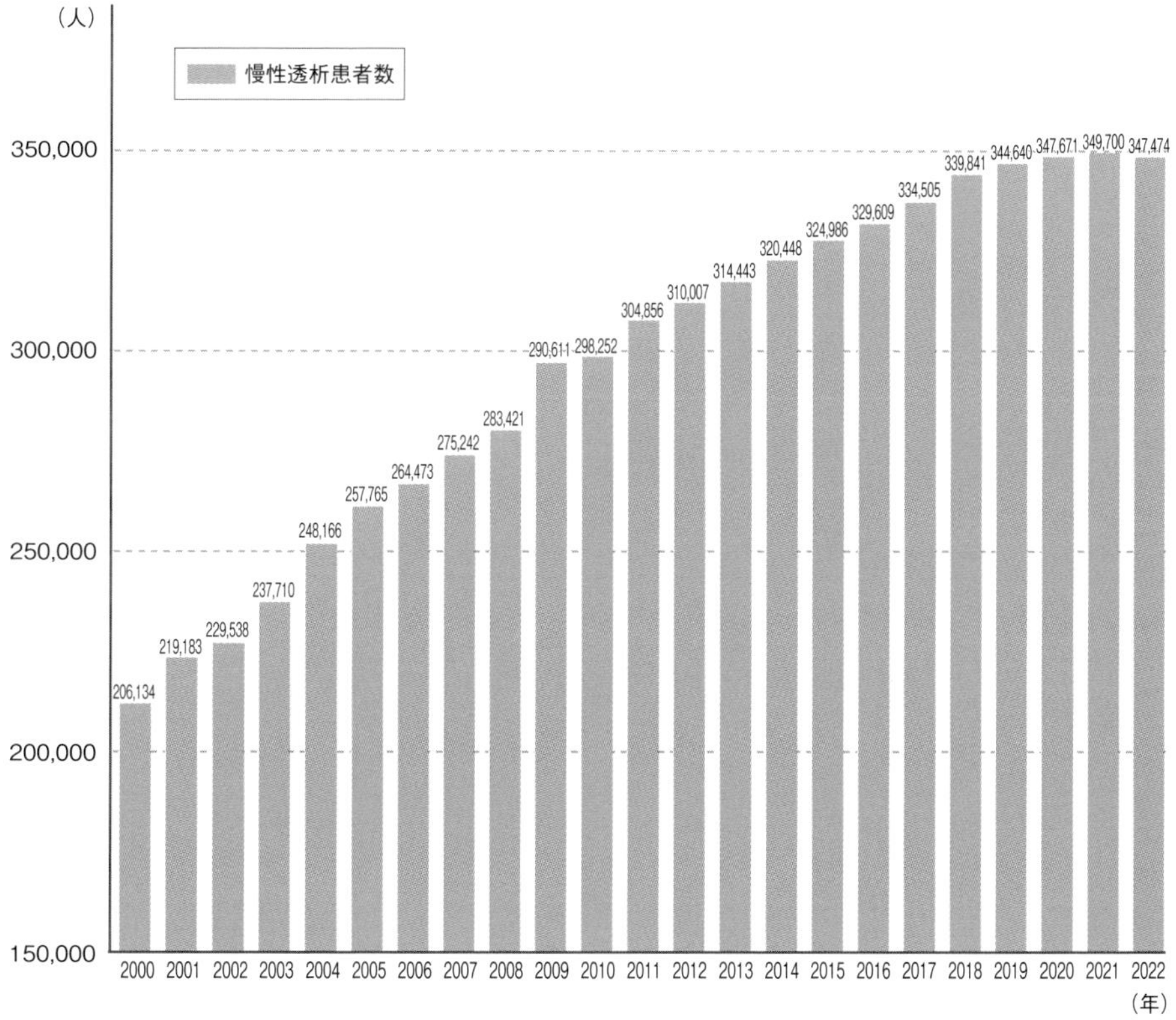

（施設調査による集計）

※日本透析医学会　統計調査委員会「図説 わが国の慢性透析療法の現況　2022年12月31日現在」（日本透析医学会、2023年発行）より引用

自覚症状は病状が進んで初めてあらわれる

腎臓病の初期は、なかなか自覚症状があらわれないため、病気が進行してしまうことがあります。しかし、病状が進むとさまざまな自覚症状が出てきます。

腎臓病の自覚症状で気づきやすいのは尿の異常とむくみ（浮腫）です。腎臓の機能が低下すると、尿がにごってくることがあります。

尿のにごり

●血尿

尿に血液（赤血球）が混じると、コーラ色や赤褐色になります。

●膿尿

尿路に細菌感染が起こった場合、尿に白血球が混じって白っぽくなります。

●糖尿

糖尿病で血糖値が高くなると、尿に糖が出て甘いにおいがすることがあります。

●タンパク尿

尿にタンパクが混じると泡立つことがあります。

排尿の異常

●尿の量が増える・減る

健康な人が1日に排泄する尿の量は1000～2000mLです。腎機能が低下して尿が増え、1日3000mL以上にもなる状態を多尿といいます。

一方、腎臓への血流が悪くなると、尿量が減ります。400mL以下を乏尿といい、50～100mL以下の場合は無尿といいます。

●尿の回数が増える・減る

尿の回数が極端に増減します。健康な人の尿の回数は日中4～5回。夜間は0～1回です。一日10回以上になる場合は頻尿とされます。

夜間に何回もトイレに行く人は、男性の場合、前立腺肥大などで膀胱の容量が少なくなっている可能性も考えられます。

むくみ

顔や手足にむくみが出てきます。これは体液が血管外の細胞間質に蓄積することで起こります。

こうしたむくみは、押してへこんでもすぐには元に戻らないのが特徴です。顔のむくみは朝に出やすく、目のまわりがむくみます。

こんな症状が出たら即病院へ

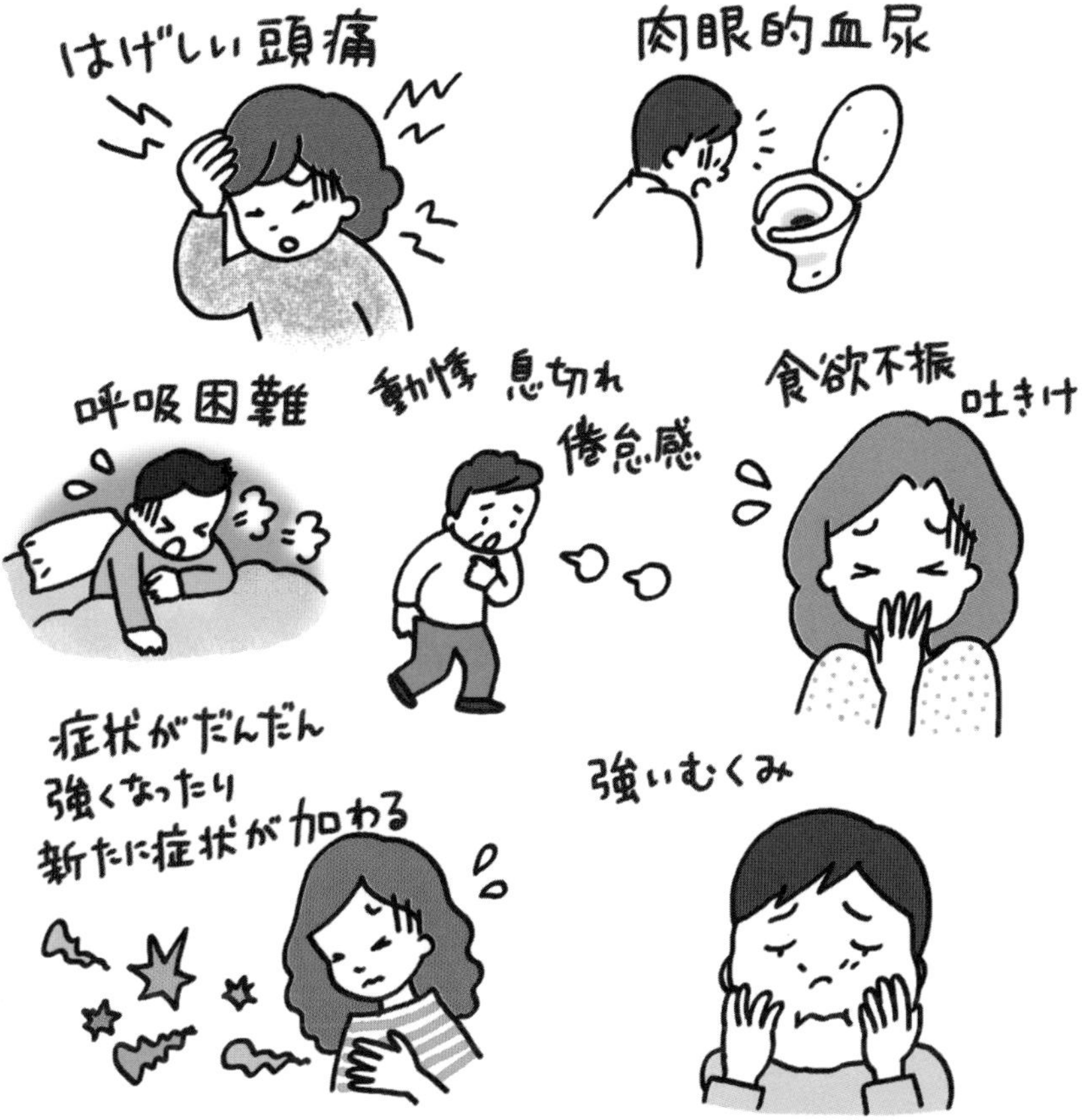

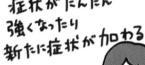

肝臓や肺などの内臓にもむくみが出ることがあります。肺がむくむ肺浮腫は呼吸困難に陥ることもあり、息苦しくなります。内臓のむくみは非常に危険です。

高血圧・発熱など

腎臓病では水分や塩分の排出の調整ができなくなるので、血圧が上がります。

このほか、発熱（腎盂腎炎、全身性エリテマトーデスなどの場合）、背中・腰・おなかの痛み（尿路結石、腎盂腎炎）などの症状も出てきます。

赤血球をつくる作用を促すホルモン、エリスロポエチンは腎臓でつくられているため、腎機能が低下すると貧血にもなります。

早期発見は尿検査と血圧測定

腎臓病の早期発見の決め手は尿検査と血圧測定です。定期的な検診は必ず受診するようにしましょう。

腎臓病を早期に発見するには、年1～2回の検診が大切です。職場や自治体の健康診断で異常があった場合、さらに詳しい精密検査を行います。腎臓病の検査の基本は尿検査と血圧測定です。

家族に腎臓病の人がいたり、過去に腎臓病を患ったりしたことがある人は家庭でも定期的にチェックできるようにしましょう。

尿検査

尿の簡単な検査は家庭でも手軽にできます。

尿に試験紙をひたし、試験紙の色で潜血、タンパク尿、尿糖の陰性、擬陽性、陽性を判定します。試験紙は薬局などで市販されています。

さらに心配な人は尿の回数や1日の尿量などをチェックしてもよいでしょう。

血圧測定

家庭用の電子血圧計で、毎日決まった時間に血圧をはかっておくと、自分の正常血圧を把握することができます。血圧をはかるときは、運動直後などを避け、安静な状態になってから測定します。成人の正常血圧は、収縮期血圧値が120㎜Hg未満かつ拡張期血圧値が80㎜Hg未満です。

高血圧は収縮期血圧値が140㎜Hg以上、または、拡張期血圧値が90㎜Hg以上の場合をいいます。

表1 血圧の診断基準値（75歳未満の成人の場合）

分類	収縮期血圧（最大血圧）	拡張期血圧（最小血圧）
正常血圧	120㎜Hg未満　かつ	80㎜Hg未満
正常高値血圧	120～129㎜Hg　かつ	80㎜Hg未満
高値血圧	130～139㎜Hg　または	80～89㎜Hg
Ⅰ度高血圧	140～159㎜Hg　または	90～99㎜Hg
Ⅱ度高血圧	160～179㎜Hg　または	100～109㎜Hg
Ⅲ度高血圧	180㎜Hg以上　または	110㎜Hg以上
収縮期高血圧	140㎜Hg以上　かつ	90㎜Hg未満

収縮期血圧と拡張期血圧が異なる分類に属する場合は、高いほうの分類に組み入れる
（参考：日本高血圧学会「高血圧治療ガイドライン2019」）

第3章

慢性腎臓病（ＣＫＤ）とは

腎臓病は症状や原因によって病気の名前が違い、その種類の多さからわかりにくいといわれてきました。

そこで生まれたのが、腎臓の機能がどれだけ維持されているかを基準に「ステージ（病期）」に分けて、分類した「慢性腎臓病（ＣＫＤ）」という概念です。

ＣＫＤが進行すると心血管疾患のリスクも高くなる

ＣＫＤになると、心血管疾患のリスクも高まります。この2つには共通する危険因子が多いためです。腎臓の機能低下を抑えつつ、早めに、心血管疾患の合併がないか確認することが大切です。

軽度のＣＫＤでも心血管疾患のリスクが上昇する

ＣＫＤの重症度が上がるにつれ、心不全や脳卒中などの心血管疾患の発症率と死亡率が高くなります。

たとえ腎機能の低下や尿タンパクが軽度であっても、心血管疾患のリスクは、健康な人に比べて高くなっています。腎臓病が進行し、末期腎不全になる前に心血管疾患で死亡するケースも少なくありません。

糸球体濾過量（ＧＦＲ）が60の場合を1とすると、44～30になると2倍、15未満になると3・4倍までリスクが高まります（57ページグラフ参照）。

一方、糸球体濾過量が正常であっても、尿タンパク区分がＡ２の軽度タンパク尿または微量アルブミン尿で、心血管疾患による死亡のリスクが尿タンパク区分Ａ１の正常な人の１・５倍近く、末期腎不全は２・５倍になると報告されています。尿タンパク区分Ａ３では、心血管死のリスクはＡ１の２・44倍、末期腎不全のリスクは同38倍といいます。したがって、糸球体濾過量が正常でも、尿タンパクが認められた場合は、できるだけ早く腎臓専門医を受診することが勧められます。

リスクを高めるのはメタボリックシンドローム

なぜ腎機能が低下すると、心血管疾患のリスクが高くなるのでしょうか。

慢性腎臓病の原因として、メタボリックシンドローム（内臓脂肪型肥満に、高血糖、脂質異常、高血圧が認められる状態）があげられます。これは心血管疾患を発症する原因でもあります。

さらに腎機能の低下によって高血圧、貧血、カルシウムやリンなどの電解質の異常などが起きると、血管内皮細胞の傷害が起こります。その結果、血管内皮細胞による血液の凝固を防ぐ機能が低下し、血栓ができやすくなります。

脂質異常症により血液のＨＤＬコレステロール（善玉コレステロール）が減ると、動脈硬化の原因にもなります。

腎機能と心血管病発生リスクの関係

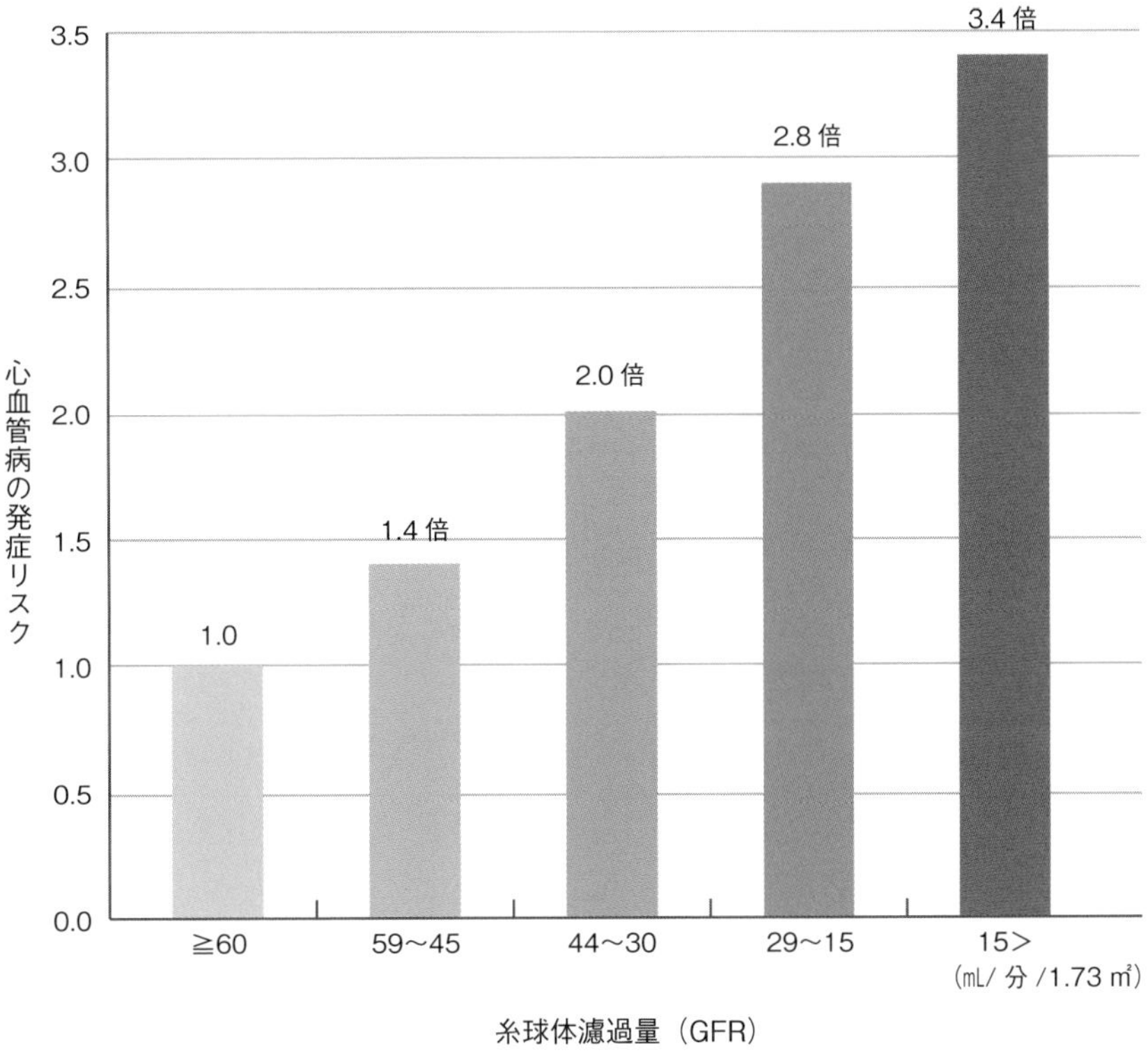

※腎機能が低下するほど、心血管疾患が起こりやすくなる。
（Go As et al.NEJM.2004）

ステージG3で合併症のリスクが一気に上がる

CKDの重症度（13ページ参照）では、ステージG3をG3a（GFR45～59）とG3b（GFR30～44）に分けています。

理由は、GFRが45未満のとき、心血管疾患などによる死亡、末期腎不全への進行や急性腎障害の罹患率が急激に増加するためです。GFR15～29のG4になる前に、こうした合併症を管理するのに有効な手段として、2つに分割されました。

GFR45未満でも、早期に腎臓専門医の治療を受けることで腎機能低下が抑えられると報告されています。とくに65～75歳ではリスクが高く、若年者のリスクはさらに上昇すると報告されています。40歳未満の若年者では、GFR区分G2の60未満でも腎臓専門医の受診を考えます。

CKDの最大のリスクはメタボリックシンドローム

遺伝的に腎臓に障害を起こしやすい人もいますが、多くはメタボリックシンドロームなどによって、CKDのリスクが高まります。

危険因子は、メタボリックシンドローム

CKDの患者には、生まれつき腎臓が1つしかない、先天的に腎臓が萎縮しているために腎臓の機能が低い人も含まれます。高齢による機能低下もCKDの要因の1つです。しかし、それ以上に重要な要因となるのは生活習慣病です。

とくに危険なのは、高血圧、高血糖、脂質異常のうち2つと内臓脂肪の蓄積が加わって判定されるメタボリックシンドロームです。

メタボリックシンドロームは、慢性腎臓病の危険因子が重複して生じた状態です。単純な肥満の人よりもメタボリックシンドロームの人はCKDを発症しやすく、なおかつメタボリックシンドロームの構成因子が多ければ多いほど、CKDの発症率が上がることもわかっています（59ページ図1・2参照）。

さらに、CKDを発症した場合、CKDの進行を早め、末期腎不全に移行するリスクが高いという報告もあります。

メタボリックシンドロームの原因は長年にわたるエネルギー・食塩・脂肪の過剰摂取や喫煙、運動不足、過度の飲酒、過度のストレスなどです。メタボリックシンドロームと診断されたら、食事療法や運動療法などで内臓脂肪を減らしましょう。内臓脂肪が減少することで、CKDが発症していても進行が遅くなるなどの改善が期待できます。

過去に腎機能の低下を指摘された人も要注意

このほか、CKDの発症・進行の危険因子として、家族に慢性腎臓病と診断された人がいる場合や、出生時に低体重だった人、膠原病に罹患している人などがあげられます。

また、急性腎不全になったことがある人や、過去の健康診断で腎機能の低下や腎臓の形態異常の指摘を受けたことがある人も、CKDになりやすいといえます。

メタボリックシンドロームとは

内臓脂肪型肥満に高血糖、脂質異常、高血圧のうち２つ以上を併発した状態をいいます。

メタボリックシンドロームの診断基準

腹囲（へそまわり径）

男性　85cm以上

女性　90cm以上

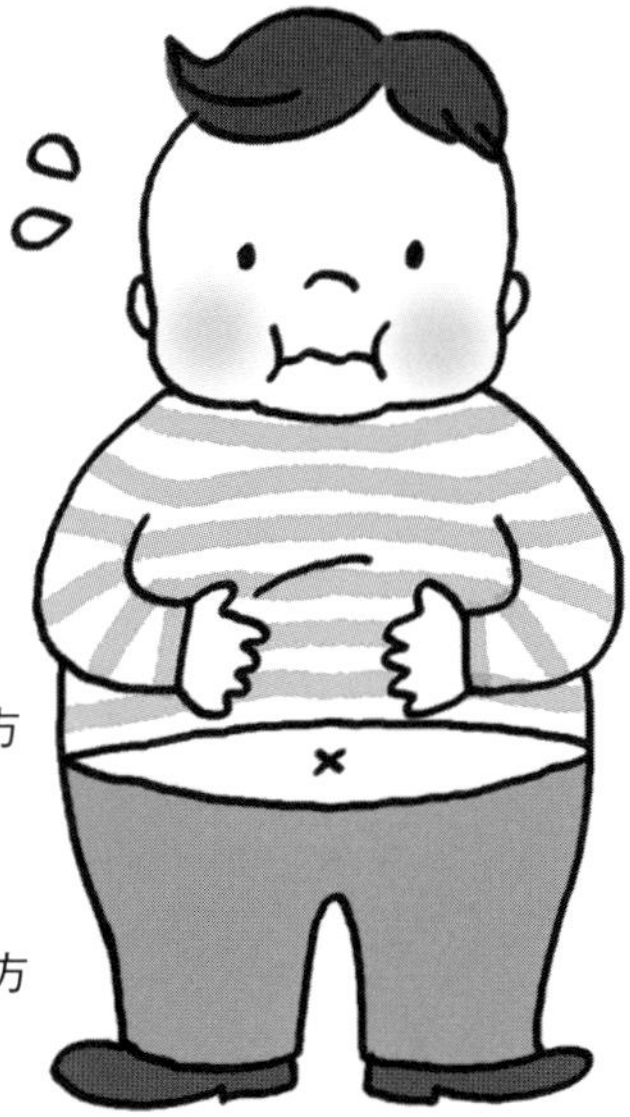

腹囲の条件に加え、以下の２項目があてはまる

■ **脂質異常**

中性脂肪　150mg／dL以上
HDLコレステロール　40mg／dL未満　のいずれかまたは両方

■ **高血圧**

収縮期（最大）血圧　130mmHg以上
拡張期（最小）血圧　 85mmHg以上　のいずれかまたは両方

■ **高血糖**

空腹時血糖値　110mg／dL以上

図1　CKD発症へのメタボリックシンドロームの影響（久山町研究から）

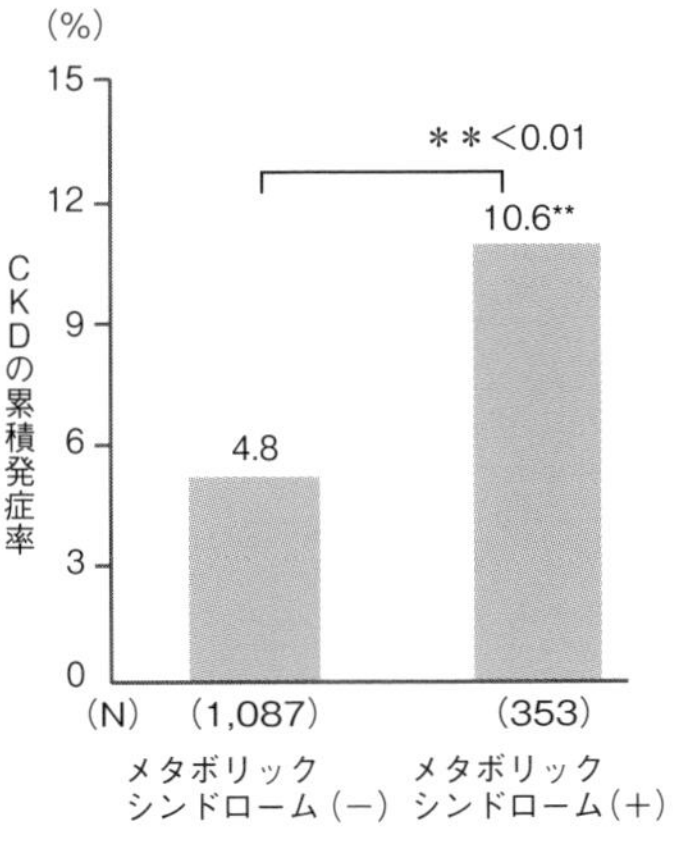

図2　メタボリックシンドロームの構成因子との関連

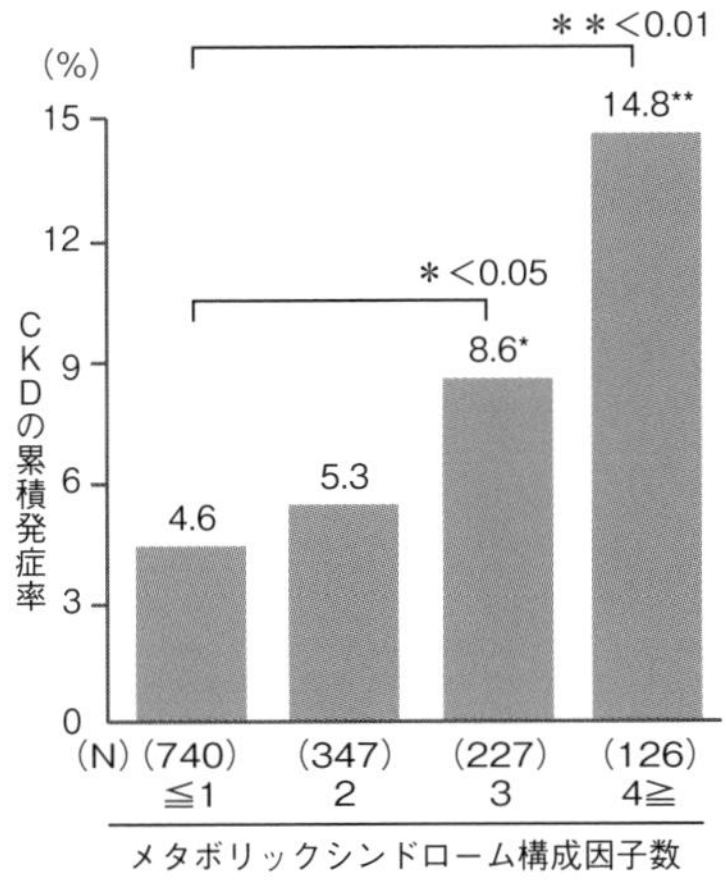

（Ninomiya T,et al.Am J Kidney Dis 2006;48:383-391.より引用，改変）　参考：日本腎臓学会編「CKD診療ガイド2012」東京医学社

column

かかりつけ医と専門医の連携が大切

連携することで透析導入時期を遅らせる

早期のCKDでは、専門医ではなく、かかりつけ医が診療することがほとんどです。

腎臓の専門医の数が少ないこともありますが、受診のしやすさや、過去の病歴を把握していることなどを考えると、かかりつけ医による診療にもメリットがあります。

しかし、早い段階から、かかりつけ医と専門医が連携して治療することで、腎機能低下がゆるやかになり、透析療法を導入する時期を遅らせることができます。

早期に専門医の紹介を受けた患者は、晩期に紹介された患者に比べて腎機能低下を緩やかにすることができ、かつ透析導入前の死亡率も減少すると報告されています。

基本的にはGFRが59mL／分／1・73㎡以下になった時点で、ステージG3以降、遅くともG4までに専門医が診療することが推奨されています。なお、血尿がある場合、タンパク尿区分がA3の顕性アルブミン尿、または高度タンパク尿の場合はステージにかかわらず、専門医の診療が必要とされます。

専門医だけでなく、看護師や栄養士など多くの人が治療にかかわることで、腎機能が低下する速度を遅らせることができるともいわれています。

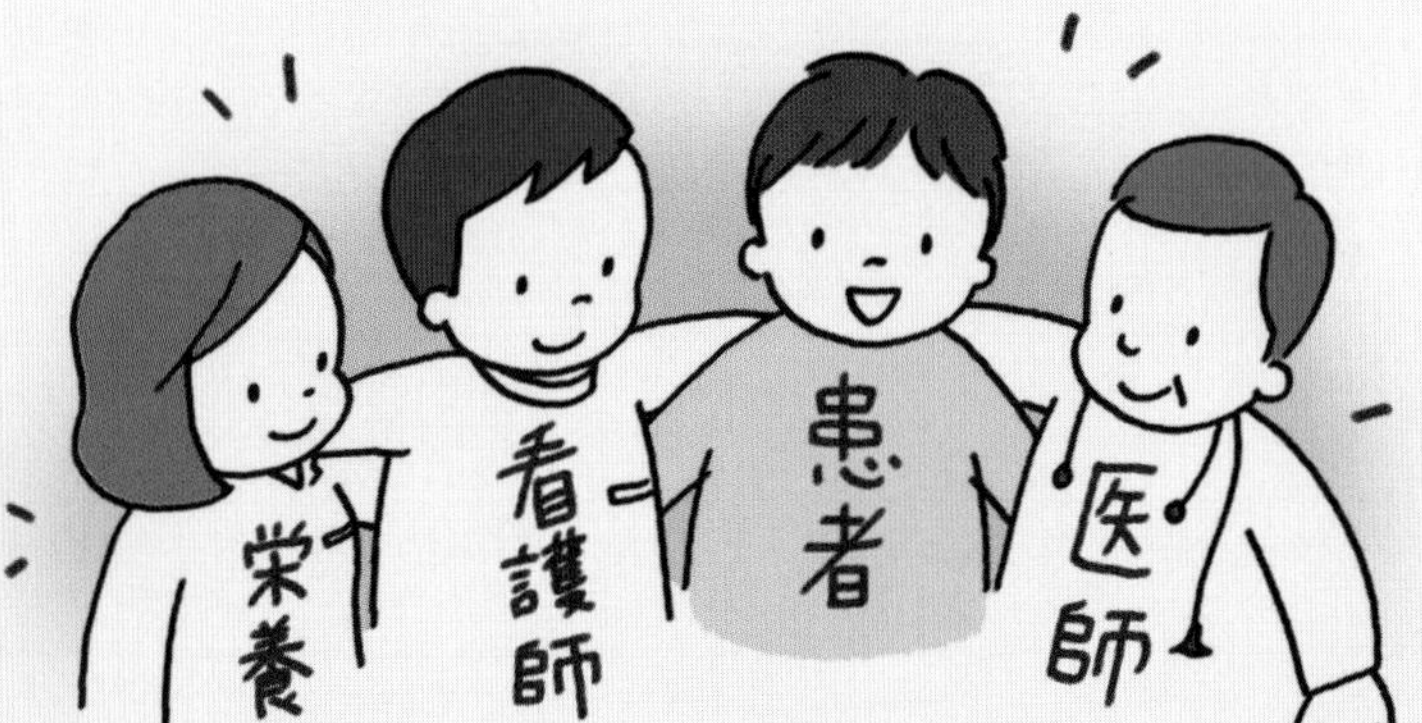

第4章

腎臓病の検査方法

腎臓病は自覚症状があらわれにくいため、早期発見・早期治療のためには検査が欠かせません。代表的な検査方法は血液検査と尿検査ですが、それらにもさまざまな種類の検査があります。

尿検査は早期発見の手がかり

腎臓病の早期発見をするには、尿検査（タンパク尿、血尿）が簡単で、しかも有効です。とくに初期の段階では尿検査だけが発見の手段となっています。

定性検査と定量検査

尿の検査には定性検査と定量検査があります。

定性検査は尿に試験紙をひたし、色の変化でタンパクや潜血反応、ブドウ糖などを検出する方法です。

尿タンパクは激しい運動や精神的な動揺、食事によって一時的に増えることがあります。これは生理的タンパク尿といいます。腎臓病の場合は持続して尿タンパクが出ます。

尿タンパクがみられなくても、潜血反応（顕微鏡的血尿）がしばしばみられる場合は、糸球体腎炎など腎臓に障害があることが考えられます。

女性は健康でも潜血反応が±になることがありますが、男性は注意が必要です。

生理的タンパク尿が疑われる場合や潜血反応が±のときなどには、日を改めて再検査をします。

定性検査はタンパク質が尿に含まれているかどうか、おおまかに調べるだけです。

定量検査は蓄尿または随時尿を用いて、タンパク質、クレアチニンや尿素窒素などの濃度を正確に測定する検査です。

採尿方法の種類

尿は採尿する時間によって成分が異なります。そのため疑われる病気などにより、適切な採尿方法が選択されます。

随時尿はその場でとる尿のことです。健康診断や初診のときにはこの方法で採尿します。

排尿の際、尿道口やその周囲の細菌が入りやすいので、最初と最後の尿は捨て、中間尿をとるようにします。

早朝尿は、起床後、朝一番にとる尿のことです。寝ている間に尿が濃縮されるため、タンパク質が検出されやすくなります。学校で行われる尿検査に用いられます。

蓄尿は1日あるいは一定時間ためた尿を指します。

表1 尿の色と疑われる病気

尿の色	状態	疑われる病気
乳白色	尿に白血球が混じった状態（膿尿）	尿路感染症（膀胱炎、腎盂腎炎）
赤～ピンク	尿に血液が混じった状態（血尿）	腎臓の外傷、腎腫瘍、急性腎炎、腎結石、IgA腎症、尿路結石、膀胱炎など
にごった赤	尿にミオグロビン（筋肉中にあり、酸素分子を貯蔵する色素タンパク質）が混じった状態	脱水や打撲などの外傷
濃茶色	尿にビリルビン（胆汁色素）が混じった状態	急性肝炎、慢性肝炎、肝硬変、胆石症など

色やにごりを観察する肉眼的検査

肉眼的検査とは、目視で尿の色を調べる検査です。

乳白色の場合は膀胱炎や腎盂腎炎などの尿路感染症が疑われます（表1参照）。

赤やにごった赤（コーラ色）の場合は血尿で、腎臓の外傷や急性腎炎、IgA腎症などが疑われます。

ほかにも打撲などのケガや過激な運動によって筋細胞が破壊され、その中に含まれていたミオグロビン（酸素分子を貯蔵する色素タンパク）が尿に出てにごった赤になる、ミオグロビン尿の場合もあります。

また、濃い茶色の場合、肝炎や胆石症が原因でビリルビン（胆汁色素）が尿に増えていることもあります。

図1 試験紙による尿のチェック

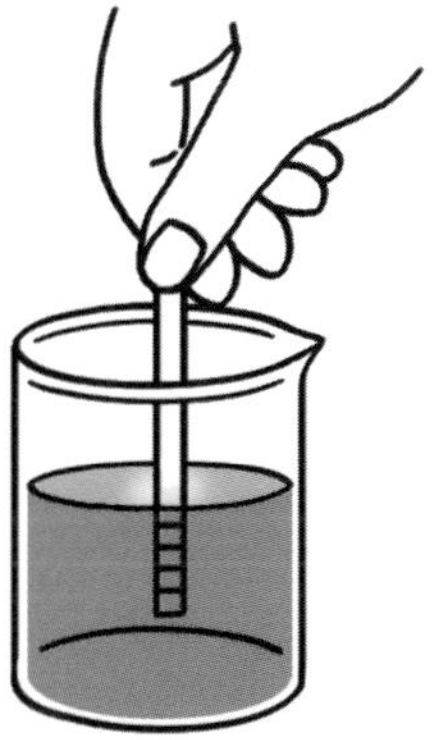

採尿した尿に試験紙をひたす。試験紙についた余分な尿は、容器のふちでとり除く

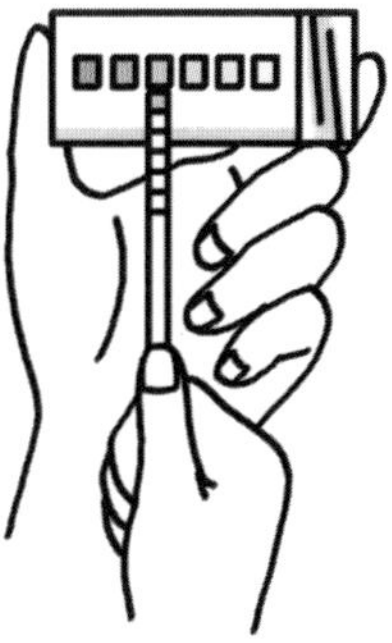

試験紙部分の色の変化を色調表とくらべ、最も近い色の数字を結果とする

タンパク尿

腎臓に異常が起きると、大量のタンパクが尿に出てきます。

正常な腎臓の糸球体はタンパクや血球などの大きな物質を透過させません。しかし、糸球体腎炎や糖尿病性腎症に罹患すると、尿にタンパクが排出されるようになってきます。

尿タンパクは定性検査で試験紙によって陽性か陰性かを判断するほか、定量検査によっても調べることができます。

1日の尿量のうち、150㎎以上の場合、腎臓に異常があることが疑われます。

アルブミン尿

糖尿病が原因で腎臓の機能が低下する糖尿病性腎症では、ある程度進行しないと、尿タンパクが検出されません。

しかし、その前からアルブミンというタンパク質が尿の中に出ています。糖尿病を発症してから7年後にはアルブミンは出ているといわれています。

通常の検診ではアルブミン尿の検査は行われないため、糖尿病患者では3か月に一度はこの検査を受けることが勧められます。

測定は24時間蓄尿のほか、随時尿で行うこともあります。後者の場合は尿中クレアチニン濃度も測定し、尿中クレアチニン濃度に対する尿中アルブミン濃度の比で診断します。

アルブミン尿の診断基準は尿アルブミン30～299㎎／gCrで、3回の測定中2回以上該当する場合、陽性と診断されます。

尿沈渣

尿タンパクが陽性となった場合、必ず行うのが尿沈渣です。これは尿を遠心分離器にかけて、沈殿成分（沈渣）を顕微鏡で調べる検査です。

赤血球や白血球、上皮細胞、円柱、細菌や結晶成分がないかどうか調べます。

円柱

円柱とは尿の沈殿物のひとつで、尿沈渣によって検出されます。

円柱は尿タンパクが、尿細管から分泌される成分といっしょになって固まったもので、健康な人でも尿が濃いときなどに出ることがあります。ただし、中にいろいろなものが混じっていると、尿細管の上の糸球体に異常があると考えられます。

円柱に含まれる成分によって、さまざまな病気が疑われます（65ページ表2参照）。

表2 円柱の成分と疑われる病気

円柱の成分	疑われる病気
上皮円柱	急性尿細管壊死（尿細管上皮細胞の一部分が死滅）、糸球体腎炎
赤血球円柱	急性糸球体腎炎、膜性増殖性糸球体腎炎、IgA腎症など
白血球円柱	腎盂腎炎などの感染症、活動性IgA腎症
ロウ様円柱	ネフローゼ症候群、腎不全など
脂肪円柱	ネフローゼ症候群など

尿潜血反応

血尿には、目で確認できる肉眼的血尿と、顕微鏡を使って確認する顕微鏡的血尿（尿潜血）があります。

尿潜血反応は尿タンパクの検査結果と合わせて検討することが大切です。どちらも陽性の場合、腎臓から尿道までのどこかに異常があることが疑われます。

尿糖

血液中のブドウ糖が多くなりすぎ、160～180㎎/dLを超えると、尿にもブドウ糖が出てきます。

試験紙による定性検査で陽性反応の有無を調べます。

尿糖検査が陽性の場合、糖尿病の疑いで血糖検査も行います。尿糖が陽性で血糖検査が正常値の場合、腎性糖尿が疑われます。腎性糖尿は治療の必要はありません。しかし、クッシング症候群（副腎皮質ホルモンのひとつであるコルチゾールが増えすぎて起こる病気。高血圧や糖尿病などを合併することがある）の可能性もあるので、検査が必要です。

白血球尿

膀胱炎などの尿路感染症や炎症性の病気の場合、白血球の成分である好中球が増えて、陽性反応を示します。半月体を伴う活動性IgA腎症でも認められます。

尿細胞診（尿中組織診）

尿の中にがん細胞がないかどうか顕微鏡で調べる検査です。腎臓がんや膀胱がんの有無を調べます。

表3 尿検査の項目と検査でわかる病気

検査名	正常値	検査でわかる病気
尿潜血反応	－ （マイナス）	＋（プラス）以上で糸球体腎炎、尿路結石
白血球尿	－	膀胱炎などの尿路感染症、 活動性IgA腎症など
尿糖	－	糖尿病、腎性糖尿、クッシング症候群など
円柱（尿沈渣）	－	糸球体腎炎、腎盂腎炎、ネフローゼ症候群
ケトン体	－	＋以上なら、糖尿病、下痢、脱水、 嘔吐など
尿細胞診	尿中にがん細胞がない	腎臓がん、膀胱がん

尿中ケトン体

糖尿病で血糖値のコントロールが不十分な場合、インスリンが不足して、糖をエネルギーとして利用できなくなります。

糖の代わりに使われるのは、体内に蓄積した脂肪です。このとき、脂肪酸の分解産物であるケトン体（アセトンの総称）を燃焼させ、エネルギーをつくります。

しかし、糖の不足が続くと血中にケトン体が増えすぎ、尿にまであふれ出てきます。この状態をケトーシスといいます。

ケトン体の陽性反応が出た場合は、糖尿病のコントロールがうまくいっていない証拠です。

このほか、過激な運動や脂肪の多い食事、ケガや発熱でも、ケトン体が陽性になることがあります。

尿pH（水素イオン濃度）

これは尿が酸性かアルカリ性か調べる検査です。

pH（ペーハー）は水溶液の水素イオンの濃度をあらわす単位で、1から14までの数値であらわされます。pH7が中性で、6、5と数字が小さくなると酸性、8、9と数字が大きくなるとアルカリ性が強くなります。

健康な人の尿のpHは6・5で弱酸性です。尿がアルカリ性に傾いた場合をアルカローシスといい、腎盂腎炎、膀胱炎、尿道炎などが疑われます。

酸性に傾いた場合はアシドーシスといいます。飢餓状態、発熱、激しい下痢、フェニルケトン尿症の可能性があります。

尿pHは食べたものの影響により、4・5〜7・5くらいの間で変動するといわれています。

尿の細菌検査

尿路感染症が疑われる場合は、尿の中の細菌を調べます。

尿に尿道口付近の細菌が入らないように、中間尿を採尿します（出始めと最後の尿はとりません）。

カテーテルを膀胱に挿入し、尿を採取することもあります。

腎結核（腎臓に結核菌が入り、腎実質に初期結核病変を形成する病気。進行すると尿管や尿道などにも及び、総称して尿路結核と呼ばれる）が疑われる場合は、結核菌の培養検査を行います。

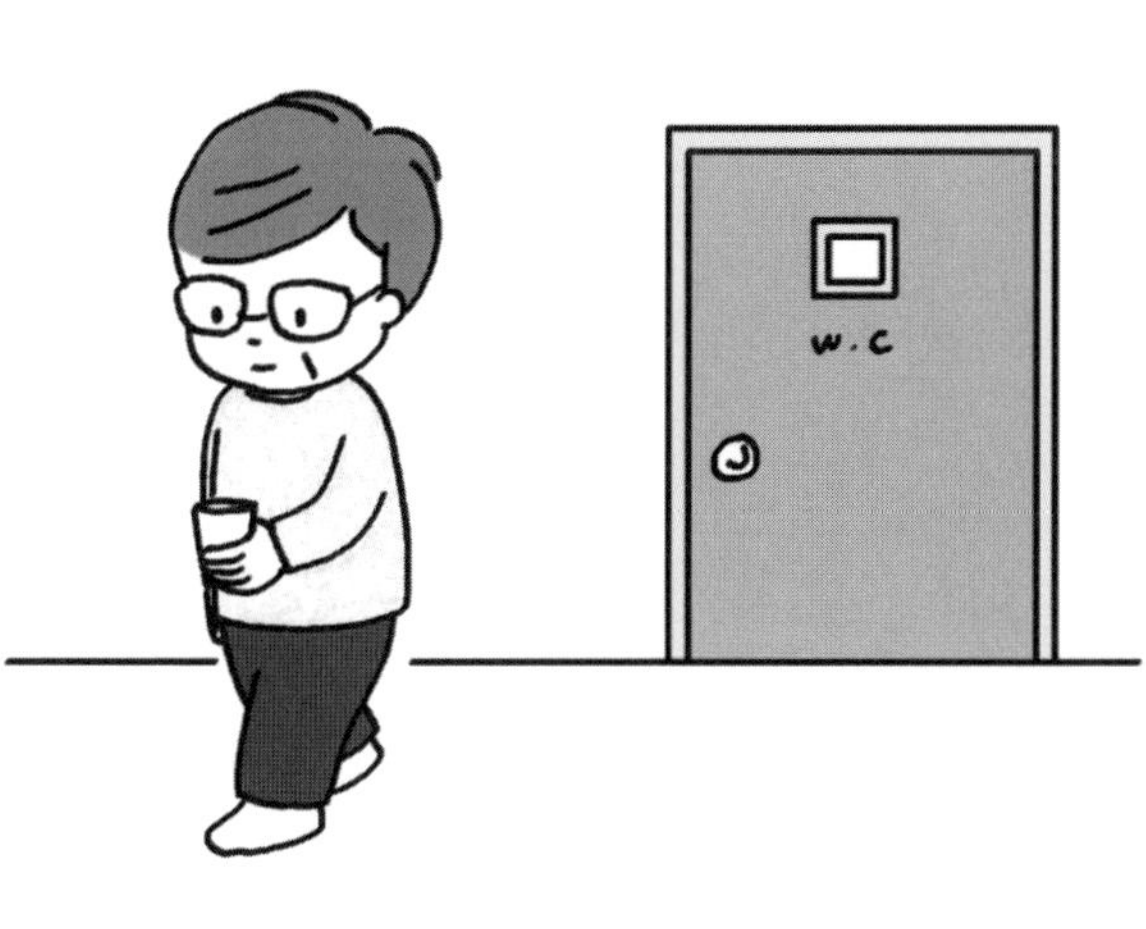

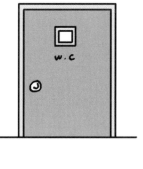

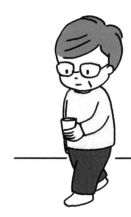

血液検査は全身状態を知る手がかり

尿検査と並んで大切なのが血液検査です。血液を調べることで、体の中の臓器や器官の状態がどうなっているか、手がかりを得ることができます。

血液検査には血球の状態を調べる一般検査と、血清中の成分を調べる生化学検査の2種類があります。

血液一般検査

血液一般検査では、血液中の赤血球数、白血球数、血小板数、ヘマトクリット値、ヘモグロビン量を調べます。

ヘマトクリット値は、一定量の血液中に含まれる赤血球の容積の割合を示す数値（％）です。

腎臓病が悪化すると、貧血になります。血液一般検査では、赤血球数やヘマトクリット値、ヘモグロビン量に注意する必要があります。

また、白血球の値が高いと、急性腎盂炎などの感染症が疑われます。

血液生化学検査

血液を遠心分離器にかけると、上澄みの液体と有形成分に分かれます。この液体を血清といい、ここに含まれる成分を調べるのが血液生化学検査です。

血清クレアチニン

クレアチニンは筋肉が使われたとき

図2　血液成分と割合

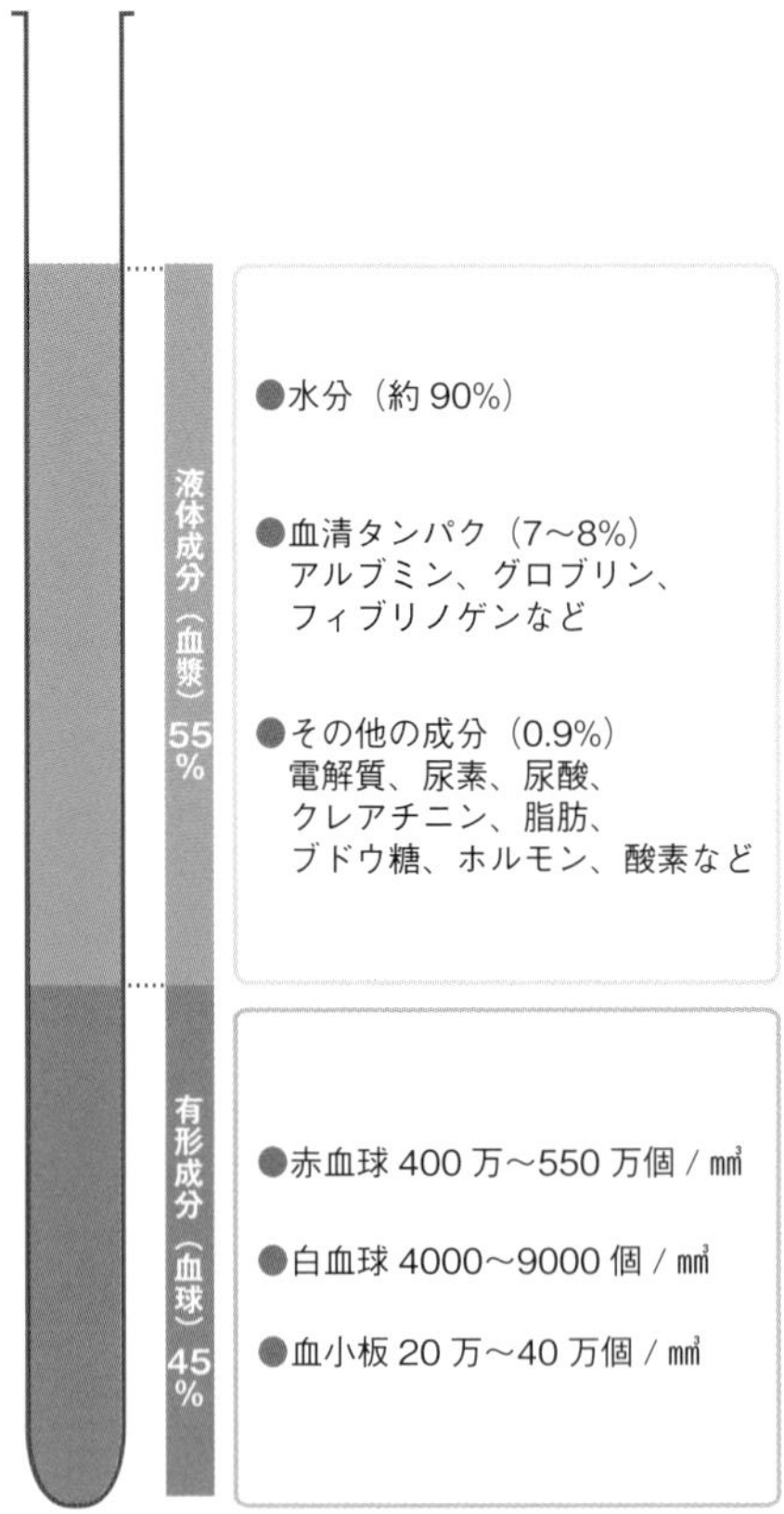

に、エネルギー源となったクレアチンが代謝されてできる物質です。

クレアチニンは、常に一定量が尿に排泄されていますが、腎機能が低下するにつれ、血中濃度が高くなります。したがって、クレアチニンの数値をみることで、腎機能の低下、とくに糸球体の障害の程度を知ることができます。

しかし、糸球体の濾過能力が50〜40%以下に低下しないと、クレアチニンの数値は変化しません。そのため初期の腎臓病の判定には適していません。

また、筋肉量の多い人は濾過機能が低下していなくても、高くなることもあります。正確な値を知るためには、クレアチニン・クリアランス（72ページ参照）などの詳しい検査を行う必要があります。

血清尿素窒素

食物中のタンパク質がエネルギーとして使われる際、アンモニアが生じます。アンモニアは有害なので、二酸化炭素が結びつき尿素となって尿に排泄されます。

腎機能が低下すると血清尿素窒素が上昇しますが、軽度の腎障害の段階では異常な数値にはなりません。

血清中の電解質

電解質とはミネラルのなかでも水に溶けるものをいい、血液や細胞内液の中に含まれています。体内の水分を一定に保つ、神経の伝達、筋肉の収縮、止血などさまざまな働きをしています。

血液中の電解質の濃度は、主に腎臓とホルモンの働きによって調整されています。以下の電解質の量に変化があった場合、腎臓の機能低下が疑われます。

■カリウム

腎臓病にとって、とくに注意が必要なのはカリウムです。腎臓に異常が生じると、カリウムの排泄が悪くなり、血中のカリウムが増えます。この状態を「高カリウム血症」といいます。

高カリウム血症になると、しびれや嘔吐などが起こります。高値になると、不整脈が起こり、心停止の危険性が高まります。命にかかわることもあるため、腎臓病の人はカリウムを多く含む果物や野菜の摂取を制限します。

■ナトリウム

腎臓が正常に働いていれば、血液中のナトリウム濃度は一定に保たれています。腎機能が低下すると、むくみとともに低ナトリウム血症が生じます。

■リン

リンも腎機能が低下すると尿から排泄されにくくなり、血中に増える「高リン血症」になります。

高リン血症になると、リンの増加を抑制するため、副甲状腺ホルモンが増加します。このホルモンは骨からカルシウムを溶け出させる作用があり、腎性骨異栄養症を引き起こすことがあります（131ページ参照）。

また、リンとカルシウムが結合し、骨以外の組織に沈着する異所性石灰化が発生することがあります。

■カルシウム

カルシウムは腎不全になると、活性型ビタミンDが不足するとともに腸からの吸収が悪くなり、血液中の濃度が低くなります。この状態を「低カルシウム血症」といいます。

血清尿酸

肉や魚、卵や内臓などに含まれるプリン体が分解されるときにできるのが、尿酸です。

通常、尿酸は尿に排泄されますが、腎機能が低下して排泄がうまく行われなくなったり、プリン体を含む食品を多く食べすぎたりすると、血液中に増えて「高尿酸血症」になります。

この状態が長く続くと、尿酸が足の親指のつけ根などに結晶をつくり、激痛が生じる痛風が起こります。

また、痛風腎という腎臓障害、腎結石や尿路結石の原因になります。

さらに最近では、高尿酸血症は、動脈硬化を引き起こし、ＣＫＤを進行させる危険因子となることが報告されています。

血清総タンパク・血清アルブミン

血清の中に含まれているタンパクの総量が血清総タンパクです。

その中で最も多いのがアルブミンです。ネフローゼ症候群（84ページ参照）では尿中にアルブミンが多量に漏れ出し、血液中のアルブミンが少なくなります。

血糖・ヘモグロビンＡ１ｃ

血糖値が高いと糖尿病が疑われます。ヘモグロビンＡ１ｃ（ＨｂＡ１ｃ）は、赤血球中のヘモグロビンにブドウ糖が結びついたグリコヘモグロビンのうちの１つ、Ａ１ｃを調べる検査です。糖尿病の診断や治療に用いられます。

血清コレステロール・血清中性脂肪

コレステロールと中性脂肪が血液中に増えると、血管壁にたまり、動脈硬化が進行します。

コレステロール値と中性脂肪値の異常な状態を「脂質異常症」といいます。

脂質異常症は心血管疾患の原因になると同時に、腎臓病を発症・進行させる危険因子です。

表4 血液検査の項目と基準値

	検査項目	基準値	単位
血液一般検査	赤血球数（RBC）	男410～550 女380～480	$\times 10^4$／μL
	白血球数（WBC）	33～86	$\times 10^2$／μL
	ヘモグロビン量（Hb）	男13.5～16.5 女11.5～14.5	g／dL
	ヘマトクリット値（Ht）	男40.0～50.0 女35.0～42.0	%
	血小板数（PLT）	15.0～35.0	$\times 10^4$／μL
血液生化学検査（血清生化学検査）	クレアチニン（Scr）	男0.5～1.1 女0.4～0.8	mg／dL
	尿素窒素（UN）	8.0～20.0	mg／dL
	尿酸（UA）	男3.1～6.9 女2.2～5.4	mg／dL
	総タンパク（TP）	6.7～8.3	g／dL
	アルブミン（Alb）	4.0～5.2	g／dL
	空腹時血糖	65～109	mg／dL
	HbA1c	4.9～6.0	%
	総コレステロール（TC）	120～219	mg／dL
	LDLコレステロール（LDL-C）	139以下	mg／dL
	HDLコレステロール（HDL-C）	40以上	mg／dL
	中性脂肪（TG）	30～149	mg／dL
	フェリチン	男20～250 女5～120	ng／mL
	ナトリウム（Na）	136～146	mEq／L
	カリウム（K）	3.6～4.8	mEq／L
	カルシウム（Ca）	8.5～10.2	mg／dL
	無機リン（IP）	2.6～4.6	mg／dL

尿と血液で調べる腎機能検査

尿検査や血液検査で異常が見つかったとき、より正確に腎臓の機能を調べるのが腎機能検査になります。糸球体や尿細管の機能を詳しく調べることができます。腎機能検査の中でも重要なのはクレアチニン・クリアランスです。

糸球体の濾過力を調べるクレアチニン・クリアランス

クレアチニンは筋肉が活動したときの代謝産物で、血液に出てくると、腎臓の糸球体で濾過され、尿に排出されます。この血中と尿中のクレアチニンの量を測定し、糸球体の濾過力を調べるのが、クレアチニン・クリアランスです。

この検査は、体への負担が少ないので、最もよく用いられています。

検査方法は1日、もしくは数時間蓄尿し、その間に血液を採取し、血清クレアチニンの濃度を調べます。

尿中のクレアチニンの濃度も測定し、この2つを計算式にあてはめ、血液中に含まれるクレアチニンをすべて濾過できる1分間あたりの血液濾過量を算出します。

正常値は1分間に70㎖以上です。この値が35㎖以下になると濾過機能が半分しか働いていないということがわかります（73ページ表6参照）。

PSP試験とフィッシュバーグ尿濃縮試験

尿細管の機能を調べる検査です。

■PSP試験

排尿してから30分後にPSP（フェノールスルフォンフタレイン）という赤い色素を静脈に注射します。その15分後、30分後、60分後、120分後に採尿し、PSPがどれくらい排出されているかを調べます。

重要なのは15分後の値で、尿中の色素の割合が25～50％であれば正常です。

■フィッシュバーグ尿濃縮試験

検査前日の夕食後から飲食を制限し、排尿してから就寝。翌朝、起床後から1時間おきに尿をとって、尿の比重や浸透圧を測定する試験です。

正常値は水の比重を1・000とした場合、1・022以上です。

尿細管の尿を濃縮する機能が低下すると、この値は低くなります。病状が進み、腎不全になると1・010以下になります。

表5 クレアチニンの測定方法

■ 短時間法（1回法、2回法）

1）排尿後、微温水（ぬるま湯）を500㎖飲む

2）60分以内に完全排尿し、試験開始時刻を記録

3）開始30分後に採血

4）開始1時間後に完全排尿し、尿量と終了時間を正確に記録

※開始1時間30分後に第2採血、2時間後に第2採尿を行い、2回の平均値をとる方法もある。

■ 24時間法

1）朝6時に完全排尿し、その尿は捨てる。以後の尿を翌朝の6時まで蓄尿

2）蓄尿量を測定。5㎖を提出

3）昼食前に採血

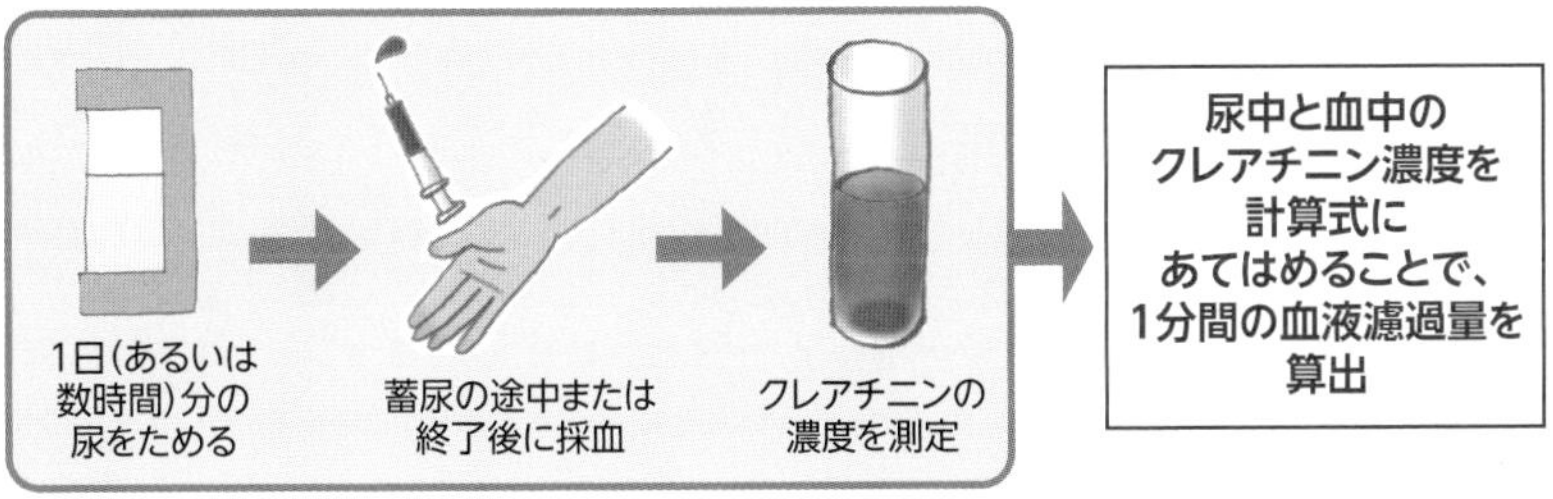
1日(あるいは
数時間)分の
尿をためる
蓄尿の途中または
終了後に採血
クレアチニンの
濃度を測定
尿中と血中の
クレアチニン濃度を
計算式に
あてはめることで、
1分間の血液濾過量を
算出

表6 クレアチニン・クリアランスの正常値

1分間に血液70～120㎖中のクレアチニンが糸球体からすべて排泄

腎障害の程度

軽度障害	50～69㎖/分
中等度障害	30～49㎖/分
高度障害	30㎖/分未満

画像検査で腎臓の全体像をチェック

腎臓の形や大きさに変化はないか、萎縮の有無や尿路の形態に異常がないかどうか画像装置を用いて調べるのが、画像検査です。

結石や一側性腎疾患（片側のみの腎疾患）、水腎症（尿が流れ出ないために腎盂がふくらむ疾患）、萎縮腎、遊走腎などの診断に有効です。

MRI検査

MRIとは核磁気共鳴画像診断のことで、強い磁気を臓器や器官に当てて、細胞組織の水素原子を振動させて、その動きをコンピューター処理し、画像として映し出します。

縦横斜めなど、自在な方向からの断面画像を得ることができます。

X線を使用しないため、妊娠前の女性や男性性器の撮影にも安心ですが、ペースメーカーなど、体に金属を埋め

超音波検査（エコー検査）

超音波を内臓に向けて発信し、臓器に当たって返ってくる反射波を画像にして調べるのが超音波検査（エコー検査）です。痛みや出血はありません。

検査では、まずベッドにあおむけになります。腎臓のあるあたりの皮膚にゼリーを塗り、プローブと呼ばれる探触子を皮膚に当てて動かしながら、ポイントを決め撮影をします。

この検査では腎臓のサイズや形、腫れがないかがわかります。腎結石や多発性嚢胞腎などの診断にも有効です。

CT検査

超音波検査により嚢胞や結石、腫瘍が見つかったとき、行われるのがCT検査です。超音波検査よりもより鮮明な画像を得ることができます。

CTとはコンピューター断層撮影法の略。X線カメラを体の周囲でまわし、体を輪切りにした画像を映し出します（76ページ図4参照）。

X線検査（腹部単純撮影）

X線を患部に当てて透過させ、フィルムに感光させて撮影する検査を、X線検査といいます。

図3 画像検査

超音波（エコー）検査

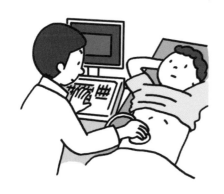

撮影したい臓器のある部分の皮膚上にゼリーを塗り、そこにプローブ（探触子）を当てて撮影する検査。診断精度はCT検査などより落ちるものの、患者の負担が少なく、低コストなため、スクリーニングとして最もよく行われている

CT検査

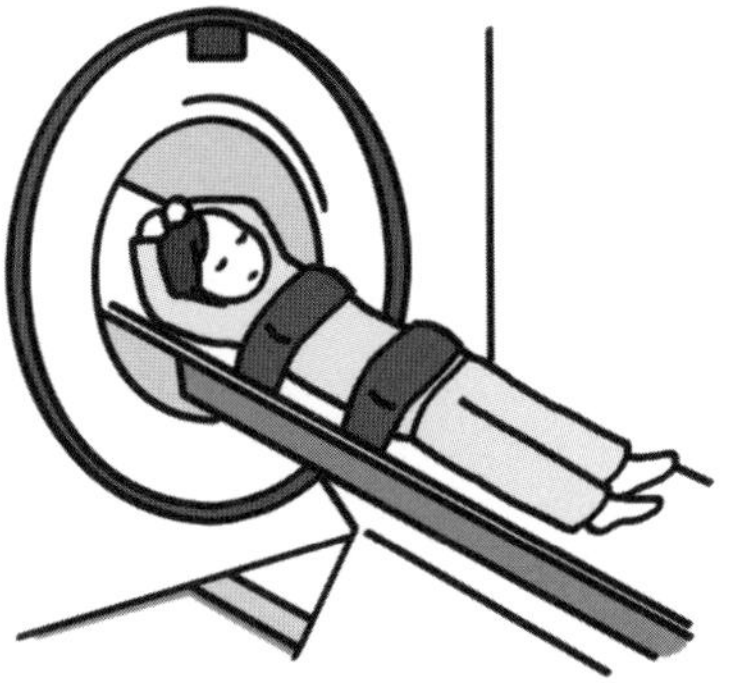

X線とコンピューターを組み合わせて、人体の断面図を撮影する検査。超音波検査よりも詳細な情報が得られる。近年は短時間で連続撮影できるヘリカルCTやマルチスライスCTの登場で、より診断精度が向上している

込んでいる人は使えません。

経静脈的腎盂撮影

静脈に造影剤を注射し、造影剤が血管を流れて腎臓に入る映像から、病変を調べる検査です。

あおむけに寝てX線撮影をし、造影剤を注射したあと、5分後、10分後、15分後、30分後に連続してX線撮影を行います。最後に、排尿してから立った状態で撮影します。

血尿を伴う腎疾患、腫瘍、尿路奇形、結石、嚢胞腎、遊走腎などの発見に有効です。

腎動脈造影検査（DSA）

造影剤を血管に注入し、腎臓の血管の状態を調べる検査です。

通常、大腿動脈にカテーテルを挿入し、腎動脈から造影剤を注入してX線

やＣＴなどで撮影します。

腎血管性高血圧、腎臓腫瘍などの発見や診断に役立ちます。

なお、経静脈的腎盂撮影と腎動脈造影検査は造影剤にアレルギーのある人は受けられません。

核医学検査

レントゲンで用いられるX線の仲間であるガンマ線を放出する放射性同位元素（ＲＩ）を使って、腎臓の状態を調べる検査です。

ＲＩに特定の臓器に集まりやすい性質を持った物質をくっつけた放射性医薬品を注射し、ガンマ線の分布をカメラで撮影します。

放射性医薬品の放射線量は微量で、時間とともに少なくなります。

図4　ＣＴ検査の種類

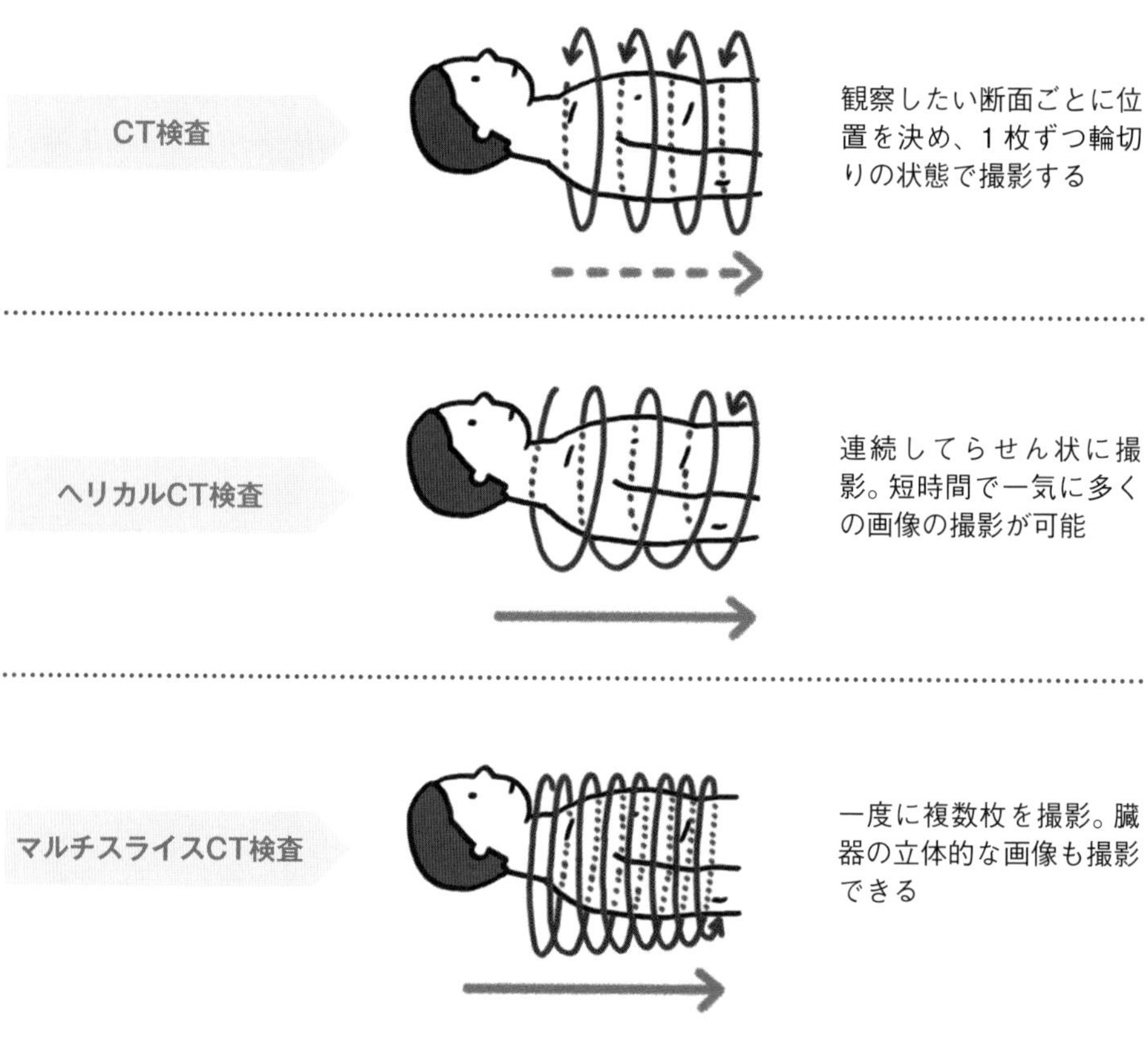

観察したい断面ごとに位置を決め、１枚ずつ輪切りの状態で撮影する

連続してらせん状に撮影。短時間で一気に多くの画像の撮影が可能

一度に複数枚を撮影。臓器の立体的な画像も撮影できる

腎生検は治療法を決める最終手段

腎臓の一部を採取して調べる検査が腎生検です。さまざまな検査を終え、最終的に治療方針を決めるために行う、重要な検査です。

生検の目的は正確な診断

生検（バイオプシー）とは、組織の一部を採取し、顕微鏡で調べる検査です。とくにがんの確定診断には欠かせない検査となっています。

腎生検の目的は、まず正確な組織診断をすることです。糸球体腎炎、ネフローゼ症候群、IgA腎症など、他の検査ですでに診断されている場合、確定診断をするために腎生検を行います。

また、適切な治療法を決定するためや、その後病状がどのように進行するか、見通しを予測する材料にも使われます。

最短4～5日の入院が必要

腎生検では、患者はうつぶせに寝ます。超音波で腎臓の位置を確認、局部麻酔をしたあと、背中から細い針を刺します。

針は二重構造になっており、腎臓に刺さると、内側の針の凹んだ部分にはまり込んだ腎臓の組織を、外側の針が切りとります。

この操作は2～3回行われます。採取する組織の大きさは、鉛筆の芯の太さで、長さが1～2㎝です。針が刺さったときは、衝撃や圧迫感はありますが、痛みはありません。

局部麻酔ですので、医師の声はよく

図5 腎生検

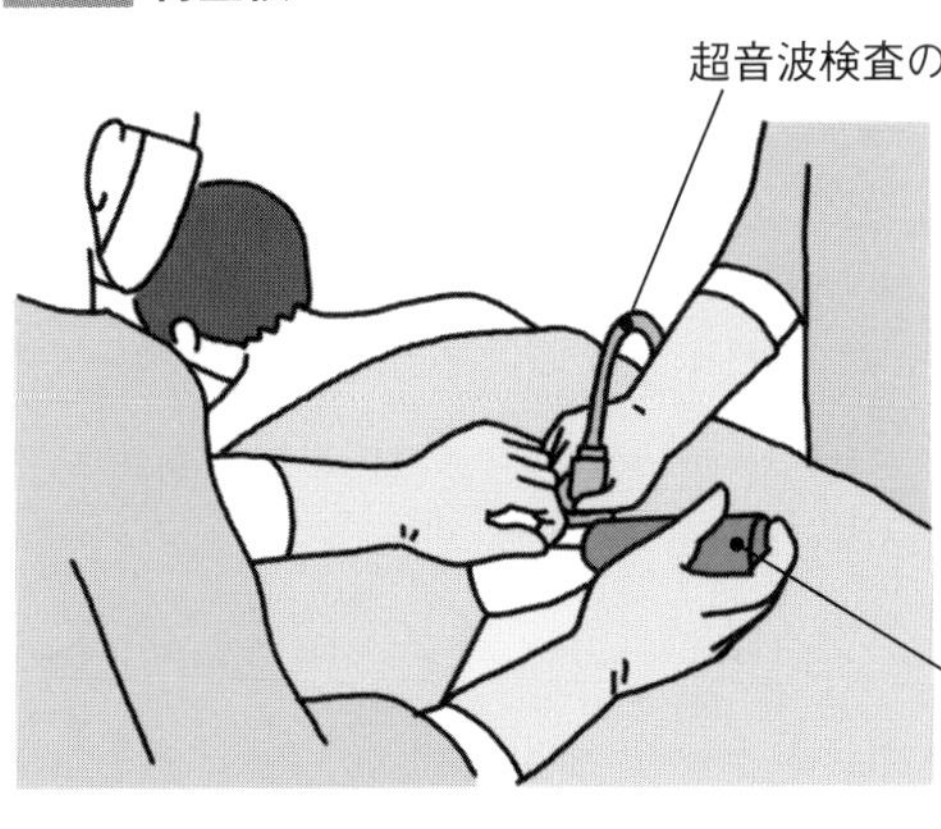

聞こえます。医師の指示に従って勝手に動かないようにします。

採取の時間は15～20分ほど。採取後には15分間圧迫をして止血します。腎生検のあとは半日から1日の間、ベッド上での安静が必要です。起き上がったりすることはできません。

表7 腎生検を行えないケース

1	腎機能低下が長期間にわたって続いており、すでに腎臓が萎縮している
2	多発性嚢胞腎である
3	腎臓や腎臓の周囲に感染がある
4	コントロールできない出血傾向、高血圧がある
5	腎生検中の呼吸を止める指示や、腎生検後の安静が守られない可能性がある
6	患者および家族の了承や協力が得られない

数日間経過観察を行い、異常がみられなければ退院となります。

生検前の検査時間や生検後の安静を含め、腎生検は最短でも4～5日間入院して行われます。

もし、数日たっても肉眼的に血尿が消えない場合、血尿が消えるまで入院期間を延長して様子をみます。

腎生検は最適な治療法を選ぶ指針

腎生検は、腎臓の組織を光学顕微鏡、蛍光顕微鏡、電子顕微鏡などで詳しく調べることにより、正確な診断を行うことができます。

また、同じ診断名の病気であっても、腎生検により病気の活動性（勢い）や進行度を知ることによって、個々の患者さんの病態に適合した治療法を選択することができます。

さらに病気の今後の見通しがつくことで、結婚や出産、職業の選択など、どのように人生を設計したらよいかも考えやすくなります。

腎生検を行えないケースもある

腎臓病の進行度合いや病気の種類によっては、腎生検を行えない場合もあります。

すでに腎機能低下が長期間にわたり続いていて、腎臓が萎縮している場合は行えません。

また、多発性嚢胞腎であったり、腎臓や腎臓の周囲に感染があったりする場合も検査はできません。

そのほか、コントロールできない出血傾向や高血圧がある人、腎生検中の指示や、腎生検後の安静が守られない可能性がある人も受けることができません。

腎生検は患者および家族の了承を得て、行うことができる検査です。家族の了承が得られなければ、腎生検は行われません。

腎生検による合併症は約2%

腎生検は安全な検査ですが、肥満の人や筋肉質の人の場合、腎臓の位置を把握しにくいため、採取がむずかしくなることもあります。数回刺しても採取できない場合は中止します。

採取できなかった場合は、患者さんの意向を踏まえ、もう一度超音波ガイドを使って腎生検を行うか、全身麻酔下で手術による開放腎生検を行うか、行わないか判断することになります。

腎生検を受けたことによる、軽い出血などの合併症が約2%あると報告されています。輸血や外科的処置が必要となるケースは0・2%です。まれに麻酔薬のアレルギー、細菌感染、動静脈瘻《ろう》（腎臓内の動脈と静脈がつながってしまう）などを合併することがあります。

直接針を刺す検査ということで、腎生検をこわいと思う人もいるかと思いますが、医師からこの検査を勧められる場合には、理由があります。

事前に、なぜ腎生検が必要なのか、採取の方法や合併症について医師から詳しく説明を受け、納得をしたうえで検査を受けるようにしましょう。

手術で行う開放腎生検もある

開放腎生検とは、通常の超音波ガイド下の腎生検を行うには、リスクが高い場合に行う検査です。

生まれつき腎臓が1つしかなかったり、1つがほとんど機能していなかったりする場合や、2つの腎臓が馬の蹄《ひづめ》のように1つにつながっている場合（馬蹄腎《ばていじん》と呼びます）、極度の肥満で針が腎臓に届かない場合などに行われます。

手術室で全身麻酔によって実施しま

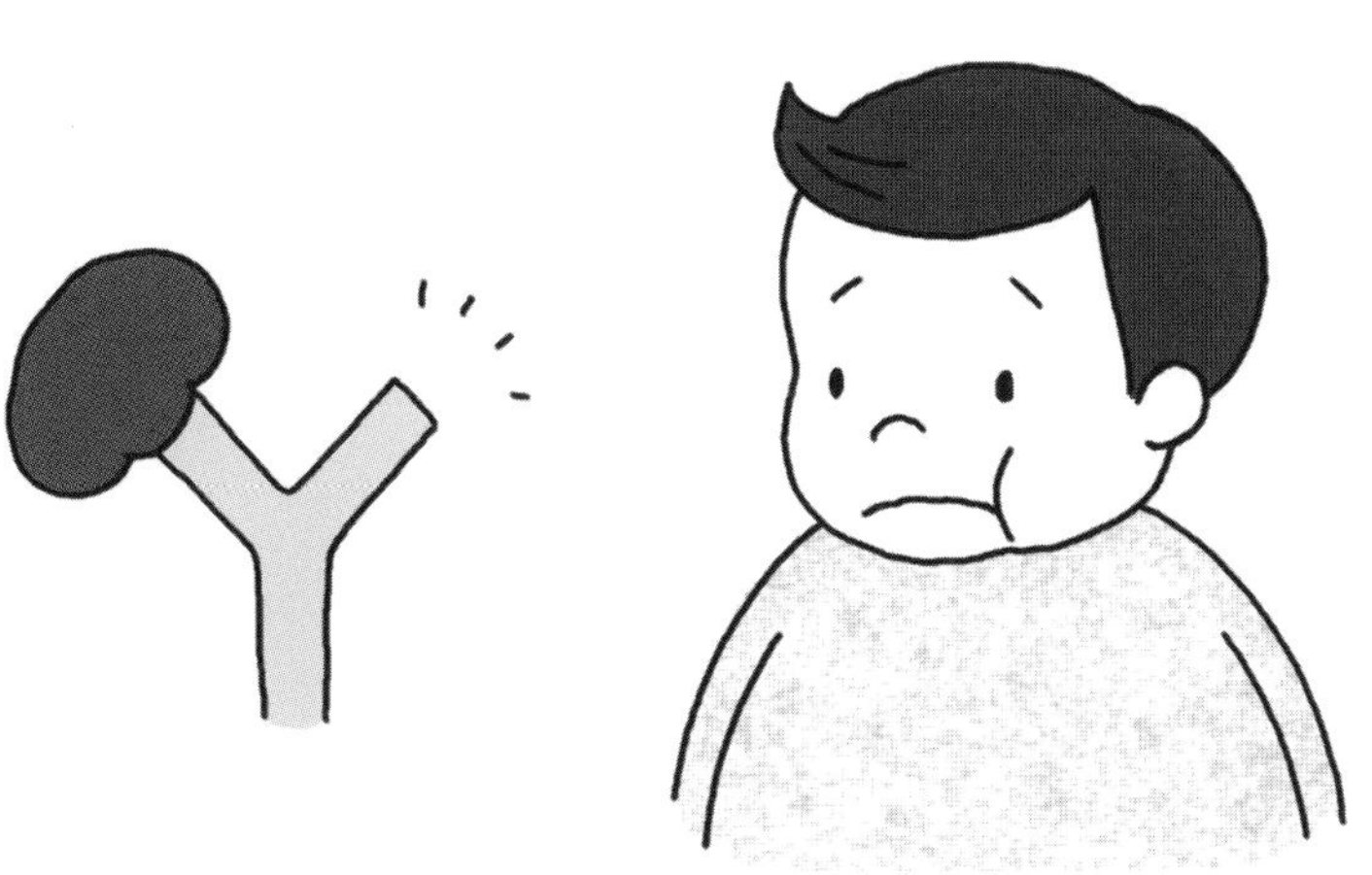

す。腹部を切開し、メスで腎臓の一部を採取します。

最近は腹腔鏡下腎生検という、腹部を空気でふくらませ、細い内視鏡を刺して採取する方法が行われるようになりました。この方法だと傷も小さく、術後の回復も早いといわれています。

腎生検後に気をつけること

腎生検を受けたら、退院後2～3週間は腹圧のかかる動作（しゃがんだ姿勢での排便、重い物を持ち上げる）や、激しい運動は避ける必要があります。

万が一、血尿や発熱、痛みなどが出た場合は病院に連絡します。

逆に安静にしすぎても、下肢静脈の血流が悪くなり、血栓（血のかたまり）ができやすくなってしまいます。

この血栓が肺に達し、肺の動脈を閉塞する病気を、急性肺血栓塞栓症といいます。

息苦しくなるなど呼吸の困難や胸痛を感じたら、早めに病院に行くようにしましょう。

慢性腎臓病（CKD）の検査の流れ

問診・身体所見

↓

尿検査

↓

血液検査
- 血清クレアチニン
- 尿素窒素
- 電解質
- 免疫学的検査など

↓

画像検査
- 超音波検査
- CT 検査
- MRI 検査など

↓

（必要に応じて）

↓

腎生検 → 糸球体濾過量（GFR）が60mL/分/1.73㎡未満

↓

尿異常、画像診断、血液、病理で腎障害の存在が明らか。とくにタンパク尿が出ている場合。

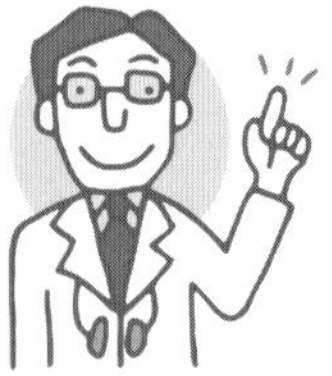

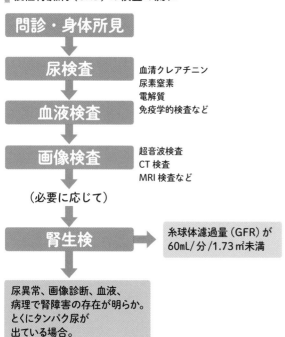

どちらかひとつ、
または両方が
3か月を超えて続いている場合
CKD

第5章

腎臓病の種類

腎臓病は発生の原因などによって、いろいろな種類に分類されます。急激に症状が悪化するもの、ジワジワと進行するものなど、それぞれのタイプによって、症状のあらわれ方や治療法が違います。それぞれの種類の特徴を理解することで、適切な対処をすることができます。

急性腎炎症候群・慢性腎炎症候群

腎臓病は、急激に症状が出る「急性腎炎症候群」と、自覚症状がないまま症状が進む「慢性腎炎症候群」に大きく分類されます。症候群とは症状が同じ病気をまとめた名称で、病名ではありません。

急性腎炎症候群は早期治療で完治することも

風邪をひいたあと、糸球体に炎症が起き、血尿やタンパク尿、むくみなどがみられる病気を急性糸球体腎炎といいます。これと同じ経過や症状を示す糸球体の炎症の総称を急性腎炎症候群といいます。

主な原因は溶血性連鎖球菌（溶連菌）の感染です。ウイルスやブドウ球菌、肺炎球菌の感染、下の表1に示した各種腎臓病も原因になります。

溶連菌は子どもに感染しやすいため、急性糸球体腎炎も子どもに多くみられます。

感染後、10日前後で腎炎の症状があらわれても早期に適切な治療をすれば完治し、後遺症もありません。

1年以上腎炎が続けば慢性腎炎症候群

糸球体の病変から、血尿、タンパク尿、むくみ、高血圧などの症状が1年以上続くと、腎機能が低下してきます。こうした病状を慢性腎炎症候群といいます。

原因となる病気はさまざまですが、近年は糖尿病性腎症が増えています。慢性腎炎症候群は徐々に病状が進行して腎不全に至ることがあります。CKDの重症度分類に従って、食事療法や薬物療法を行い、腎機能の低下を抑えることが大切です。

表1 急性腎炎症候群・慢性腎炎症候群の特徴

症候群	原因となる病気	症状	治療
急性腎炎症候群	感染症（主に溶血性連鎖球菌）、IgA腎症、半月体形成性腎炎、膜性増殖性糸球体腎炎、ループス腎炎ほか	血尿、タンパク尿、むくみ、高血圧など	水分、塩分、タンパク質などの制限、利尿薬や降圧薬
慢性腎炎症候群	巣状（分節性）糸球体硬化症、IgA腎症、膜性腎症、膜性増殖性糸球体腎炎、糖尿病性腎症、ループス腎炎ほか	上記の症状が1年以上持続する	塩分とタンパク質の制限等の食事療法、抗血小板薬、降圧薬

急速進行性糸球体腎炎

タンパク尿や血尿などの腎炎の症状が起きてから、数か月という短期間に腎不全に進行するため、早期発見・早期治療が肝要です。国指定難病です。

さまざまな原因から起こる自己免疫疾患

タンパク尿、血尿などの腎炎の症状が出てから、週単位で急速に腎機能が低下します。乏尿、むくみ、貧血、発熱、倦怠感、筋肉痛や関節痛などの症状を伴うこともあります。3か月以内に糸球体濾過量が30%以上低下して、放置すれば急速に腎不全に至ります。

最近は自覚症状のないまま、定期健診や人間ドックで発見されるケースが増えており、下のコラムに示した4つの特徴がある場合は、速やかに腎臓専門医を受診するよう推奨されています。

代表的な原因は、ANCA（抗好中球細胞質抗体）関連腎炎、抗糸球体基底膜抗体型腎炎、ループス腎炎などです。自己抗体や免疫複合体が糸球体の基底膜に沈着して、糸球体の毛細血管の壁が破壊され、血液の濾過が妨げられるために、腎機能が悪化すると考えられています。

なお、最も頻度の高いANCA関連腎炎は、70歳前後の高齢者に起こりやすい特徴があります。

初期治療は、副腎皮質ステロイド薬と免疫抑制薬、あるいは副腎皮質ステロイド薬単独での治療です。抗体を除去する血漿交換や血液吸着療法などを行うこともあります。その後、免疫抑制療法を続けながら、腎機能の低下を防ぐ治療も行います。

column

早期発見のための診断指針

1 尿所見の異常（主に血尿、タンパク尿、円柱尿※）

2 糸球体濾過量の急速な低下

3 CRP※※高値や赤沈※※※促進

4 ANCAの高値

※尿の沈殿物。64ページ参照。

※※C反応性タンパクといい、炎症や組織細胞の破壊が起こると血清中に増加するタンパク質。

※※※赤血球沈降速度のこと。炎症があると速くなる。

ネフローゼ症候群

ネフローゼ症候群とは、糸球体の異常により、尿の中のタンパクが異常に増え、血中のタンパクが不足する状態をいいます。一次性ネフローゼ症候群は国指定難病です。

タンパク尿が出て、高血圧、脂質異常も起こる

大量のタンパク尿が出て、むくみが出る腎臓病をまとめて、ネフローゼ症候群といいます。ネフローゼ症候群は1つの病気の名称ではなく、同じ症状の病気の総称です。

ネフローゼ症候群のうち、糖尿病や膠原病など全身性の病気が原因のものを二次性ネフローゼ症候群、ネフローゼ症候群をきたす明らかな全身性の病気がないものを一次性ネフローゼ症候群と呼びます。

ネフローゼ症候群の4大症状は「大量のタンパク尿」「低アルブミン血症」「むくみ」「脂質異常症」です。一次性ネフローゼ症候群には、4つのタイプがあります（表2参照）。

二次性ネフローゼ症候群には糖尿病性腎症、ループス腎炎、感染症を原因とするものなどがあります。ループス腎炎は膠原病の一種である、全身性エリテマトーデスが原因で起こる腎臓病です。

膠原病は、本来自分の体を守るはずの免疫が自分自身の体の組織を攻撃してしまう自己免疫疾患です。全身性エリテマトーデスでは発熱や関節痛、皮膚の赤い斑点などの症状が出るほか、同時に腎機能も障害を受けます。尿に大量のタンパクが出て全身がむくみ、ネフローゼ症候群を引き起こします。

表2　一次性ネフローゼ症候群の種類

病気名	特徴と治療法
微小変化型ネフローゼ症候群	最も患者が多く、小児から若年、成人に多い。 強いむくみがあらわれる。治りやすいが再発することもある。 副腎皮質ステロイド薬の投与が中心となる。
膜性腎症	中高年（30～50代）に多い。 約半数は自然治癒するが、腎静脈血栓症という合併症を起こすことがある。10～20％は副腎皮質ステロイド薬や免疫抑制薬が効かないこともあり、末期腎不全に進行する。
膜性増殖性糸球体腎炎	子どもから20代に多い。 むくみやタンパク尿、低タンパク血症、脂質異常症のほか、高血圧や血尿を伴うこともある。
巣状（分節性）糸球体硬化症	年齢を問わず発症。大量のタンパク尿と脂質異常が起こり、急激に腎機能が低下する。発症率は低い。

ＩｇＡ腎症

ＩｇＡ腎症は免疫グロブリンの影響で、糸球体の濾過機能が低下する病気で、国の指定難病です。日本をはじめ、アジア諸国や南欧に多く見られる腎臓病です。

図1　ＩｇＡ腎症が起きる仕組み

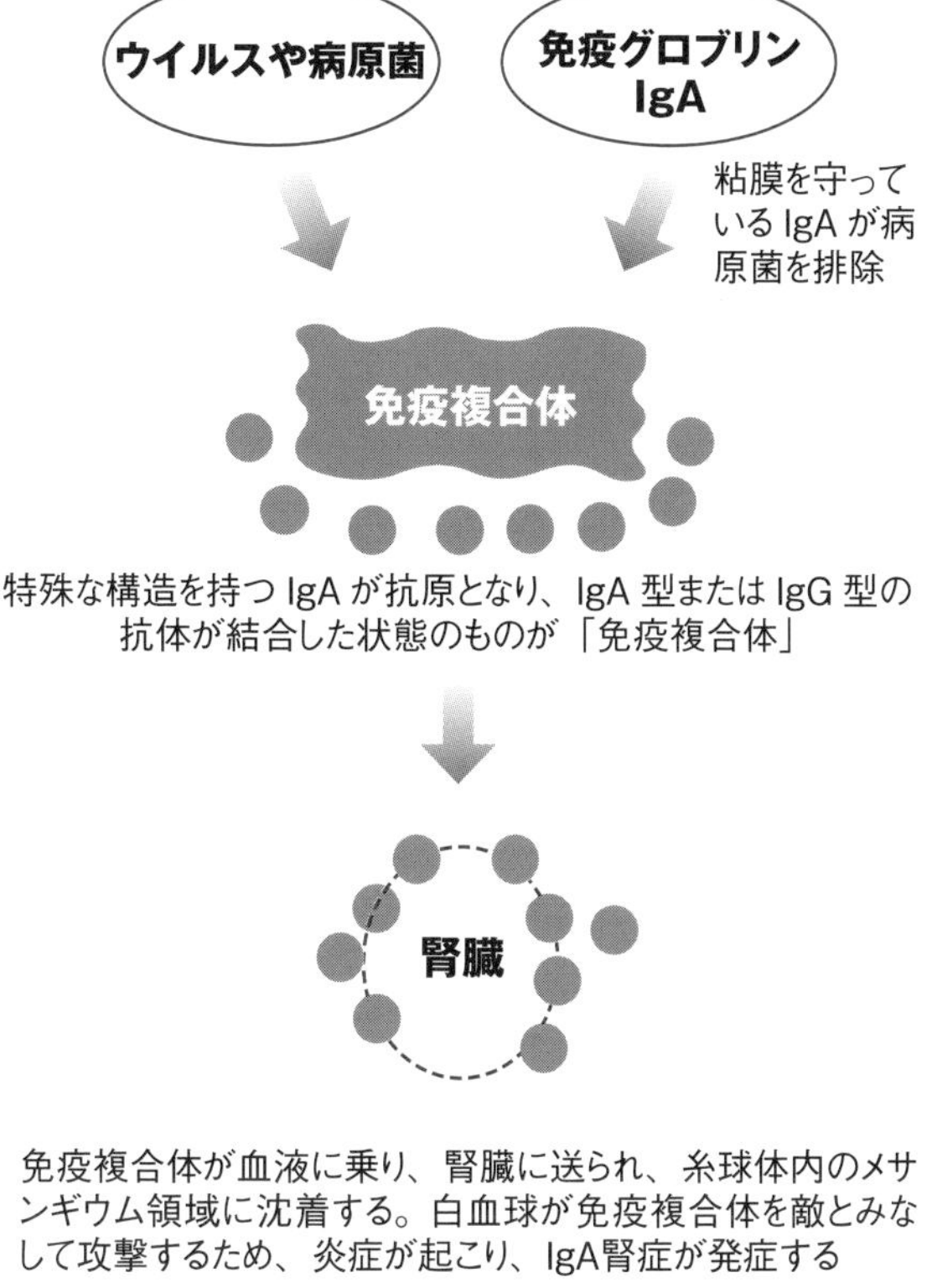
ウイルスや病原菌
免疫グロブリン IgA
粘膜を守っている IgA が病原菌を排除
免疫複合体
特殊な構造を持つ IgA が抗原となり、IgA 型または IgG 型の抗体が結合した状態のものが「免疫複合体」
腎臓
免疫複合体が血液に乗り、腎臓に送られ、糸球体内のメサンギウム領域に沈着する。白血球が免疫複合体を敵とみなして攻撃するため、炎症が起こり、IgA腎症が発症する

免疫グロブリンが腎臓に沈着して発症

ＩｇＡ腎症は、ＩｇＡという免疫グロブリンの一種が糸球体の中のメサンギウム領域に沈着し、糸球体の濾過機能が低下する病気です。

免疫グロブリンとは、免疫機能の中心的な役割をしているタンパク質で、抗体と呼ばれます。5種類ありますが、ＩｇＡは血液、唾液、鼻汁などにあり、粘膜を守る役割を果たしています。

病原菌が体内に入ってきたとき、ＩｇＡが病原体にくっついて、免疫複合体になり、それが腎臓に沈着して発症するといわれています。また、特殊な構造を持つＩｇＡが抗原となり、これ

に対する抗体が結合した免疫複合体が腎臓に沈着するという発症メカニズムも報告されています。

慢性糸球体腎炎の約40％を占める

日本ではとくにＩｇＡ腎症の患者が多く、慢性糸球体腎炎の約40％がＩｇＡ腎症といわれています。

ＩｇＡ腎症は、初期段階では自覚症状がなく、腎機能は正常です。そのため、健診などでタンパク尿や血尿が出て、わかるケースが多くあります。

その後、腎機能が低下するにつれ、タンパク尿、高血圧、むくみ、食欲減退、息苦しさ、といった腎不全に近い症状があらわれてきます。

ＩｇＡ腎症は発症後20年たつと、30～40％の人が透析療法に移行するといわれています。尿以外に異常が出ていない人でも、定期的に腎機能の検査を受けることが大切です。

口蓋扁桃の摘出術とステロイドパルス療法が効果的

ＩｇＡ腎症の治療方法は、初期の段階では減塩・禁煙などの生活指導と、抗血小板薬、副腎皮質ステロイド薬などの薬物治療がメインになります。

現在国内で広がっている治療法は、口蓋扁桃の摘出手術と、副腎皮質ステロイド薬を点滴で投与するステロイドパルス療法との組み合わせです。

口蓋扁桃はのどにあるリンパ器官で、ここでＩｇＡがつくられていると考えられています。口蓋扁桃を摘出することで、ＩｇＡ腎症の原因を断つ、というのがこの治療法の主旨です。実際に、扁桃を摘出すると多くの例でタンパク尿と血尿が消失します。

国内では現在、ＩｇＡ腎症の約40％が摘出手術を受けているといわれています。

ただし、この治療で効果があるのは、糸球体に半月体などの急性炎症や高度の顕微鏡的血尿がみられる場合です。腎臓の硬化が進行している人や肥満の人などには、あまり効果がない傾向がみられます。

海外ではあまり普及していない治療法ですが、国内の病院では、早期での摘出手術とステロイドパルス療法を推奨しているところが増えています。

しかし医療機関によって対応が違うので、医師とよく相談して選択してください。

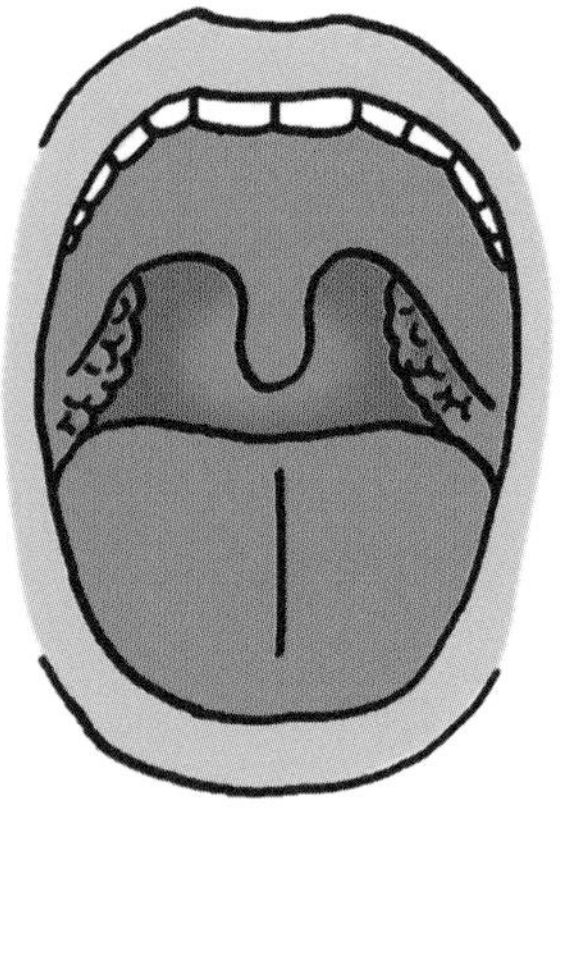

糖尿病性腎症

糖尿病が原因で発症する腎臓病を糖尿病性腎症といいます。糖尿病の3大合併症の1つでもあり、透析患者数が増えた最大の原因になっています。

透析患者が増えた最大の原因

糖尿病はインスリンという、ブドウ糖をエネルギーとして使うために必要なホルモンの分泌が減ったり、働きが悪くなったりすることで、慢性的に血糖値が高くなる病気です。

糖尿病の3大合併症は、網膜症と神経障害、そして腎症です。糖尿病患者が増え、糖尿病性腎症になる患者が増えていることが、透析患者数を増やした最大の原因となっています。

高血糖の状態が続くと、あちこちの血管で動脈硬化が起こります。腎臓の糸球体の毛細血管の血管壁も厚くなるのに加えて、糸球体のメサンギウム基質が拡大するので、ますます毛細血管の内腔が狭くなってしまいます。

糖尿病は発症後10年ほどすると、腎臓に障害が起こり、糸球体の濾過機能が低下していきます。やがて慢性腎不全になる人も多く、糖尿病患者の死因の15%を占めています。

アルブミン尿検査で早期発見を

糖尿病性腎症は初期の段階ではほとんど自覚症状がありません。タンパク尿も検出されにくいため、タンパクよりも先に尿にあらわれるアルブミンの量を測定する、アルブミン尿検査（64ページ参照）を定期的に受けることが重要です。

糖尿病性腎症の病期分類を89ページの表3に示しました。アルブミン尿が増加して顕性アルブミン尿またはタンパク尿が検出される第3期に至ると、慢性腎不全へと進行するリスクが大きく上昇します。糖尿病発症から微量アルブミン尿が検出されるまで、およそ7年くらいとされます。この段階で治療を行えば、腎不全への進行を遅らせることが可能です。

このようにアルブミン尿検査は、糖尿病性腎症を早期発見し、進行を防ぐための必須条件だといえます。

なお、尿中アルブミン排泄量は採尿条件などで変動するため、3～6か月に1回測定することが望ましいとされています。

治療の2本柱は血糖と血圧のコントロール

糖尿病性腎症になっても、初期から血糖と血圧をコントロールできれば、腎不全には至りません。

血糖のコントロール目標値は、ヘモグロビンA1c（HbA1c）で7・0％未満です。HbA1cは1〜2か月の平均的な血糖の状態を示す数値で、食事や体調の変化などに左右されない安定した血糖状態がわかります。

高血圧は血管のダメージを高める危険因子です。さらに、肥満、脂質異常症、喫煙も、糖尿病性腎症を促進するリスクになります。そこで、糖尿病性腎症の発症と進行を抑えるための集約的治療として、89ページの表4に示した生活管理の目標が推奨されています。

表4に示した血糖値や血圧、血清脂質のコントロールは、できるだけ、食事と運動、生活習慣の改善によって目標値を達成したいものです。それでもコントロールできない場合は、高血糖に対して経口血糖降下薬やインスリン、高血圧に対しては降圧薬のRA系阻害薬が使われます。

糖尿病と腎症の進行を抑える新薬が登場！

最近、注目されているのは経口血糖薬の新薬、SGLT2阻害薬です。この薬は腎臓からブドウ糖を排泄させて血糖値を下げますが、さらに、タンパク尿を減少させ、腎機能の低下を防ぐ効果も認められています。これは、SGLT2阻害薬が、糸球体と尿細管にかかる酸化ストレスを減らす作用があるためです。高血圧の改善効果もあり、糖尿病性腎症の予防・改善に大きな期待が寄せられています。

そのほか、注目されているのが、「フィネレノン」という非ステロイド型選択的MR拮抗薬です。MR拮抗薬では、初めて糖尿病性腎症を対象とする治療薬として承認されました。腎機能の低下を抑制する効果が認められ、副作用も少ないことが特徴です。

進行してきたら低血糖に注意

薬物療法による血糖値や血圧、血清脂質などの管理は、一方で、血糖や血圧が過剰に低下したり、むくみ、高カリウム血症などのリスクを考慮する必要があります。

とくに顕性腎症期に進行してきたときに低血糖になると、脳卒中や心血管疾患のリスクが高まります。血糖値の管理目標値はHbA1cが7・0％ですが、高齢者や合併症がある場合など、厳格な管理が適さない場合は、目標値を8・0％にするなど、患者さんの状況に応じて個別に目標を設定します。

低血糖になった経験がある場合はもちろん、余病がある人、高齢者は、自分に適した血糖値の管理目標がどのくらいなのか、一度、専門医と相談してみましょう。

表3 糖尿病性腎症の病期分類（2023）

病期	尿中アルブミン・クレアチニン比（UACR、mg/g）あるいは尿中タンパク・クレアチニン比（UPCR、g/g）	推算糸球体濾過量（eGFR、mL/分/1.73㎡）
正常アルブミン尿期（第1期）	UACR30未満	30以上
微量アルブミン尿期（第２期）	UACR30〜299	30以上
顕性アルブミン尿期（第３期）	UACR300以上あるいはUPCR0.5以上	30以上
GFR高度低下・末期腎不全期（第４期）	問わない	30未満
腎代替療法期（第5期）	透析療法中あるいは腎移植後	

出典：日本腎臓学会誌2023；65（7）：847-856.

表4 糖尿病性腎症の発症・進行を抑えるための管理目標

- **生活習慣の修正（適切な体重管理、運動、禁煙、塩分制限など）**
- **血糖の目標値（HbA1c7.0%未満）**
- **血圧の目標値（収縮期血圧130㎜Hg未満かつ拡張期血圧80㎜Hg未満）**
- **血清脂質の目標値（LDLコレステロール120㎎/dL未満、HDLコレステロール40㎎/dL以上、中性脂肪（早朝空腹時）150㎎/dL未満）**

資料：日本腎臓学会「エビデンスに基づくCKD診療ガイドライン2023」

column

SGLT2阻害薬が保険適用に

2021年、慢性腎臓病の薬としてSGLT2阻害薬の一部に健康保険が適用されました。もともと糖尿病の薬でしたが、慢性腎臓病にも効果があることがわかり、糖尿病でなくても慢性腎臓病であれば使えるようになったのです。慢性腎臓病と診断されてから、できるだけ早い段階で使うとよいでしょう。ただし、透析治療中は使用できません。

糖尿病性腎臓病

糖尿病から顕性アルブミン尿が検出されないまま、腎障害が進行するタイプがあります。このタイプと糖尿病性腎臓病といいます。

正常アルブミン尿でも腎障害が進行する！

糖尿病から腎障害を発症する典型的な疾患である糖尿病性腎症は、87ページに紹介したように、微量アルブミン尿から顕性アルブミン尿が検出されるとともに、糸球体濾過量が低下して腎機能障害が進行します。

ところが近年、糖尿病患者さんのなかに、顕性アルブミン尿が認められないのに、糸球体濾過量が低下していく人たちが多数いることがわかってきました。

日本人の2型糖尿病患者を対象にした調査で、糸球体濾過量がＣＫＤのステージＧ３ａにあたる60mL／分／1・73㎡未満の人の半数強が正常アルブミン尿だったと報告されています。米国では過去26年間に、糖尿病性腎症の患者は減少しているのに、この非典型的なタイプは逆に増えていたのです。そこで、非典型的なタイプも含めた糖尿病性腎臓病という名称が生まれました。

加齢や動脈硬化、脂質異常症が関連か

顕性アルブミン尿を伴わない非典型的な糖尿病性腎臓病で、なぜ糸球体濾過量が低下するのか、そのメカニズムはまだ不明ですが、加齢や高血圧を背景とした動脈硬化や脂質異常症が関係しているのではないかとみられています。

また、非典型的なタイプでは、アルブミン尿やタンパク尿が検出された糖尿病性腎症より、心血管疾患を合併したり、透析療法導入にまで進行したりすることが少ないという報告があります。

なお、糖尿病性腎症に推奨されている体重や食事、運動、血糖値や血圧などの管理目標（89ページ表4参照）が、非典型的なタイプに有効かどうかはまだ検証されていません。

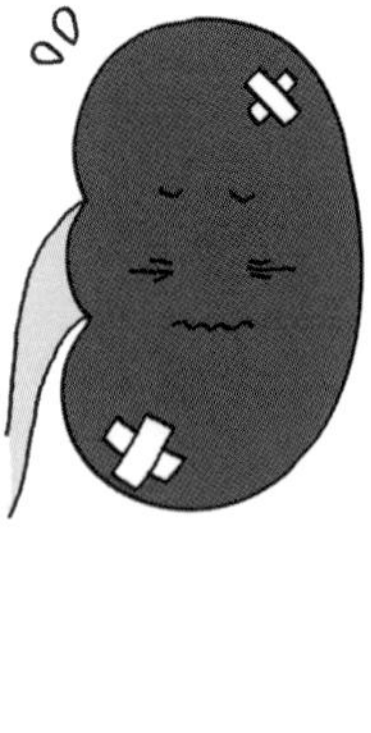

肥満関連腎臓病

肥満により、糖尿病が発症していなくても腎機能が低下することがあります。肥満を改善するだけで予防・改善できます。

エネルギー過剰と内臓脂肪が糸球体を肥大させる！

肥満に伴う腎臓障害の多くは、肥満の合併症である耐糖能障害や高血圧によって引き起こされます。ところが、肥満そのものが原因となって発症する腎臓障害があることがわかってきて、肥満関連腎臓病と名づけられ、肥満の11番目の合併症として認定されました。

なぜ肥満だけで腎障害が起こるのでしょうか。肥満をもたらす摂取エネルギー過剰と代謝の亢進に加え、内臓脂肪の増加により、脂肪細胞でつくられるアンジオテンシノーゲンという物質が増え、その結果、血圧が上昇し、糸球体濾過量も増大します。そうした状態が続くことで糸球体が肥大し、巣状（分節性）糸球体硬化症という障害が起きて、タンパク尿が出現します。これらの症状が認められた場合に肥満関連腎臓病と診断されます。

肥満改善がいちばんの治療法

肥満関連腎臓病は、ほとんど自覚症状がないまま進行し、自覚症状が出たときは腎障害がかなり進行している可能性があります。

自覚症状も、疲労感、むくみなどで、注意しないと気づきにくいものです。糖尿病などの合併症がないからと安心せずに、定期的に尿検査や血液検査を受けることが大切です。

治療法はまず、肥満の改善です。食事療法や運動療法で肥満を改善するだけで、過剰な糸球体濾過量が是正され、タンパク尿が減少すると報告されています。減量により、血圧も改善する可能性がありますが、必要に応じて降圧薬を使うこともあります。

なお、低体重で生まれた子どもは生まれつき糸球体の数が少なく、成長後、肥満が重なると腎臓病になりやすいという仮説があります。

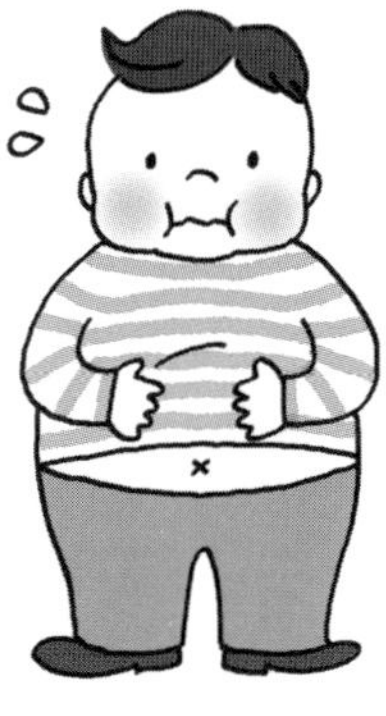

腎不全

腎不全とは病名ではなく、腎臓の機能がほとんど失われた状態をあらわします。急激に腎機能が低下する「急性腎不全」とゆるやかに腎機能が低下してなる「慢性腎不全」があります。

腎不全とは、腎臓がその本来の働きである血液内の老廃物の濾過、血中の酸とアルカリの調整、ホルモンの産生などの機能が果たせなくなる状態です。体内に老廃物がたまり、尿毒症になります。

急性腎不全

急性腎不全は心不全や脱水・熱中症、事故や手術による大量出血などにより、腎臓に送られる血液の量が少なくなったときに起こります。

前立腺肥大や前立腺がん、膀胱がん、尿路結石などによる尿路の閉塞も原因になることがあります。そのほか、ショック状態になったとき、重度の感染症に罹患したとき、薬物アレルギーによる急速な腎機能の低下なども原因にあげられます。

また急性腎不全は腎臓病のなかでも放置すると死亡率が高い病気です。急性腎不全の症状（図2参照）があらわれたら、ただちに病院に行くようにしましょう。

図2　急性腎不全の主な症状

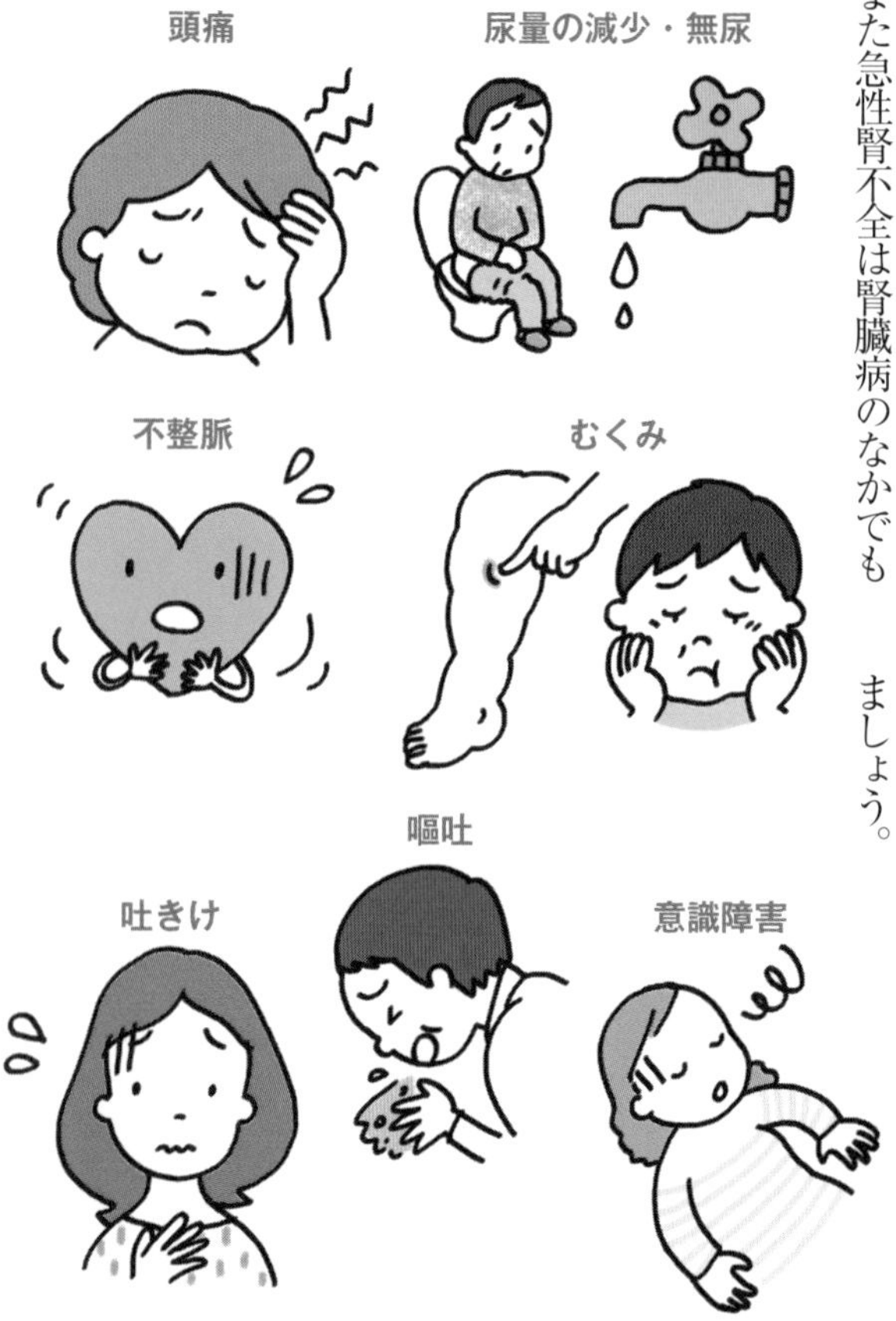
頭痛
尿量の減少・無尿
不整脈
むくみ
吐きけ
嘔吐
意識障害

慢性腎不全

慢性腎不全とは長期間にわたって徐々に腎機能の低下が進み、腎不全になった状態をいいます。腎臓病を病期ステージで分類したCKDのステージG4・5が、慢性腎不全の段階です。

一度慢性腎不全になってしまうと、腎臓の機能を元に戻すことはできません。さまざまな合併症も生じます（94ページ表5参照）。それらの治療とともに、現在残っている腎臓の機能をいかに維持していくかを主眼にした治療が行われることになります。

生活指導や運動療法、食事療法、薬物療法などを組み合わせて治療を行い、腎臓病がこれ以上進行しないようにします。

慢性腎不全は、腎不全になる前からきちんと治療を受け、健康管理に気をつけていた人と、そうでない人とで病気の進行具合に大きな差が出ます。

透析や腎移植が必要となる目安は、腎機能が正常の10％以下になるか、血清クレアチニン値が8㎎／dL以上になったときです。

尿毒症

腎不全が進み、尿素窒素やクレアチニンなどの老廃物が血液中にたまる病気を尿毒症といいます。尿毒症は、放置しておくと、有害な老廃物によって体内の臓器の活動が低下し、数日または数週間で確実に死に至る、恐ろしい病気です。尿毒症になると、食欲低下、吐きけや嘔吐、疲れやすい、記憶力が低下するなどのほかに、意識障害が起き、昏睡状態に陥ることもあります。下肢がしびれて、足が浮くような感覚になることもあります。

ほかにもむくみ、貧血による息切れ、呼吸苦、下痢、皮下出血や鼻血、骨の障害、不整脈など全身のありとあらゆるところに症状があらわれてきます。

透析療法の技術が発達していない時代には、命を落とす人も多くいましたが、現在では透析治療と適切な生活指導で、健康な人と大きく変わらない生活が送れるようになっています。

column

急性腎障害（AKI）ってナニ？

数時間〜数日という短期間で、急激に腎機能が低下する状態です。尿からの老廃物排泄および、体内の水分量や塩分量などの体液調節もできなくなります。感染症や緊急手術などに伴い、集中治療室で過ごす重篤な患者さんに多く認められます。命にかかわることもあるので、注意が必要に。早期に血液浄化療法で対処すると、回復できる可能性があります。

表5

慢性腎不全の合併症

腎臓の機能が低下して、体内の水分や塩分などの排泄が十分にできなくなると、さまざまな合併症が生じます。血液中の成分にも過不足が生じ、二次的な病気が生じることもあります。

高血圧	体内に入った水分や塩分の排泄が十分にできないために過剰に蓄積され、血圧が上がります。
高カリウム血症	カリウムの排泄が滞るため、血液中のカリウム濃度が上がり、高カリウム血症になります。しびれ、脱力感、味覚異常、不整脈などの症状があらわれます。重症化すると心停止に至る危険があります。
心不全・肺水腫	体内の水分量が過剰になるために、心臓の負担が増し、肺に水分がたまり、むくみ、動悸、息苦しさ、せきなどの症状が出ます。
高窒素血症	腎臓が排泄できなかった老廃物が血液中に増加するため、尿素窒素が増える状態です。高度になると尿毒症を招きますが、それまでは無症状です。
代謝性アシドーシス	血液成分は健康なときは弱アルカリ性ですが、腎機能が低下すると酸性に傾きます。自覚症状はありませんが、高カリウム血症を促進します。
腎性貧血	腎臓でつくられる造血ホルモンのエリスロポエチンが減少するために貧血になり、動悸、息切れ、めまいなどが生じます。
尿濃縮力障害	尿がたくさん出る（多尿）、夜中に起きてトイレへ行くようになる（夜間尿）といった症状があらわれます。比較的早期から出現します。
二次性副甲状腺機能亢進	腎機能の低下によりビタミンDの活性化ができなくなるため、カルシウムの吸収が不足して血中カルシウム濃度が低下します。それを補おうと副甲状腺の働きが盛んになって副甲状腺ホルモンが分泌され、骨からカルシウムが流出します。高リン血症も副甲状腺の機能を亢進するため、カルシウムとリンのバランスが崩れ、骨がもろくなる線維性骨炎を招きます。

参考資料：一般社団法人全国腎臓病協議会

腎硬化症

腎硬化症は高血圧による動脈硬化が原因の病気です。動脈硬化は腎臓内の血管にも起こり、糸球体の硬化が進行します。良性と悪性の2種類があります。

高血圧が長く続くと、腎臓の糸球体に血液を送る細動脈にも圧力がかかるため、血管内の細胞が反応して増殖し、血管の内腔が狭くなります。そして血液の流れが悪くなり、しだいに糸球体が硬化し、腎機能が低下していきます。

良性腎硬化症

良性腎硬化症は、軽症から中程度の高血圧で発症しますが、老化現象としても起こることがあります。「良性」とはいえ、末期腎不全に至るリスクがゼロとはいえません。

症状は軽度のタンパク尿と顕微鏡的血尿などです。早期から血圧を下げる治療を始めることで、腎不全に進行するのを防ぐことができます。

悪性腎硬化症

悪性腎硬化症は、拡張期血圧が130㎜Hg以上という、いちじるしい高血圧のときに発症します。

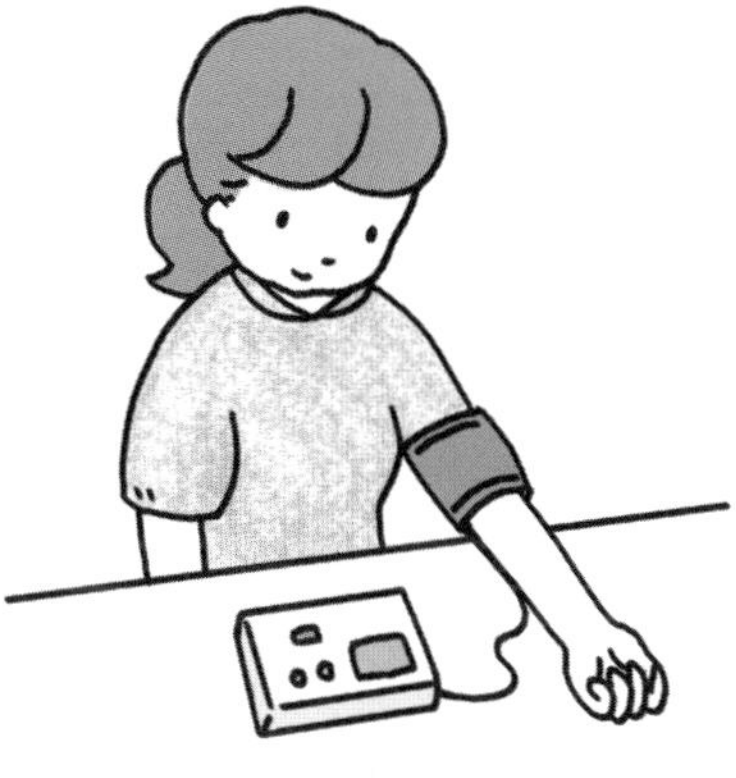

腎臓の細い動脈の壊死が起こり、糸球体自体も線維化・硬化が進みます。

症状としては激しい頭痛、視力低下（悪性高血圧性網膜症など）、全身倦怠感、嘔吐、貧血が起こります。

メタボリックシンドロームが増えるに従い高血圧の患者さんも増え、以前は高齢者に多かった腎硬化症も20代や30代などの若い人にも多くみられるようになりました。

放置しておくと、短期間で腎不全に至ることもあります。また、腎臓以外の心臓や脳の血管にも障害が広がるため、心血管疾患の危険性も高まります。

治療には血圧のコントロールが非常に重要になります。

尿細管間質性腎炎

糸球体から出た原尿は、尿細管を通る間に水分や電解質などが再吸収されます。この尿細管と尿細管の間の間質といわれる組織に障害が起きるのが、尿細管間質性腎炎です。

尿細管や間質の組織にむくみや細胞浸潤が起こり、尿細管が壊死したり、炎症を起こしたりします。

尿細管間質性腎炎には急性と慢性があります。

急性尿細管間質性腎炎

急激な炎症を起こす急性尿細管間質性腎炎は、薬物の副作用が最も多い原因です。

ペニシリン系、セファロスポリン系の抗生物質、非ステロイド系消炎鎮痛薬などを用いたときに起こります。急性腎盂腎炎、膠原病の合併症としても発症することがあります。

症状としては発熱、湿疹、関節痛のほか、腎臓の腫れによる腰痛も出ます。

治療方法は、薬物が原因となっている場合、薬物の使用を中止して腎機能の回復を待ちます。合併症が原因の場合は、原疾患の治療を行います。

慢性尿細管間質性腎炎

慢性尿細管間質性腎炎は、間質の線維化が進行し、腎機能が低下する病気です。

原因は慢性腎盂腎炎、膠原病の合併症、逆流性腎症、環境有害物質、特殊な中国茶によるものなどがあります。鎮痛剤などを長期間大量に服用していると発症することもあります。

図3 尿細管間質性腎炎が起きる場所

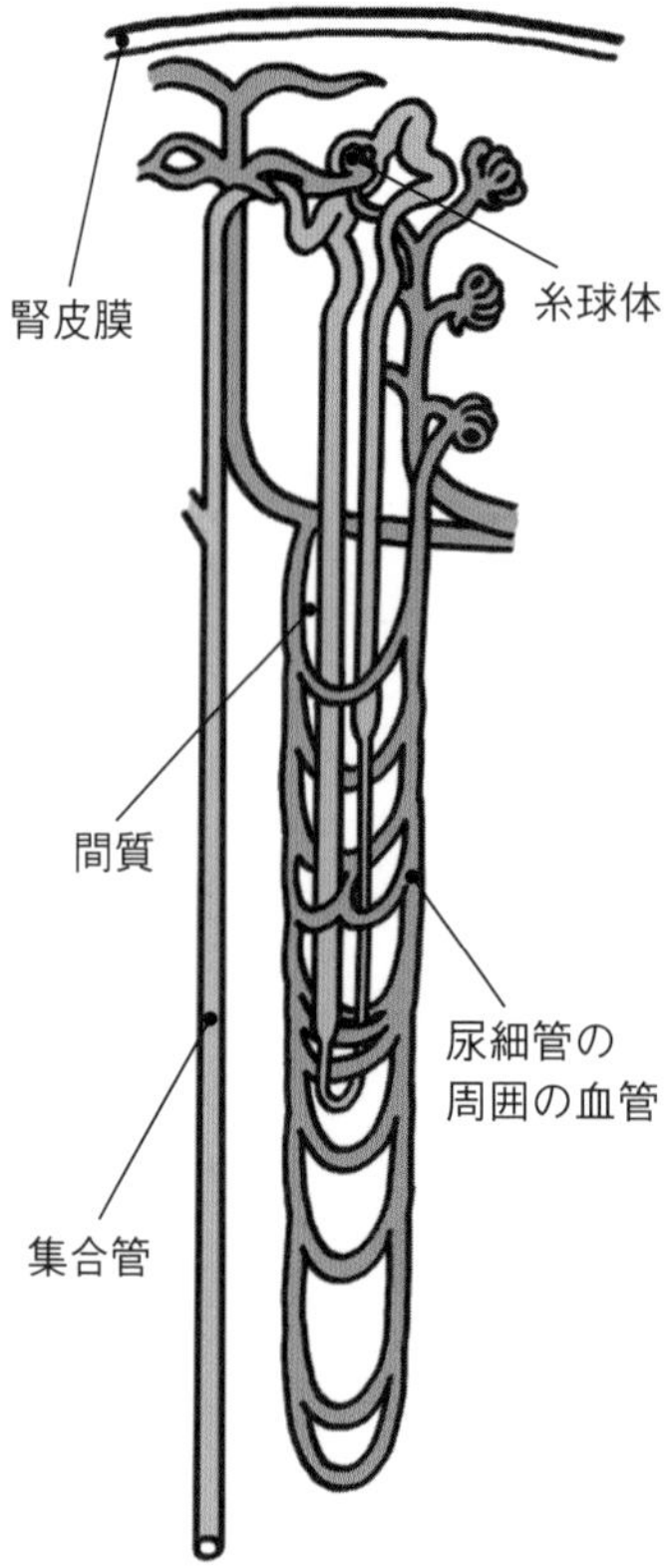

痛風腎と遊走腎

尿酸が異常に増えて、結晶になり関節にたまるのが痛風。腎臓にも結晶がたまってしまうのが痛風腎です。腎臓が下がる遊走腎は、症状がなければ治療しません。

痛風腎

痛風とはプリン体が体内で分解されるときにできる尿酸という物質がうまく代謝できないときに起こります。尿酸が増えると、関節や皮膚の下に結晶化してたまります。足の親指のつけ根などが腫れ、激しく痛むほか、コブのような盛り上がりができてきます。ひどくなると手足の関節が変形し、動かなくなります。

この結晶は腎臓にもたまり、腎臓の機能を低下させます。これが痛風腎で、慢性尿細管間質性腎炎の原因となります。また腎臓内に結石ができやすくなり、尿路を傷つけることもあります。

治療で大切なのは、結石をつくらないために水分を十分にとって尿量を増やすことです。

遊走腎（腎下垂）

腎臓は周囲の脂肪組織に支えられているので、健康な人でも起き上がったり、体を動かしたりすることで、数cmは移動しています。

遊走腎（腎下垂）とは立ったときに腎臓の位置が下がりすぎる病気です。上下動の範囲が立位で2椎体（約10cm）以上のものをいいます。

にぶい腰痛や血尿がみられることがありますが、とくに症状がなければ治療の必要はありません。

とくにやせ型の女性や、腹筋背筋の弱い人に多くみられ、症状の改善には腹筋や背筋を鍛えることが有効です。

図4 遊走腎が起きている状況

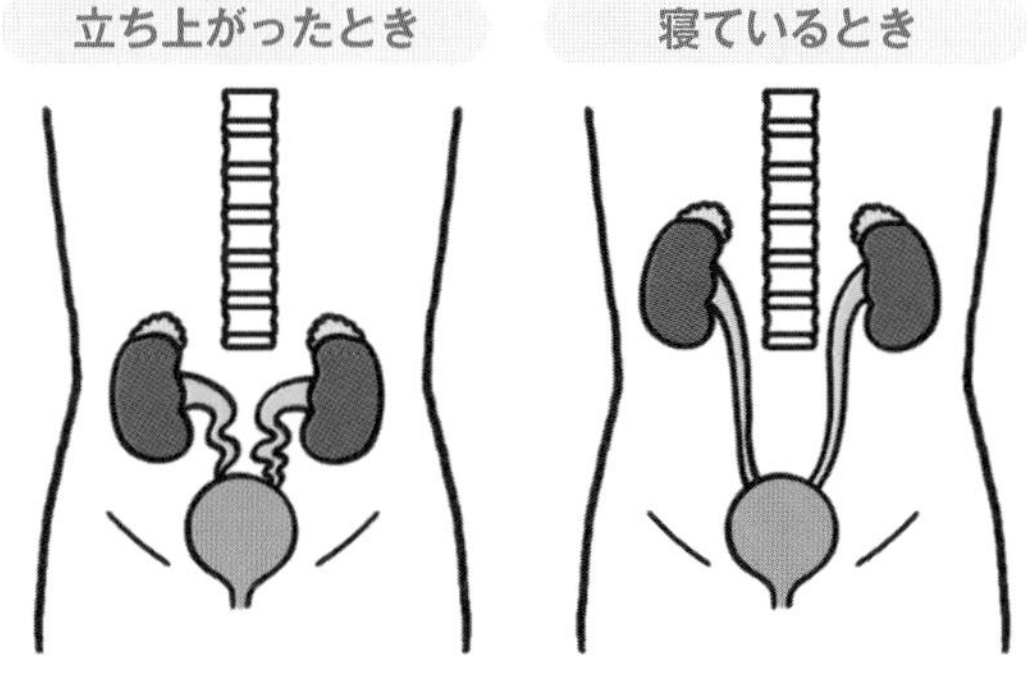

立ち上がると、10cm以上腎臓が下がる

尿路感染症

腎臓から尿管、膀胱、尿道まで尿が通る通路をまとめて尿路といいます。そこで起こる感染症のことを、尿路感染症と呼びます。感染が起こる場所によって上部尿路感染症と下部尿路感染症の2種類があります。

上部尿路感染症

主に腎臓から尿管までに起こる感染症で、代表的な病気は腎盂《じんう》腎炎です。

腎盂腎炎は膀胱に感染した細菌が尿路を経由して腎盂に入り、腎臓全体に炎症を起こす病気です。発熱、背中の痛み、だるさなどの症状が出ます。

腎盂腎炎の治療は抗生物質の投与と、水分の摂取量を増やして尿量を多くし、細菌を尿路から排出させるようにします。

子どもの場合、せきや鼻水を伴わない高熱が続く場合、感染が疑われます。1歳までの子どもは膀胱から腎臓に尿が逆流することもあり、大人よりも感染しやすいといえます。

下部尿路感染症

膀胱から尿道、前立腺などに起こる感染症で、膀胱炎、尿道炎、前立腺炎などがあります。

症状としては何度もトイレに行く頻尿や残尿感、排尿時の痛み、血尿、尿のにごりなどがあります。

治療は上部尿路感染症と同じで、抗生物質を服用し、尿量を増やして細菌を体外に排出するようにします。

図5 尿路感染症が発症する場所と主な病名

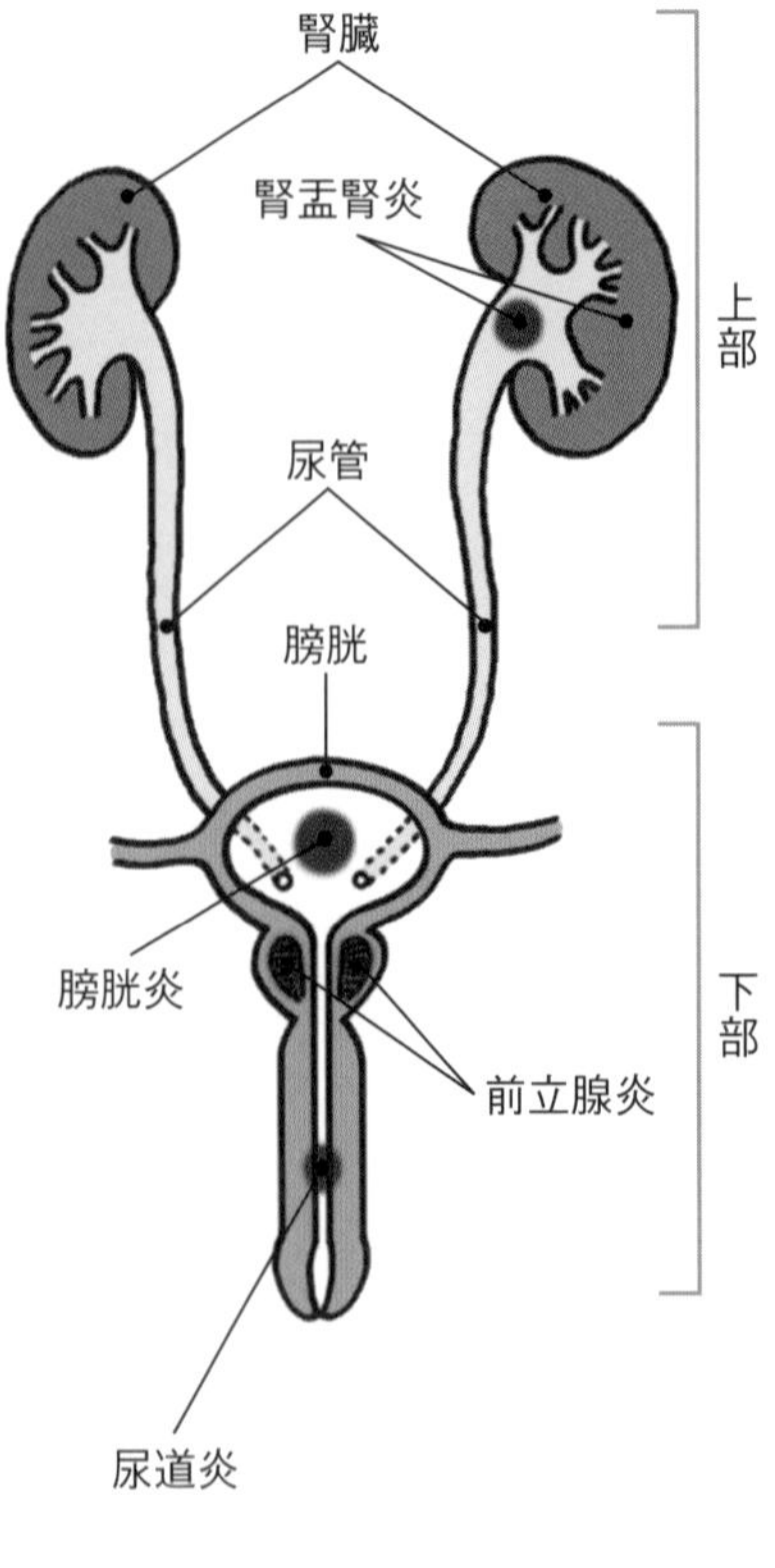

腎腫瘍

腫瘍とは皮膚や体内にできる、できもののことです。良性のものと悪性のものがあります。腎腫瘍は悪性腫瘍の腎がんであることが多く、全体の約80%を占めます。

腎臓と尿管などにでき、良性腫瘍もある

腎臓と尿管などの上部尿路にできる腫瘍を腎腫瘍といいます。

良性の腎腫瘍には腎血管筋脂肪腫、腺腫があります。

悪性腫瘍には腎細胞がん、腎盂がん、ウィルムス腫瘍があります。

腎臓にできる腫瘍の約80%が悪性腫瘍の腎細胞がんです。腎細胞がんは50代以降に多く、男性の比率が高い病気といわれています。

なぜ腎腫瘍ができるか、原因ははっきりわかっていません。

腎腫瘍には3大症状があります。血尿、疼痛、腹部腫瘤ですが、この3つがそろうことはほとんどありません。早期の段階では症状がなく、検診などの超音波検査で偶然見つかる場合もあります。

最も有効な治療法は手術です。抗がん剤治療や放射線治療は効果が少ないといわれています。

腫瘍だけを切除する腎部分切除術や、腎臓だけを摘出する手術、腎臓全体と周囲の脂肪組織や副腎も含めて摘出する腎摘除術があります。

液体窒素で腫瘍を凍結して除去する凍結療法や、ラジオ波でがんを焼灼《しょうしゃく》する経皮的ラジオ波熱凝固療法などがあります。

また大きく腹部を切開する手術だけでなく、小さな傷ですむ腹腔鏡手術も行われています。

全身の状態が悪く、手術ができない場合は、免疫療法や化学療法などを組み合わせて治療をします。

図6 腎腫瘍の手術方法

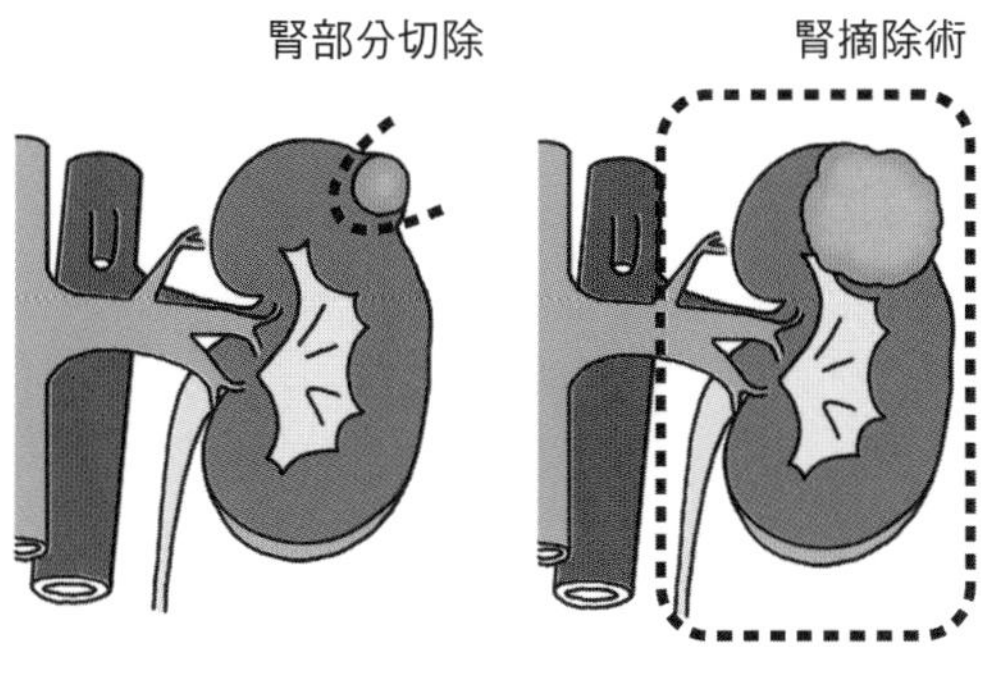

水腎症

尿路がつまって、腎臓に尿がたまってしまう状態を水腎症といいます。生まれつき尿路に狭窄があって起こる先天性のものと、後天的に尿路がつまるものがあります。

尿が流れず、腎臓にたまる病気

腎臓でつくられた尿は、通常、腎盂から尿管を通って膀胱に送られ、尿道から排出されます。

これら尿の通り道に障害が起き、尿が流れにくくなっても、腎臓は尿をつくり続けます。そのため、腎臓（腎盂）に尿がたまり、腎臓や尿管が腫れてきます。

水腎症には先天的な原因のものと、後天的な原因のものの2種類があります。

先天的な原因は、腎盂と尿管の移行部の狭窄などで、子どもの水腎症はほとんどこうした要因で起こります。

後天的な原因には、尿路結石や腫瘍、尿管炎、腎結核（腎臓に結核菌が入り、腎実質に初期結核病変を形成する病気）による尿管狭窄があげられます。

また、前立腺の病気が原因で尿が出なくなる尿閉によって水腎症になるケースや、子宮内膜症が尿管に発症して水腎症になるケースもあります。

症状は急性尿管結石の場合、背中からわき腹、下腹にかけて激しい痛みを感じます。排尿時に違和感や痛みがあったり、血尿を伴ったりすることもあります。

水腎症を放置すると、慢性的に腎機能が低下します。ただ、通常は片側の腎臓に異常はないので、左右合わせた腎機能が腎不全まで低下することはありません。

治療法は尿管切除と腎盂形成術

水腎症の根治治療は、尿の通過障害の原因となっている尿管の部分を切除し、正常な腎盂と尿管をつなぎ合わせる腎盂形成術です。

なお、指定難病となっている後腹膜線維症では、両側の腎臓に水腎症が起きることが多く、その場合は腎機能の低下に注意が必要です。

この病気は腹部大動脈を中心とした後腹膜に炎症や線維化が生じる疾患ですが、早期発見してステロイド療法を行うことで、腎機能の低下を抑えることが可能です。

遺伝性腎疾患

腎臓病のなかには遺伝性の病気もあります。小児期に発症するものや、大人になってから発症するものなど、男女によって症状のあらわれ方が違うケースもあります。

アルポート症候群

代表的な遺伝性腎疾患はアルポート症候群です。男性にあらわれやすいのが特徴です。

原因は糸球体基底膜を構成するⅣ型コラーゲンの遺伝子変異ということがわかってきました。

症状は血尿から始まり、尿タンパクが増加し、ネフローゼ症候群になります。幼児期や学童期から徐々に腎機能が低下し、重症になると男性の場合、10代後半から30代に腎不全に進行し、透析療法が必要になります。

女性は進行が遅く、腎不全まで進行することはまれです。

合併症としては神経性の感音性難聴が約40%にみられるほか、網膜・角膜・水晶体の病変もみられます。

菲薄基底膜症候群

先天的に糸球体の基底膜が薄い病気、菲薄《ひはく》基底膜症候群も代表的な遺伝性の腎疾患です。

もともと糸球体の膜が薄いために、赤血球が糸球体を透過し、血尿が出ます。しかし、タンパク尿もみられず、腎不全まで進行することがないため、良性家族性血尿とも呼ばれます。

とくに治療の必要はなく、年に数回検尿をして経過をみます。家族の中に重い腎臓病の人がいる場合は、アルポート症候群の疑いがあるため、腎生検をする必要があります。

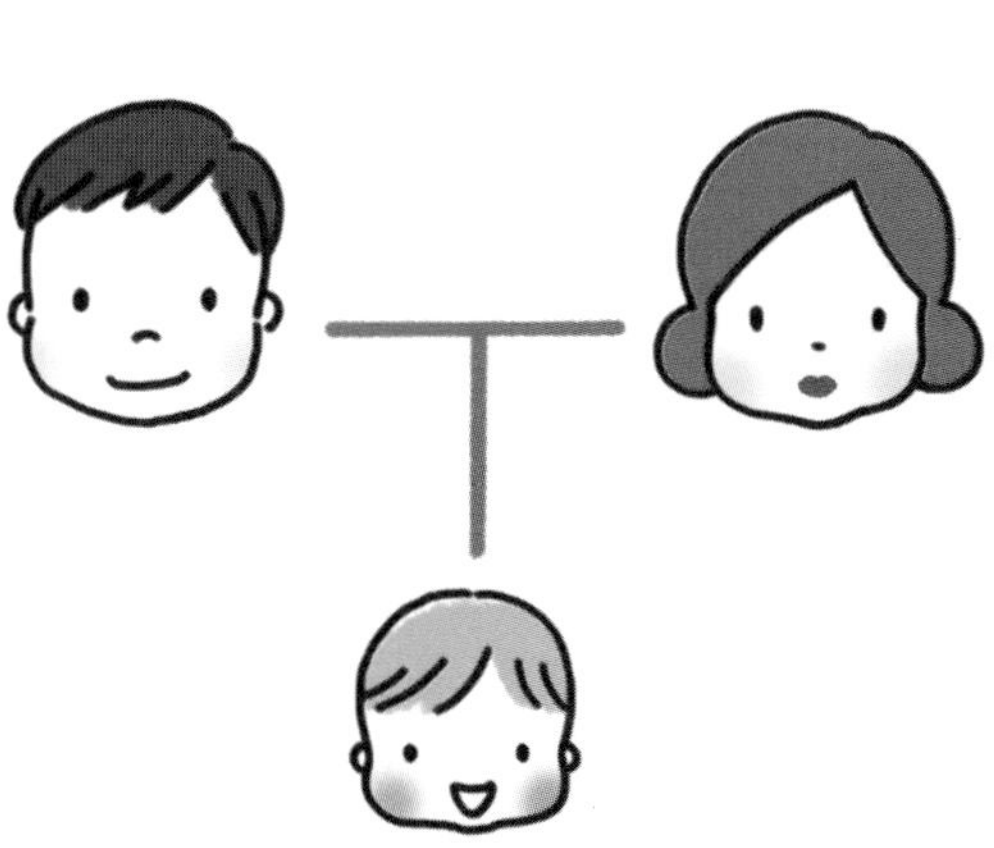

多発性嚢胞腎

腎臓の腎実質にたくさんの液体がつまった袋（嚢胞《のうほう》）ができて、腎機能が低下する病気で、国の指定難病です。

両親のうちどちらかがこの病気の遺伝子を持っていると、50％の確率で子どもに遺伝します。男女の差はありません。最も遺伝性の高い腎疾患といえます。

家族歴がなくて、突然発症する場合もあります。

原因は尿管の太さを調節するＰＫＤ遺伝子の異常です。尿細管細胞には繊毛（尿の流れを感知するセンサー）があり、カルシウムを細胞の中にとり入れて、尿細管の太さを調整しています。それが遺伝子の異常のためになくなってしまうと、嚢胞が形成され、腎臓が肥大します。

多発性嚢胞腎には常染色体優性遺伝型と、常染色体劣性遺伝型の2つのタイプがあります。

後者の常染色体劣性遺伝型は、出生1万～4万人に1人の頻度と推測されており、過半数は新生児期に発症します。急激に嚢胞ができて命の危険がありますが、現在は、生後早期に適切な管理をすることで長期生存が可能となっています。

前者の常染色体優性遺伝型は、遺伝性腎疾患のなかで最も多く、30～40代に発症し、60歳までに約半数が末期腎不全になるといわれています。

さらに常染色体優性遺伝型では、脳動脈瘤の有病率が、全体の罹患率の2倍以上に上ると報告されています。とくに脳動脈瘤やくも膜下出血の家族歴がある場合の有病率は際立って高くなっています。

その他の合併症として、高血圧、肝臓に嚢胞ができる肝嚢胞、嚢胞感染、嚢胞出血などがあります。

かつては腎機能を維持するための保存的療法のみが行われていましたが、２０１４年に初の治療薬トルバプタンが日本で承認されました。トルバプタンは嚢胞の拡大を抑え、腎機能低下が進行した症例でも効果が得られたと報告されています。

図7 多発性嚢胞腎

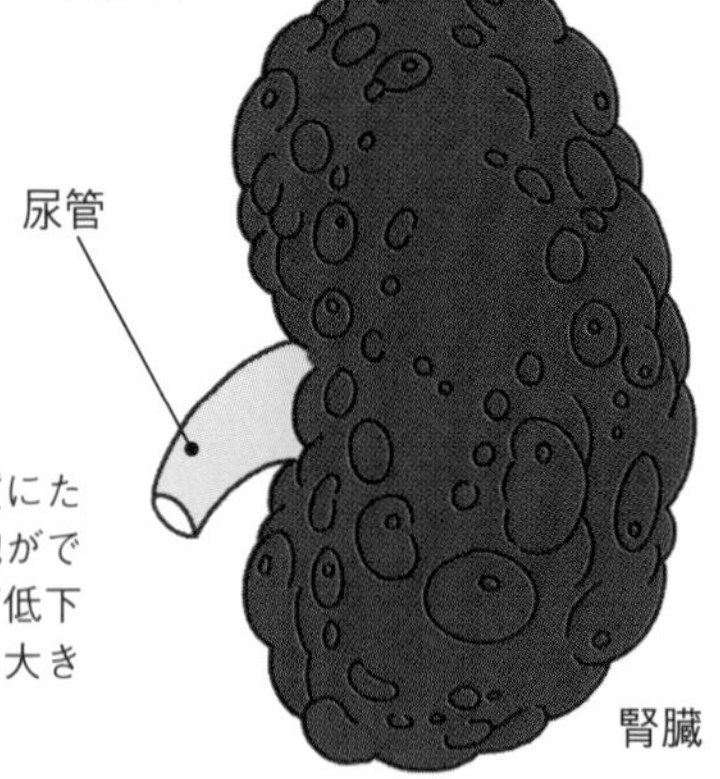

腎臓の腎実質にたくさんの嚢胞ができ、腎機能が低下する。腎臓は大きくなる

第6章

腎臓病の治療方法

腎臓病の治療方法は大きく分けて3つあります。薬物療法、食事療法、透析療法です。とくに薬物療法が中心となりますが、食事療法と両輪で進めていくことで高い治療効果を上げることができます。

薬物療法が治療の柱

腎臓病の薬物療法には、腎臓の炎症を抑える副腎皮質ステロイド薬、血圧を下げる降圧薬、尿タンパクを減らす抗血小板薬などが使われます。

正しい服用が薬物療法の第一歩

腎臓病治療の大きな柱は薬物療法です。腎臓の機能低下を抑制し、合併症を予防するため、さまざまな薬が処方されます。

薬の多くは肝臓で分解されますが、腎臓で分解される薬もあります。そのため腎臓病の薬物療法では、最大の効果を発揮し、なおかつ薬によって腎臓がいっそうの負担を強いられず、副作用も最小限に抑えられるよう処方されます。

ですから、自己判断で薬を飲むのをやめたり量を変えたりしてしまうと、治療効果を上げることができません。

医師の指示を守って服用することが正しい治療の第一歩になります。

腎臓病の薬は治療の目的によって大きく3つに分けられます。

腎炎、ネフローゼ症候群の治療薬

これらの治療には副腎皮質ステロイド薬、免疫抑制薬、抗血小板薬、抗血液凝固薬が使われます。

副腎皮質ステロイド薬

これは副腎から分泌される副腎皮質ホルモンと同じ作用を持つ薬です。

もともとは自己免疫疾患（体を守るべき免疫が逆に自分の体を攻撃してしまうことが原因の病気）のために使われていた薬です。

腎臓病のなかでも一次性ネフローゼ症候群やIgA腎症、ループス腎炎などに使われます。

表1 薬を飲むときに注意すること

- 決められた用法・用量、薬を飲むタイミングを守る
- 白湯か水で飲む
- 飲み忘れたときや飲めなかったときはどうしたらよいか、医師に聞いておく
- 風邪や下痢などで体調を崩したときに飲んでよいか聞いておく
- 市販薬と併用してよいか相談しておく
- 疑問があれば、医師・看護師・薬剤師に質問し、自己判断をしない

効果が高い半面、副腎皮質ステロイド薬は副作用が出やすい面もあります。

長期間服用すると、顔が丸くなる（ムーンフェイス）、肥満、月経異常、胃・十二指腸の潰瘍、骨粗鬆症、糖尿病になりやすくなるなど、さまざまな副作用が生じます。

また、体の抵抗力が低下するため、感染症にかかりやすくなります。

さらに急に使用をやめると、リバウンドが起こります。自己の副腎からのホルモン分泌が抑制されていることから副腎不全を併発するためで、重篤な状態になることもあります。

■免疫抑制薬

副腎皮質ステロイド薬で効果が上がらないときに使われるのが免疫抑制薬です。腎移植の際、他の人からもらった臓器に対して免疫が拒絶反応を起こさないようにするためにも使われます。

副作用としては、骨髄の造血機能を抑制するため、白血球減少から感染症にかかりやすくなるほか、歯肉出血や膀胱出血、脱毛、多毛なども生じます。

■抗血小板薬、抗血液凝固薬

糸球体の中で活性化し、尿タンパクを増やす因子を放出する血小板の働きを抑えるのが抗血小板薬、血液を凝固させる働きを抑えるのが抗血液凝固薬です。

これらは腎臓内の糸球体をはじめとする血管の血流を改善しますが、副作用として、出血しやすくなります。

高血圧の治療薬

腎臓病の治療には血圧のコントロールが欠かせません。

血圧コントロールの基本は、塩分の制限や減量など生活習慣の改善ですが、それだけでは効果が得られない場合には、降圧薬が使われます。

代表的な薬は、腎臓から分泌されるタンパク質分解酵素「レニン」に始まる血圧上昇の系路であるレニン－アンジオテンシン系を断ち切る「ＡＣＥ（アンジオテンシン変換酵素）阻害薬」。それと「ＡＲＢ（アンジオテンシンⅡ受容体拮抗薬）」の２つです。

副作用としては、ＡＣＥ阻害薬、ＡＲＢとも高カリウム血症があります。そのほか、ＡＣＥ阻害薬にはからせき、ＡＲＢには頭痛、めまい、腹痛などの副作用がみられます。

これらで効果がみられないときや副作用があらわれた場合、カルシウム拮抗薬、利尿薬を用います。

■降圧薬

「エビデンスに基づくＣＫＤ診療ガイドライン２０２３」は、ＣＫＤ患者に処方する降圧薬の選択の基準を１０６ページの表2のようにまとめています。

注意したいのは、ＣＫＤステージＧ

4、G5では、ACE阻害薬やARBの投薬で、高カリウム血症とともに腎機能が悪化することもあることです。その場合は早急に減量するか服用を中止し、カルシウム拮抗薬に変更します。

また、同ガイドラインは、降圧薬のなかでも、レニンーアンジオテンシン系の（RA）阻害薬とアルドステロン阻害薬は、高カリウム血症などの副作用が大きいことから、CKD患者への投与は慎重にするよう求めています。そのほか、注目されているのがMR拮抗薬（ミネラルコルチコイド受容体拮抗薬）です。尿細管などにおけるアルドステロンの働きを阻害し、体の余分な塩分を水分とともに尿中に排出。むくみをとり血圧を下げるとともに、利尿作用もあります。

■利尿薬

むくみをとるために尿の量を増やして、体内から余分な水分を排出させるために使います。尿といっしょに塩分も排出できるので血圧も下がります。同時に弱いながらも降圧効果も期待できます。

利尿薬にはループ利尿薬とサイアザイド系利尿薬があり、ループ利尿薬のほうが強力です。

ただし、使いすぎると脱水症状を起こすこともあり、低カリウム血症、腎機能低下が起こります。サイアザイド系利尿薬にも副作用として、低カリウム血症があるほか、光線過敏症、高血糖や高尿酸血症になりやすくなることもあります。

腎臓保護薬

代表的なのが、SGLT2阻害薬です。元は血糖値を下げる糖尿病の薬でした。しかし最近の研究でCKDの治療にも有効であることがわかってきました。SGLT2阻害薬は腎臓の尿細

表2 CKD患者に推奨される降圧薬

	75歳未満			75歳以上
CKDステージ	タンパク尿（＋）		タンパク尿（－）	
G1～G3	第1選択薬	ACE阻害薬、ARB	ACE阻害薬、ARB、カルシウム拮抗薬、サイアザイド系利尿薬（体液貯留）から選択	75歳未満と同様
	第2選択薬（併用薬）	カルシウム拮抗薬（CVDハイリスク）、サイアザイド系利尿薬（体液貯留）		
G4～G5	第1選択薬	ACE阻害薬、ARB	ACE阻害薬、ARB、カルシウム拮抗薬、長時間作用型ループ利尿薬（体液貯留）から選択	カルシウム拮抗薬
	第2選択薬（併用薬）	カルシウム拮抗薬（CVDハイリスク）、長時間作用型ループ利尿薬（体液貯留）		

出典:日本腎臓学会「エビデンスに基づくCKD診療ガイドライン2023」より引用改変

column

CKD患者に推奨される降圧目標

血圧コントロールの目標は、「高血圧治療ガイドライン2019」（54ページ表1参照）が基本です。

そのうえで、高血圧を伴うCKD患者については、「エビデンスに基づくCKD診療ガイドライン2023」で、新たな降圧基準が定められました（表3参照）。

高血圧を改善する目的は、末期腎不全への進行抑制、脳血管障害や心血管疾患の予防です。その効果は、糖尿病の合併の有無、タンパク尿のレベルによって異なります。また、必要以上に血圧を下げると心血管疾患等のリスクが高まる危険があり、低血圧やめまいなど、過降圧の兆候に注意するよう提唱されています。

なお、75歳以上の高齢者については、起立性低血圧や急性腎障害などがなければ、140/90㎜Hg未満を目標とするよう推奨されています。

表3 CKD患者の降圧目標

糖尿病	タンパク尿	75歳未満	75歳以上
なし	(−)	140/90㎜Hg未満	150/90㎜Hg未満
なし	(+)=0.15g/gCr以上	130/80㎜Hg未満	150/90㎜Hg未満
あり		130/80㎜Hg未満	150/90㎜Hg未満

出典:日本腎臓学会「エビデンスに基づくCKD診療ガイドライン2023」より引用改変

管で働き、尿中に糖を排出する効果があります。そのため、腎臓にかかる負担を軽減して腎臓を保護し、ＣＫＤの進行を遅らせるのです。

腎臓の感染症の治療薬

急性腎盂腎炎など細菌の感染によって発症する病気には、抗生物質や抗菌薬が使われます。

抗生物質は微生物によってつくられ、ほかの微生物の発育を阻害する働きがあります。抗菌薬は化学合成によってつくられ、細菌の繁殖を抑えます。

副作用としてはショック、アナフィラキシー様症状、下痢、肝障害などがあります。

脂質異常症の治療薬

CKD患者において脂質異常症は、心血管疾患を招く危険因子です。食事療法や運動療法などの生活習慣の改善だけでは、LDLコレステロールやHDLコレステロールなど血中脂質が改善しない場合は、薬物療法を行うことがあります。

CKD患者に適した脂質低下療法の薬剤として、スタチンとエゼチミブの併用が推奨されています。これらは、心血管疾患の発症・再発を防ぐ、腎機能の悪化を抑える効果についても可能性が認められています。

なお、脂質低下療法薬のひとつ、フィブラート系薬は、CKD患者に投与すると、筋肉が壊れてとける「横紋筋融解症」を起こすことがあります。慎重に投与するか、ステージG4、G5の患者には使用を控えます。とくにスタチンとの併用は禁忌です。

慢性腎不全の合併症の治療薬

慢性腎不全の段階では、さまざまな合併症が生じてきます。それら合併症に対して行われる薬物療法を表4にまとめました。

ただし、薬物療法は副作用に配慮する必要があります。とくに配慮を要する薬剤は以下です。

■腎症貧血に対する赤血球造血刺激因子製剤（ESA）およびHIF-PH阻害薬

心筋梗塞など、血管が詰まる病気のリスクがあります。

■二次性副甲状腺機能亢進症に対する活性型ビタミンD製剤

活性型ビタミンDが腸でのカルシウム吸収を促して高カルシウム血症を招く原因になります。

表4 慢性腎不全の合併症に対する薬物療法

合併症	推奨される薬物療法	配慮するべきこと
腎性貧血	赤血球造血刺激因子製剤（ESA）、HIF-PH阻害薬	ヘモグロビン量の目標値を11g/dL以上13g/dL未満とし、過剰投与を控える。
	鉄剤	鉄欠乏の目安は血清フェリチン値100μg/L未満またはTSAT20％未満。CKD患者には静脈注射より内服投与が勧められる。
高リン血症	リン吸着薬	リンを多く含むタンパク質の摂取制限や食品添加物を避けるなどの食事療法を優先し、それでも改善しない場合に、リン吸着薬の使用を考慮する。
高尿酸血症	尿酸降下薬	血清尿酸値8.0mg/dL以上で薬物療法を開始し、6.0mg/dL以下を目標とする。有用な薬剤は、アロプリノール、フェブキソスタット、トピロキソスタットなど。フェブキソスタット、トピロキソスタットは尿タンパク減少の効果も期待できる。
代謝性アシドーシス	重炭素酸Na（重曹）	CKDステージG4から血液検査で静脈血ガス分析を行い、21mmol/Lを下回る場合に、重炭酸Naによる薬物療法を検討する。

食事療法は腎臓のガード役

薬物療法だけでは、腎臓病の進行を食い止めることはできません。食事療法をはじめとする生活習慣の改善があってはじめて、薬物治療の効果が上がり、腎機能の低下をゆるやかにすることができます。

食事療法の目的は腎臓の負担を減らすこと

腎臓は日々、体内で生まれる老廃物を濾過し、水分や塩分を処理しています。腎機能の低下をゆるやかにして腎臓を長持ちさせるには、こうした腎臓の仕事量を減らす必要があります。それは薬物療法ではできません。できるのは食事療法だけです。

ＣＫＤのステージ別の食事療法のポイントを１１０ページの表5にまとめました。

食事療法のスタートは、ＣＫＤと診断される前のハイリスクの段階、つまりメタボリックシンドロームや糖尿病、高血圧など、ＣＫＤになりやすい危険因子が複数みられる段階から始めるのが理想です。

ハイリスク群からステージＧ２までの食事療法は、一般の健康食とあまり変わりません。塩分を控え、食べすぎに注意することがポイントです。その結果、腎臓の負担が減ることで、腎機能が回復する可能性があります。

進行を食い止める分水嶺はステージＧ３

１１０ページの表5に示したように、食事療法はステージがＧ３、さらにＧ４に進行するにつれて制限が厳しくなります。とくにＧ４になると、腎臓病用の特殊食品を使う必要もあり、家族と同じ食事をしたり外食したりすることがむずかしくなります。

ふだんの生活の延長でできるステージＧ３ａまでの食事療法をしっかり行い、Ｇ４への進行をできるだけ遅らせることが重要です。

基本は、塩分とタンパク質の制限

減塩の理由

腎臓病では塩分を制限しなくてはいけないのはなぜでしょうか。

塩分をとりすぎると、体内の塩分濃度が高くなります。すると、体液の塩分濃度を一定に保とうとして、水分を多く摂取するようになります。その結果、体内を循環する血液の量が増えて血圧が上がってしまいます。

表5 CKDのステージ進行と食事療法の基準

<table>
<tr><th>ステージ</th><th>摂取
エネルギー
の調整</th><th>塩分の制限</th><th>タンパク質の
制限</th><th>カリウム
の制限</th><th>リンの
制限</th></tr>
<tr><td>ハイリスク群</td><td rowspan="7">1日に、
標準体重1kg
あたり25～
35kcalに調整</td><td rowspan="3">高血圧があれば、
1日6g未満、
3g以上に減塩</td><td rowspan="3">過剰摂取しないよう注意する</td><td rowspan="4">制限なし</td><td rowspan="4">制限なし</td></tr>
<tr><td>G1
改善を目指す</td></tr>
<tr><td>G2
改善を目指す</td></tr>
<tr><td>G3a
現状維持を
はかる</td><td rowspan="4">1日6g未満、
3g以上に減塩</td><td>1日に、標準体重
1kgあたり0.8～
1.0gに制限</td></tr>
<tr><td>G3b
進行を
阻止する</td><td rowspan="3">1日に、標準体重
1kgあたり0.6～
0.8gに制限</td><td>1日
2000mg
以下に
制限</td><td rowspan="3">高リン血
症になら
ないよう
制限する</td></tr>
<tr><td>G4
腎機能の維持と血圧の安定を目指す</td><td rowspan="2">1日
1500mg
以下に
制限</td></tr>
<tr><td>G5
尿毒症の進行を阻止し、透析療法、腎移植を検討する</td></tr>
</table>

資料:「慢性腎臓病　生活・食事指導マニュアル～栄養指導実践編～」

血圧が上がると、血管の壁が厚くなり、血管が硬くなる動脈硬化を起こします。腎臓内の血管も動脈硬化が進むと、腎障害を発症します。

腎臓は体内の水分量や電解質の量を一定に保つほか、血圧を調整するホルモンも産生しています。したがって、腎臓の障害が進めば進むほど、血圧は高くなり腎機能が低下していく悪循環に陥ります。

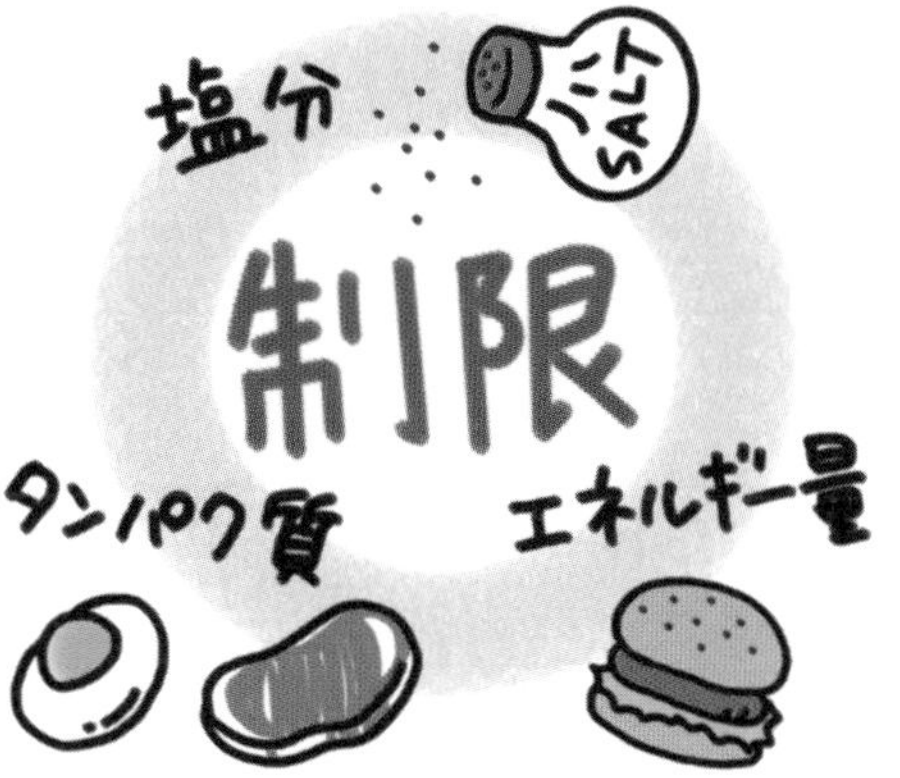

この悪循環を断ち切るには、塩分を制限するしかありません。

タンパク質制限の理由

慢性腎臓病はステージが進むと、タンパク質の制限が必要になってきます。

タンパク質は体内に入ると、代謝されて腎臓に運ばれます。代謝物である尿素窒素は腎臓でしか排出されないため、タンパク質の摂取量が増えるとそれだけ腎臓の負担が増えていきます。

また、タンパク質も塩分と同様、摂取しすぎると糸球体の中の血圧が高くなります。

糸球体の毛細血管の血圧が高くなると、糸球体基底膜の網目構造が障害され、網目のサイズが大きくなるため、血液中のタンパク質が尿中に漏出するようになります。塩分とともにタンパク質を制限することで、糸球体の血圧を低下させ、腎臓を保護することができるのです。

ただし、タンパク質は体をつくる大切な栄養素でもあるので、適量をとる必要があります。

適切な摂取エネルギー量を知る

腎臓病では肥満を解消（予防）するために、摂取エネルギーを制限することがあります。

とくに、内臓脂肪が蓄積するメタボリックシンドロームは高血圧、脂質異常症、高血糖を発症し、腎臓病を悪化させる最も危険な要素です。

ただし、やみくもにエネルギー量を制限してはいけません。エネルギー量が不足すると、体のタンパク質が分解されて利用されてしまい、老廃物が増えて腎臓の負担が増してしまいます。

大事なポイントは、自分に合ったエネルギー量を知ることです。

腎臓病の食事療法については、第9章で詳しく説明しています。

腎臓を守る生活習慣

腎臓の負担を減らすには、生活習慣を改善することが大切です。喫煙、飲酒、運動不足、過度のストレスなどは、腎臓に負担を与えるからです。

禁煙は必須。お酒も控えめに

タバコは悪性腫瘍や心血管疾患を発症させる危険因子ですが、ＣＫＤ患者にとっても大きなリスクです。

タバコは血管を収縮させて腎臓への血流を阻害し、高血圧や動脈硬化を進行させます。腎障害を促進し、喫煙本数が多いほどリスクが高いことが複数の研究で報告されています。

禁煙期間の影響は不明ですが、喫煙本数が少ないほどリスクは低下します。必ず禁煙しましょう。

一方、ＣＫＤ患者における飲酒の影響は明確にはわかっていません。ただ、ＣＫＤは出血性脳血管障害の危険因子であり、週にアルコール量６・９ｇ以上の飲酒をした患者でリスクが高まるとの報告があります。これは健康人の適量１日アルコール量20ｇの５％弱です。とくに動脈硬化を合併している場合は、飲酒もできるだけ控えるほうが安心でしょう。

適度な運動をしてメタボを解消

運動が腎機能に与える影響はまだ解明されていません。ただ、ＣＫＤ患者に運動療法を行った複数の研究では、最高酸素摂取量の増加と体重の減少が認められています。

最高酸素摂取量はＣＫＤ患者の予後をはかる目安とされ、運動によって摂取量が増加すると、生存率が上昇する可能性があるとされています。

一方、運動が内臓脂肪の蓄積に与える影響も不明ですが、ＣＫＤのリスクとなる肥満、高血圧、耐糖能異常、脂質異常症などを改善する効果があることは確かです。

すでにＣＫＤと診断された患者さんは、きちんと通院して治療を続けながら、腎機能を気づかう運動生活を送りましょう。

ただ、個々の患者さんの運動の適量は、合併症の状況や身体能力、年齢などによって異なり、状況によっては逆効果になることもありえます。必ず専門医に相談して指導を受けて行うようにしてください。

CKD患者に適した身体活動と有酸素運動

表6

CKDステージ	運動強度
G1,G2	5〜6メッツ以下
G3a、G3b	4〜5メッツ以下
G4、G5	3〜4メッツ以下

日本腎臓学会では、表6に示したように、運動量の目安を示す「メッツ」という単位を用いて、CKDのステージごとに運動強度を示しています。メッツは、運動強度の指数で、身体活動によるエネルギー消費量を安静時の代謝量で除したもの。メッツ3以上の運動とは、息が弾み、汗をかく程度の運動を示します。

表7は、メッツの指数ごとに生活活動と運動の例を示したものです。同じ活動や運動でも、やり方や時間によってエネルギー消費量は大きく異なります。極度に激しい運動は腎機能の悪化を招く可能性があります。必ず医師の指導を受けて適度に行ってください。

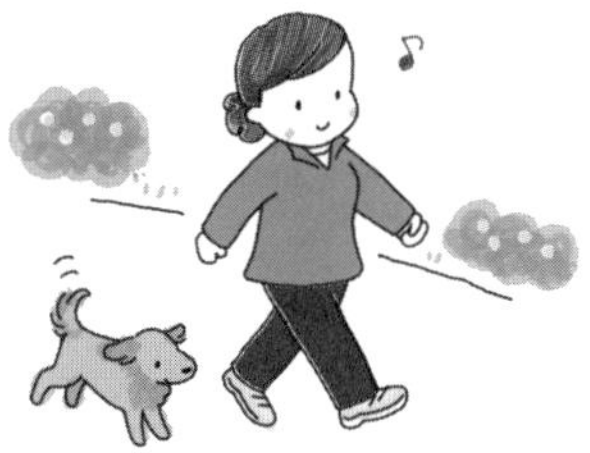

表7

メッツ	生活活動	運動
6.0 〜 6.9	スコップで雪かき	ゆっくりジョギング、加重筋肉トレーニング、バスケットボール、山登り(4.1kg以下の荷物を持って)、水泳(のんびり泳ぐ)
5.0 〜 5.9	かなり速く歩く(毎分107m)	野球、水泳(ゆっくり平泳ぎ)、アクアビクス、スキー、バドミントン、バレエ
4.0 〜 4.9	やや速く歩く(毎分93m)、階段を上がる(ゆっくり)、自転車に乗る(毎時16km以下)	ラジオ体操、水泳(ゆっくり背泳)、ゴルフ(クラブをかついで運ぶ)、テニス(ダブルス)、水中歩行
3.0 〜 3.9	普通の速さで歩く(毎分76m)、階段を下る、楽な自転車走行(毎時8.9km)	ボウリング、社交ダンス、太極拳、ピラティス、ゴルフ(手引きカート)、自体重を使う筋肉トレーニング、体操
2.0 〜 2.9	料理の準備、ゆっくりと歩く(毎分53m以下)	ストレッチ、ヨガ、座って行うラジオ体操、全身を使ったテレビゲーム

資料　厚生労働省「健康づくりのための身体活動基準2013」

しっかり歩き

最も手軽にできる有酸素運動としておすすめなのが、「しっかり歩き」です。出勤時、買い物時など、ふだんの歩行でも意識を高め、全身を使ってしっかり歩いてみませんか。血行がよくなる、心肺機能を維持できる、肥満解消、血圧や血糖値の改善などに有効です。

「運動が苦手で……」という人でも大丈夫。最初は5分くらいでOKです。慣れてきたら、時間を長くしたり、速く歩いたりしましょう。運動効果がアップします。

「しっかり歩き」を安全に継続するための注意点

1. 新たに運動を始めるときは必ず主治医に相談しましょう
2. しっかり歩きの前後はストレッチを行いましょう
3. 水分を忘れずにこまめに補給しましょう
4. 体調が悪いときは無理をせず、しっかり休むようにしましょう
5. 栄養や睡眠を十分にとって運動するようにしましょう
6. 歩数計などを使って毎日の記録をつけると長続きします
7. がんばりすぎず、疲れすぎず、気持ちのいい程度の運動を心がけましょう

「しっかり歩き」ってナニ？

いつもなら10分かかる道のりを、9分で歩き、歩幅を広くとるだけで、しっかり歩きになります！

1日 20分くらい

全身の筋肉を使う歩き方を心がければ効果が上がる

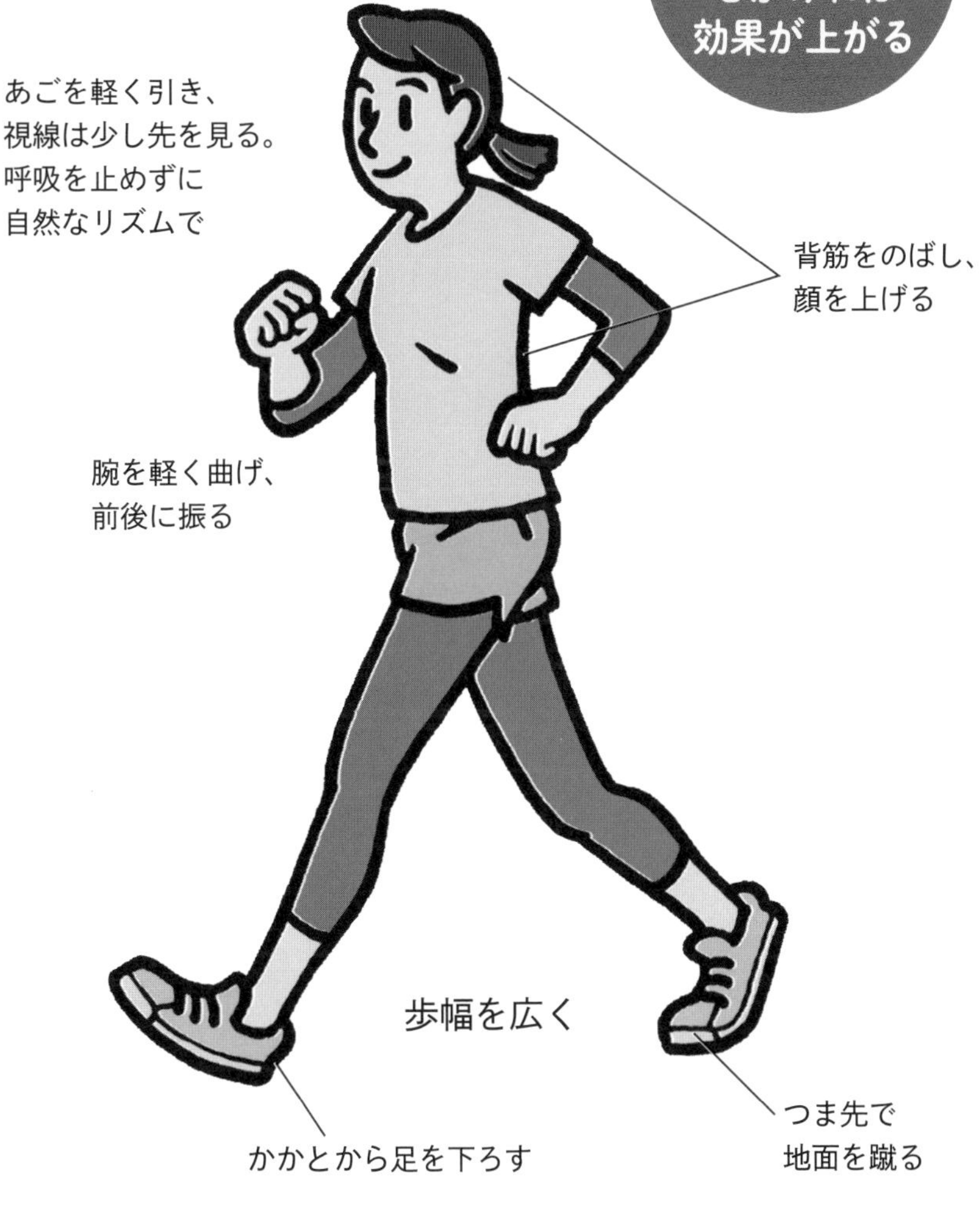
あごを軽く引き、
視線は少し先を見る。
呼吸を止めずに
自然なリズムで
背筋をのばし、
顔を上げる
腕を軽く曲げ、
前後に振る
歩幅を広く
かかとから足を下ろす
つま先で
地面を蹴る

やってみよう！　毎日続けたいカンタンな運動

上半身のストレッチ

上半身のストレッチは、肩や背中のコリをとり、腰痛改善にも効果が期待できます。

効く！ ストレッチのコツ

❶ 1カ所につき20秒間のばす
❷ 息を止めずにのばす
❸ 大きな筋肉をのばす

声に出して数を数えながら、息を止めることなく自然に呼吸を続けます。

ストレッチには、筋肉の疲れをとり運動の効果を上げる、筋肉の動きをよくしてケガを防ぐ、気持ちをリラックスさせるなどの効果があります。ウォーキング前の準備体操として、または、お風呂に入ったあと、体が温まった状態で行い、ほぐれた体で眠りにつくのもおすすめです。

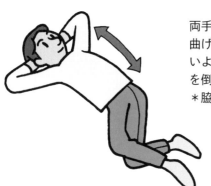

両手を頭の後ろで組み、脚はひざを曲げて組む。肩甲骨が床から浮かないようにしながら、組んだ脚側に体を倒す（左右各１回）。
＊脇腹と太ももの外側ものびます。

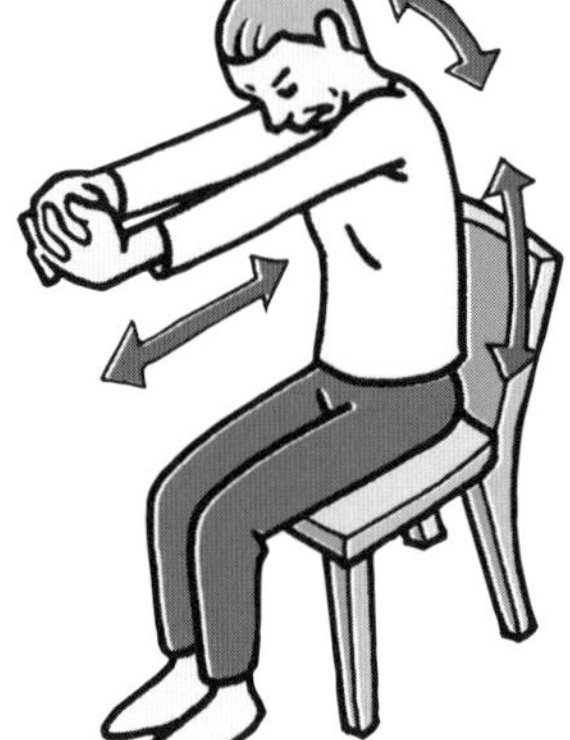

左右の手を組んで、腕を床と水平にのばし、いすの背もたれに背中を押しつけるようにしながら、背中と首の後ろをのばす。
＊へそをのぞくようにすると、首や腰がよくのびます。

下半身のストレッチ

下半身は太ももやおしりの大きな筋肉をのばすと、効果的にストレッチを行うことができます。背中と脚を同時にのばすことで腰ものびて腰痛の予防にもなります。

片側のひざをかかえ、太もものの前側をのばしながら、反対側の脚の股関節をのばす（左右各1回）。

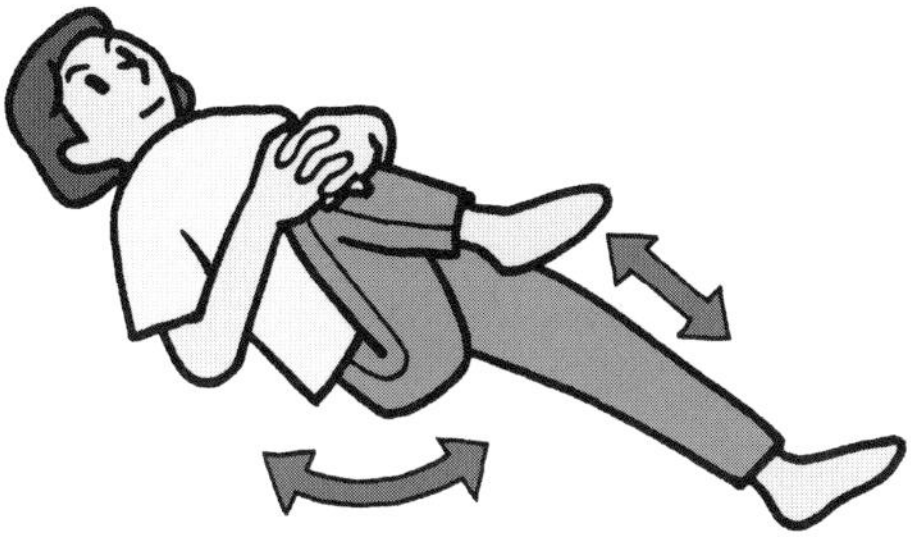

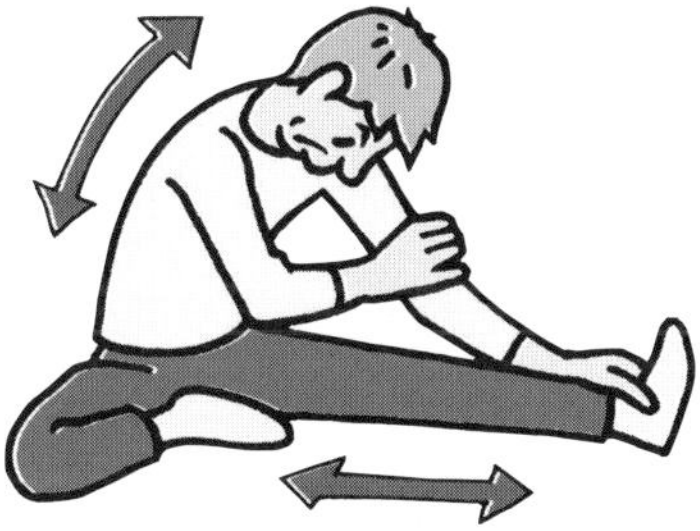

片側の脚をのばし、同じ側の手で足首をつかむようにし、ひじとひざがくっつくように上体をたおす（左右各1回）。

片側のひざを曲げ、足の甲を同じ側の手で支えた状態で、足を引き下げる（左右各1回）。

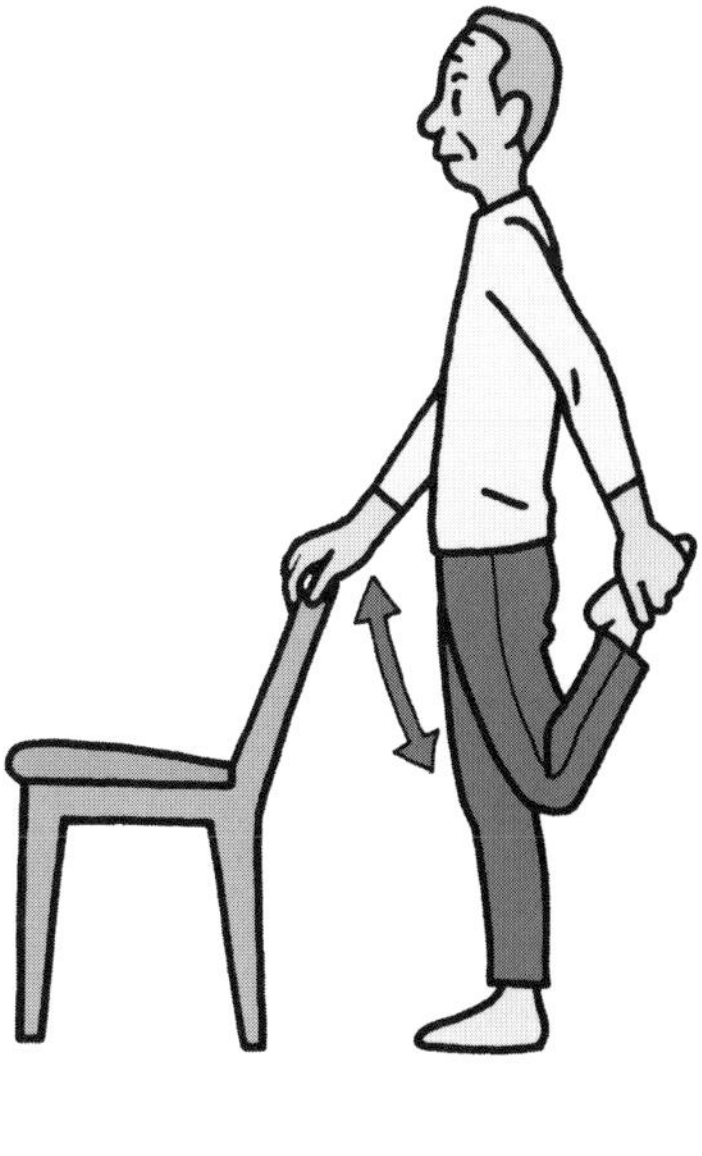

腎機能を守るために、
質のよい睡眠をとるポイント

腎機能を守るためには、体を十分に休めることが大切です。重要なのは、質のよい睡眠をとること。１日６～８時間の適度な睡眠は、体の代謝やさまざまな生理機能を維持するために必要です。睡眠不足になると、腎臓病と関連の深い糖尿病、肥満、高血圧、心血管疾患の死亡率が高くなることがわかっています。忙しい毎日の中でも、できるだけ睡眠をおろそかにせず、次の４つのポイントを実践してください。１日のサイクルも、工夫して過ごしましょう。

1

規則正しい生活を送る

私たちの体には体内時計が備わっていて、ホルモンの分泌により、日中は活動的に、夜は眠くなるように調整されています。不規則な生活はホルモン分泌を乱します。

2

適度な運動をする

適度な運動習慣は、質のよい睡眠を維持するために大切です。ただし、激しい運動は睡眠の妨げになり腎臓に負担をかけるので、ストレッチや有酸素運動を習慣にしましょう。

3

就寝2～3時間前に入浴する

睡眠のためには、就寝２～３時間前の入浴がおすすめです。脳の温度が下がるときに眠くなりやすいので、体温を一時的に上げておくことで寝つきがよくなります。

4

朝起きたら太陽の光を浴びる

人の体内時計は24時間より少し長いのですが、太陽の光を浴びることでリセットできます。朝起きたら、まずはカーテンを開けましょう。

質のよい睡眠をとる、1日のサイクル例

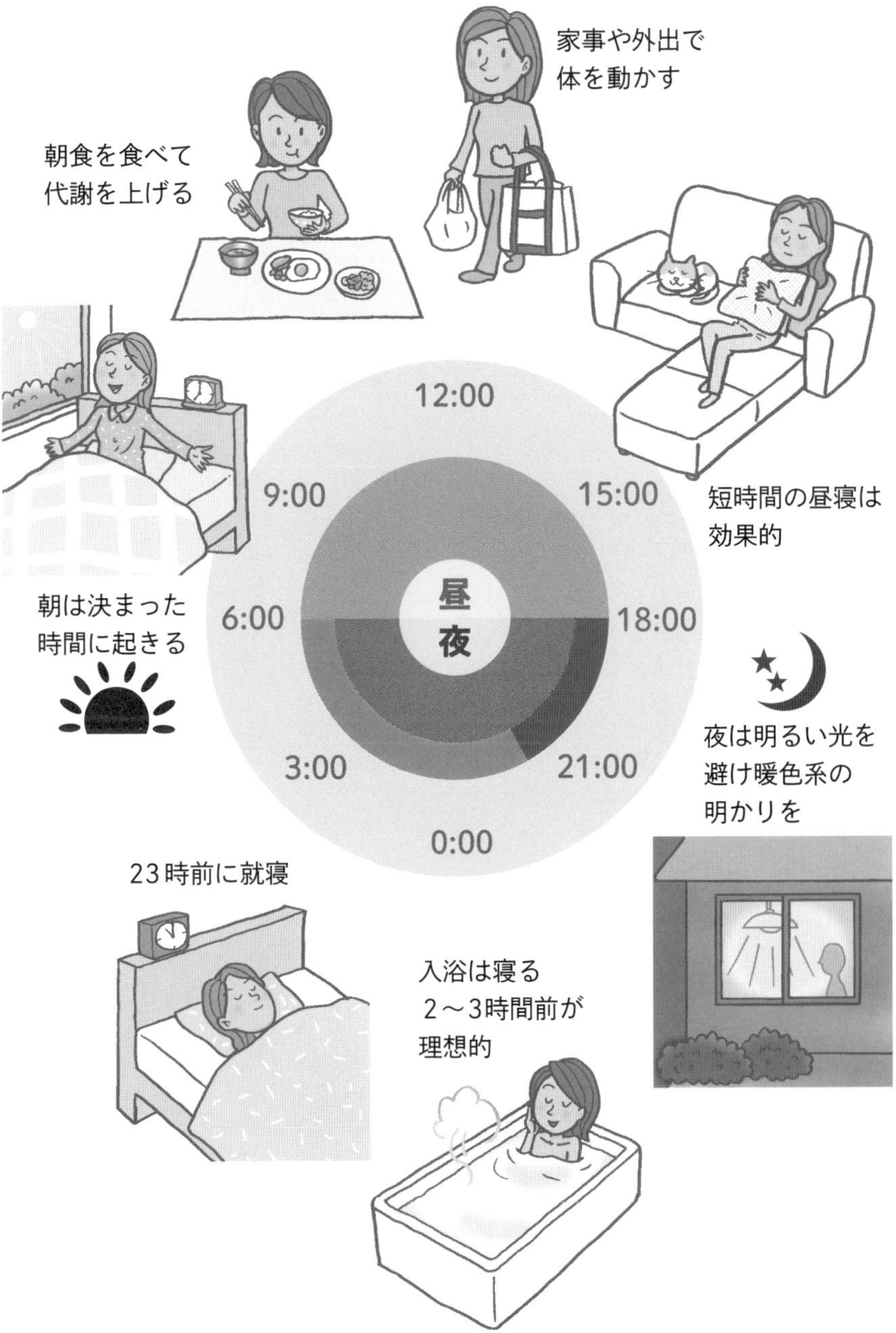
家事や外出で
体を動かす
朝食を食べて
代謝を上げる
短時間の昼寝は
効果的
12:00
9:00
15:00
6:00
18:00
3:00
21:00
0:00
昼
夜
朝は決まった
時間に起きる
夜は明るい光を
避け暖色系の
明かりを
23時前に就寝
入浴は寝る
2～3時間前が
理想的

腎臓病の外科的療法

腎臓病では薬物療法や透析療法のほかに、内視鏡手術などの外科的療法がとられる場合があります。おなかを切らずに衝撃波を当てて、尿路結石を破砕する方法もあります。

腎臓病では外科的処置がとられることは多くありません。しかし、尿路結石や腎腫瘍など、薬物療法では効果が出にくい場合に、外科的療法が行われます。

結石を尿とともに出す破砕手術

最も多く行われているのが、尿路結石の破砕手術です。尿路結石は尿路（腎臓、尿管、膀胱など）にでき、腎臓にできたものは腎臓結石といいます。

最初は水分を多くとることで、自然に尿に排泄されるよう促します。それでも効果がみられない場合は結石を溶かす薬を用いることもあります。

尿路結石の外科的処置でいちばん多いのは、体外衝撃波結石破砕術（ESWL）です。

これは体外から衝撃波を当てて、結石を砕く方法です（図1参照）。

衝撃波で腎臓の一部が損傷し、血尿が出ますが、体に負担が少なく、入院せずに行う医療機関もあります。

ESWL以外にも、尿道から尿管まで内視鏡を挿入して手術する方法もあります。また結石が大きい場合、背中に小さく穴を開け、内視鏡を挿入して破砕する方法もとられます。

図1 体外衝撃波結石破砕術の方法

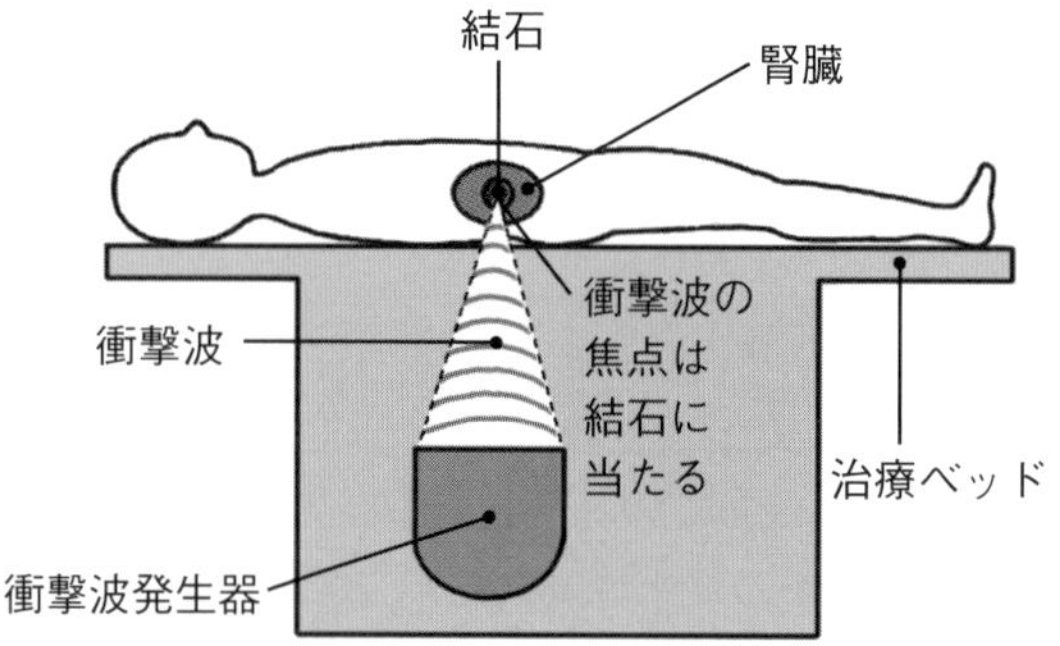

column

ESWLの特徴

- 低侵襲な治療法
- 体を切開しない
- 10㎜程度までの腎・尿管結石に適応
- X線に映らない結石は治療不可
- 通常の回数は1～2回

第7章

透析療法と腎臓移植

腎臓が本来の機能を果たせなくなる末期腎不全に進行した場合の治療法は、透析療法と腎臓移植です。ともに複数の方法があり、相互に移行することも可能です。それぞれの特徴を検討して、その時点で自分に適した治療法を選びましょう。

末期腎不全の治療法と特徴

末期腎不全の治療法は、透析療法と腎臓移植です。腹膜透析は血液透析との併用後、血液透析に移行することがあります。腎臓移植後に腎機能が低下した場合は透析療法を行います。

末期腎不全へ進行する前に次の治療法の検討を

慢性腎不全に至った腎臓は正常な状態に回復しませんが、適切な治療によって、腎機能の低下を遅らせることは可能です。

しかし、末期腎不全に進行した場合は、腎機能の低下を抑えることができなくなるため、放置すれば尿毒症や高カリウム血症、心不全など、命にかかわる症状が起きます。

その場合に可能な治療法は、透析療法か腎臓移植だけです。したがって、末期腎不全に進行する前に、透析療法か腎臓移植を検討し、準備する必要があります。

透析療法や腎臓移植が必要になる基準は、腎機能が10％以下になったときとされます。そのほか、薬でコントロールできない症状があれば、早期に対応する必要があります。

透析療法と腎臓移植は相互に移行・併用することがある

透析療法には、血液を透析器に通して浄化する血液透析と、腹部に管を通して透析液を出し入れする腹膜透析とがあります。腎臓移植には親族などから腎臓の提供を受ける生体腎移植と、脳死・心臓死のかたの腎臓の提供を受ける献腎移植があります。

それぞれの特徴を124ページの表1に紹介しました。治療に伴う生活の制約や合併症などを比較して自分に適した方法を選択しましょう。

透析療法も腎移植も生涯どれか1つに限定されるわけではありません。たとえば、腹膜透析を1日に1回続けながら、血液透析を週に1回行って透析効率を維持するハイブリッド型透析などがあります。

また、腹膜透析で毒素や過剰な水分が除去できなくなると、血液透析に移行することになります。

さらに、透析療法を受けながら、腎臓移植の機会を待って、ようやく移植できても、腎臓病が再発するなどして腎機能が低下することがあります。その場合には、再び、透析療法を受けることになります。

図1 透析導入・腎臓移植の基準

腎機能が10%以下

または、薬でコントロールできない症状の進行

- 高度の尿毒症症状（吐きけ、食欲不振など）
- 体液過剰（高度のむくみ、心不全）
- 高度の高カリウム血症

図2 末期腎不全の治療法

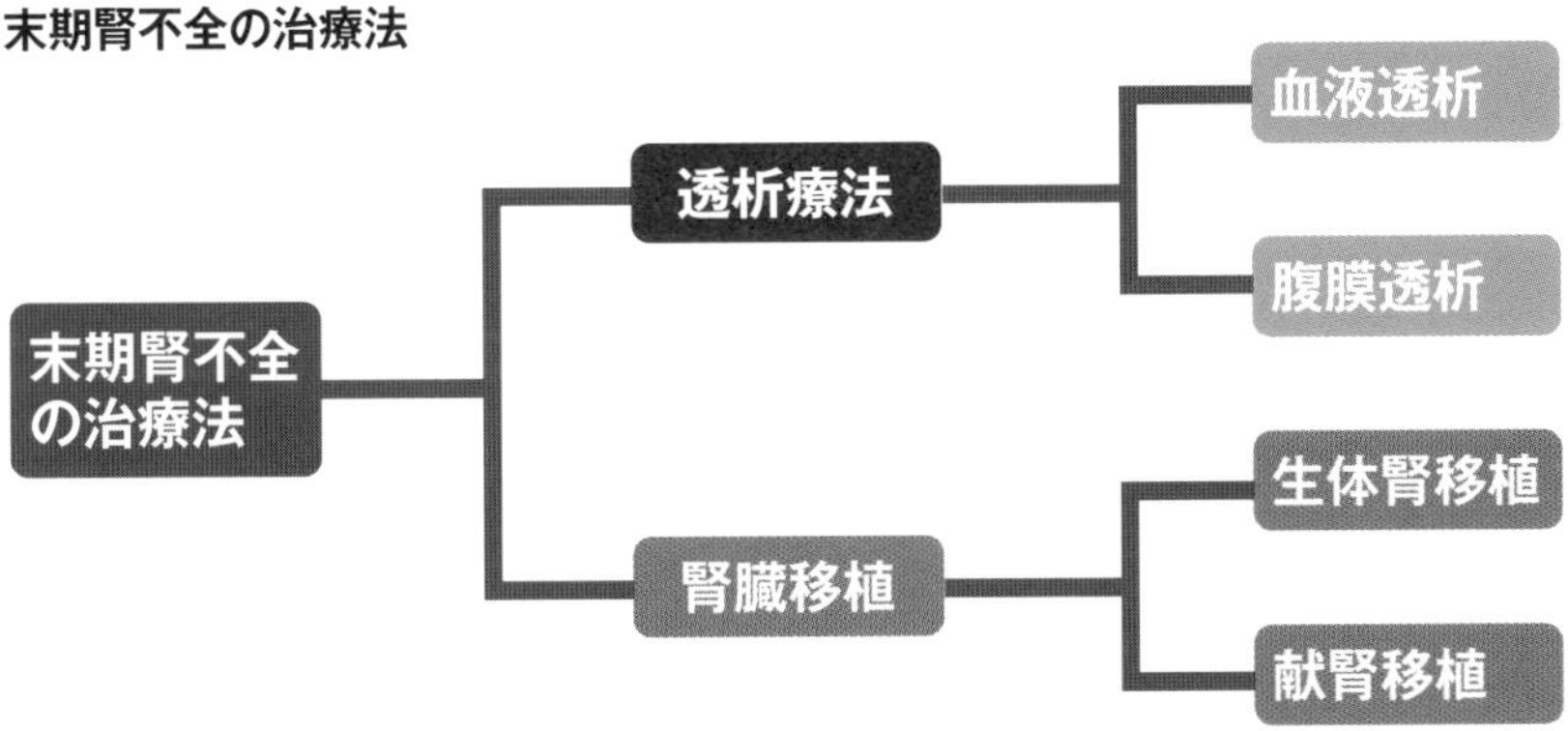

図3 腎臓移植・血液透析・腹膜透析の相互関係

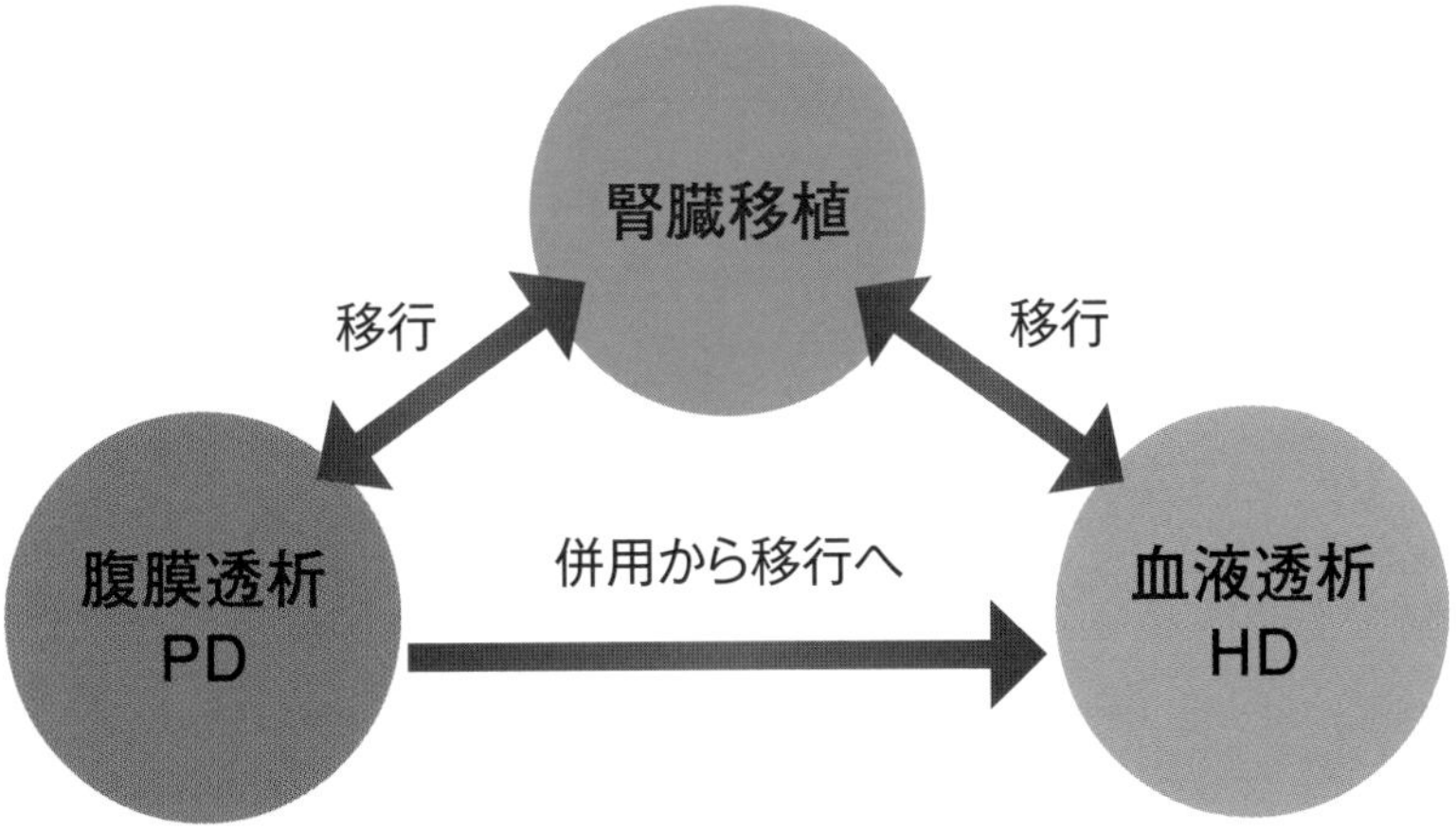

出典:日本腎臓学会、日本透析学会、日本移植学会、日本臨床腎移植学会、日本腹膜透析学会編「腎不全　治療選択とその実際2018年版」より改変

表1 **血液透析・腹膜透析・腎臓移植の特徴**

	血液透析	腹膜透析	腎臓移植
腎機能	透析前と変わらない慢性腎不全の状態		かなり正常に近い
必要な薬剤	慢性腎不全の症状(貧血、骨代謝異常、高血圧など)に対する薬剤		免疫抑制薬とその副作用に対する薬剤
心不全、脳梗塞の合併	発症することが多い		透析に比べて少ない
透析回数と所要時間	週3回×3～5時間	1日3～5回または就寝中に4～8時間行う	
食事・水分の制限	タンパク質、塩分、水、カリウム、リン	塩分、水、リン	慢性腎臓病の食事を腎機能に応じて行う
感染の予防	重要	重要	重要
入浴	透析後はシャワーが好ましい	腹膜カテーテルの保護が必要	問題ない
スポーツ	自由にできる	腹圧がかからないよう注意する	移植部保護が必要
妊娠・出産	困難を伴う	困難を伴う	腎機能が良好なら可能
メリット	日本で最も実績のある治療方法なので、ケアを受けやすい	自由度が高いので、就労や通学がしやすい	透析による精神的・肉体的束縛からの解放
問題点	血液の出入り口となるシャントのトラブルが起こりやすい	腹膜の透析膜としての寿命は10年以内に限られる(透析液の改良により10年以上継続する場合もある)	献腎移植の機会はごく少なく、大半は生体腎移植。移植手術は70歳くらいが限度。移植後も再び腎機能障害が起こることもある

資料：日本腎臓学会、日本透析学会、日本移植学会、日本臨床腎移植学会、日本腹膜透析学会編「腎不全　治療選択とその実際2018年版」より抜粋・改変

血液透析（HD）の仕組みとやり方

血液透析（HD：Hemo dialysisの略）はダイアライザという糸球体と同じ働きをする装置を使って、血液をきれいにする方法です。週に3回、1回につき3～5時間かけて行います。

体外の装置で老廃物や電解質を除去

血液透析では、体外に出した血液（図4の「脱血」）をダイアライザという装置に通して浄化し、体内に戻します（図4の「返血」）。

ダイアライザの中には透析膜の管が約1万本入っています。周囲には透析液が流れ、血液はこの管の中を通過します。

透析膜には小さな穴があり、老廃物や電解質は透析液に流れ出ていきます。分子量の大きいタンパク質や血球成分は血液内に残ります。

こうして浄化された血液が体内に戻されます。

図4 血液透析の仕組み

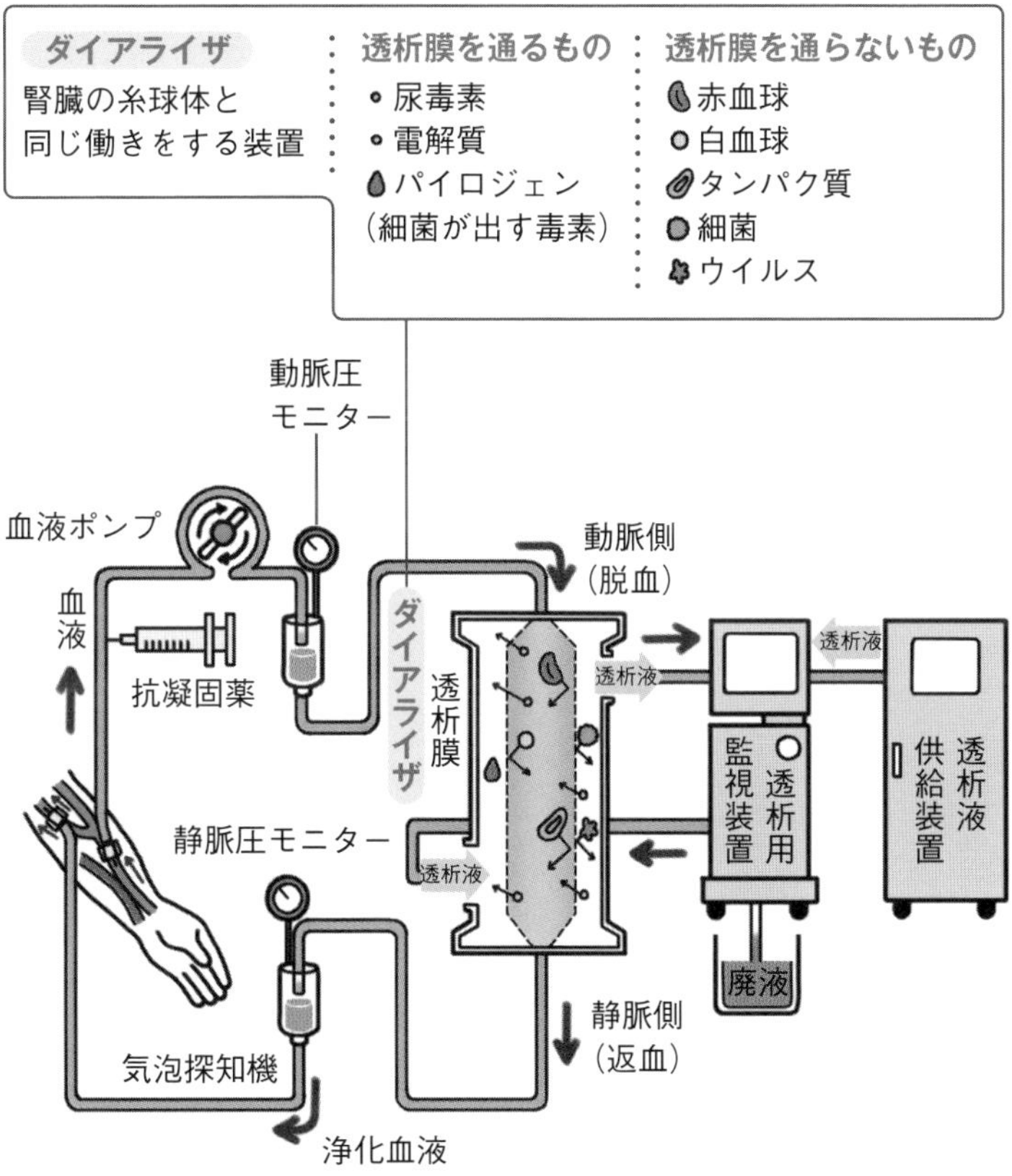

血液の出入り口、シャントの種類と特徴

血液透析では、血管から1分間に200~300mLもの大量の血液をとり出します。しかし、腕の表面にある静脈は血流が少なく、血流の多い動脈は、腕の奥深くを流れるので、針を差し込むのが困難です。

そこで考案されたのが、腕の動脈を、その近くにある静脈につないで静脈に血流をたくさん流せる血管をつくる方法です。これをバスキュラー・アクセスといいますが、日本では一般に「シャント」と呼ばれます。

図5 血液の出入り口、内シャントの構造

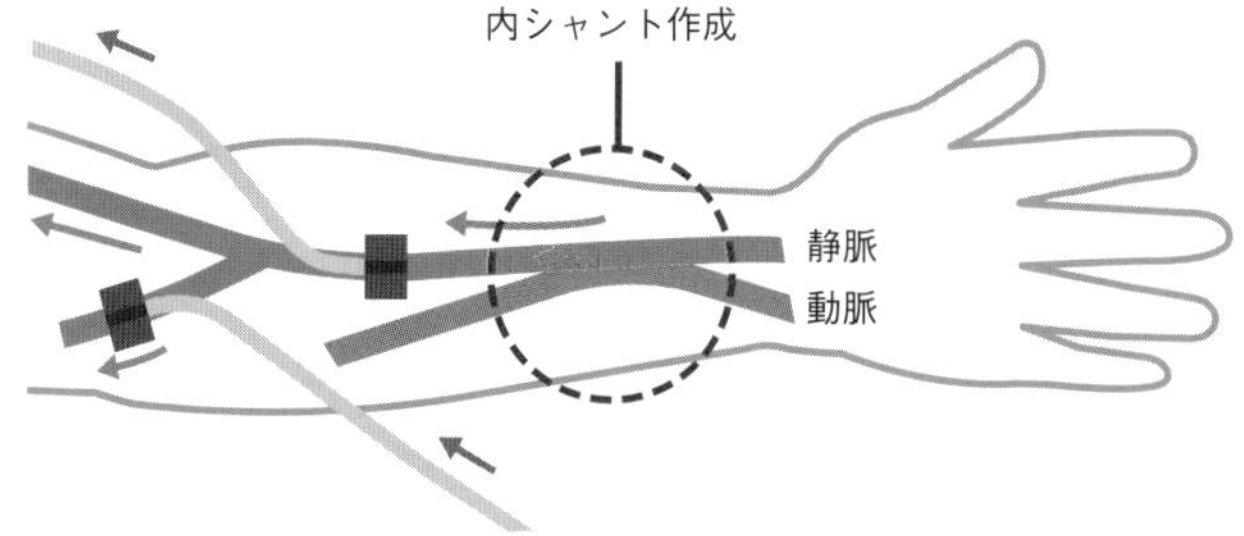

内シャントとは

代表的なシャントは内シャントです（図5）。手首近くの動脈と静脈をつなぎ合わせる方法で、血液透析を行っている人の9割以上が利用しています。

内シャントの基本は自分の血管を使う方法です。この場合、血管が太くなるのに時間がかかるため、可能なら透析開始の2週間前までにシャントをつくります。

静脈が細くてシャントがつくれない場合は、人工血管を使います。男女とも高齢になるほど、また、透析歴が長くなるほど、人工血管による内シャントが増える傾向があります。

人工血管の内シャントは自己血管に比べて感染や狭窄が起こりやすいという欠点があります。

内シャントに多いトラブル

自己血管の内シャントでも、さまざまなトラブルが起こります。

感染症や狭窄に加え、針を刺す皮膚に瘤《こぶ》ができやすく、手の末梢が血流不足になって痛みや皮膚潰瘍が生じるスティール症候群なども生じます。

感染症は抗生剤を投与し、狭窄が疑われる場合は超音波検査で確認後、カテーテルを入れて血管を広げる治療が行われます。腕に重い荷物などをかけて圧迫しない、手指をよく動かすなどシャントのトラブル予防を心がけましょう（127ページ参照）。

内シャントのトラブルを防ぐには

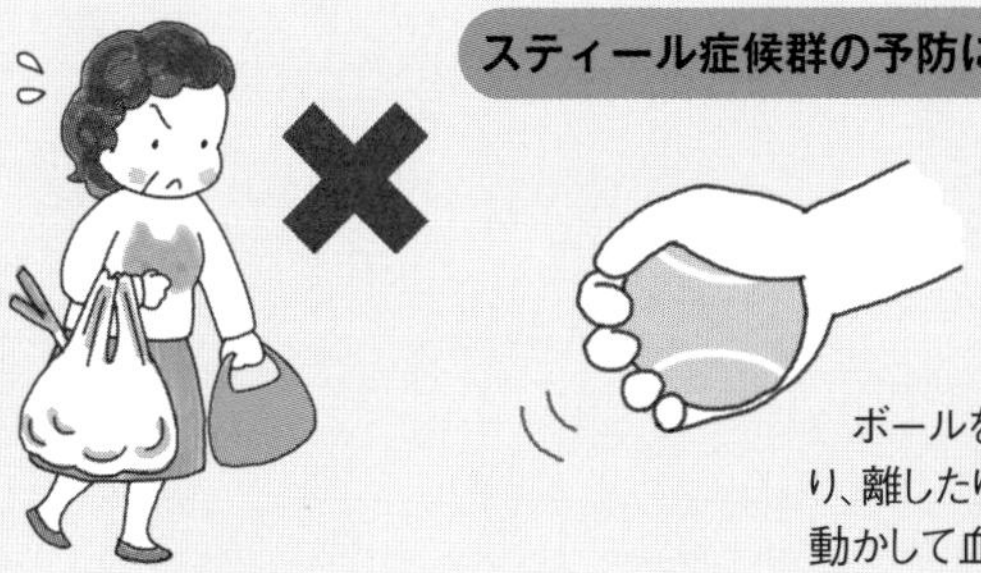

瘤の予防に

重い荷物を腕にかけてつり下げない。ダンベル、腕立て伏せなど、腕の筋肉を圧迫する行為はタブー。

スティール症候群の予防に

ボールをぎゅっと握ったり、離したりして手指をよく動かして血行を促す。

血管内カテーテル留置法

内シャントが狭窄から閉塞した場合や、急性腎不全などの緊急時には、静脈にカテーテルを挿入して留置し、血液透析を行う方法がとられます。

大腿部の静脈、あるいは首の内頸静脈に挿入し、脱血と返血の2つのルートを設けることから「ダブルルーメンカテーテル」とも呼ばれます。

カテーテル留置法は毎回血管に針を刺さずにすみ、挿入直後から透析ができるのが大きなメリットです。内シャントに比べて感染が起こりやすいのが欠点ですが、近年は皮下トンネルをつくることで感染を起こしにくいとされる長期留置カテーテルが考案され、緊急時以外はこちらが使われます。

また、内シャントは心拍数を増加させて心臓に負担を与えるため、心機能が低下している場合は、血管内カテーテル留置法が適しているとされます。

ただ、長期留置カテーテルにも、血管壁の障害や血栓が生じやすいなどのリスクがあるので、慎重な管理が不可欠です。

週に3回、4~5時間かけて透析

血液透析にかかる時間は通常4~5時間です。長く時間をかけたほうが体への負担は少なくなります。

回数は週に3回、医療機関で行います。拘束時間が長いため、昼間、仕事などのために透析が受けられない患者さんには夜間に透析を行う医療機関もあります。

自宅に透析装置を置き、患者や家族の手で在宅で血液透析を行う方法もあります。

しかし、血液透析にはさまざまなトラブルが起こる可能性があります。定期的に通院して、トラブルの予防と早期発見に努めることが重要です。

体重管理と水分の制限、食事療法も必須

透析を始めれば、食事制限は必要ないと思われがちですが、透析で除去できる老廃物は一部です。透析前より制限はゆるやかになりますが、食事療法（第9章参照）は必要です。

水分の摂取量も制限します。血液透析で除去できる水分は限度があるので、水分をとりすぎると血液量が増え、心臓や血管に負担をかけます。

透析終了直後の目標体重としてドライウェイトを算出し、次の透析までの体重増加をその5％以内にとどめるようにします。1日の水分摂取量は、そこから、食事中の水分を除いて算出されます。医師から適量を算出してもらい、必ず守りましょう。

ドライウェイトとは
体内の水分が過不足なく保たれ、血圧が正常で心胸比（胸郭の幅に対する心臓の横幅の比）が50％以下のときの体重。透析直後の目標体重とする。

column

血液透析で起こりやすい合併症

■不均衡症候群

透析中から透析終了後12時間以内にあらわれる、頭痛、吐き気、嘔吐、けいれんなどの症状をいいます。

透析によって血液中の尿毒素が除去されたときに、尿毒素が除去されにくい脳との間に濃度差が生じ、濃度の高い脳がむくみやすくなるためです。透析に慣れてくると起こらなくなります。

■血圧低下

体内の水分を抜くために生じる症状です。とくに高齢、糖尿病、低栄養、貧血、心機能障害があると生じやすくなります。

自覚症状として、あくび、吐き気、嘔吐、頭痛、動悸、冷や汗などがみられます。

■筋けいれん

透析中に足がつったり、筋肉がこわばったりすることがあります。不均衡症候群や血圧低下と同じ原因によって起こるとみられています。

■不整脈

心臓病の合併症がある場合、急激な除水による血液量の減少や電解質の変化により、透析中に脈が乱れたり、動悸がするなどの不整脈の症状があらわれることがあります。

腹膜透析（ＰＤ）の仕組みとやり方

自分のおなかの中にある腹膜を使い、尿毒素を除去するのが腹膜透析（ＰＤ：Peritoneal dialysisの略）です。一日に3～5回、透析液を交換するものと、機械を使って寝ている間に行うものもあります。

腹腔内に透析液を入れ、尿毒素などを除去

腹膜透析は、自分の腹腔内に直接、透析液を入れ、貯留中に腹膜を通して、血中の尿毒素や水分、塩分を除去する方法です。

腹膜透析を行うためには、透析液を出し入れするカテーテルを腹腔内に埋め込む必要があります。このカテーテルを体外の透析バッグにつなぎます。まず、新しい透析液のバッグをおなかより高い位置につるして腹腔内に流し込みます（注液）。4～8時間、透析液を腹腔内に貯留したのち、空のバッグをつないでおなかより低い位置に置き、古い透析液を出します（廃液）。

図6 腹膜透析の仕組み

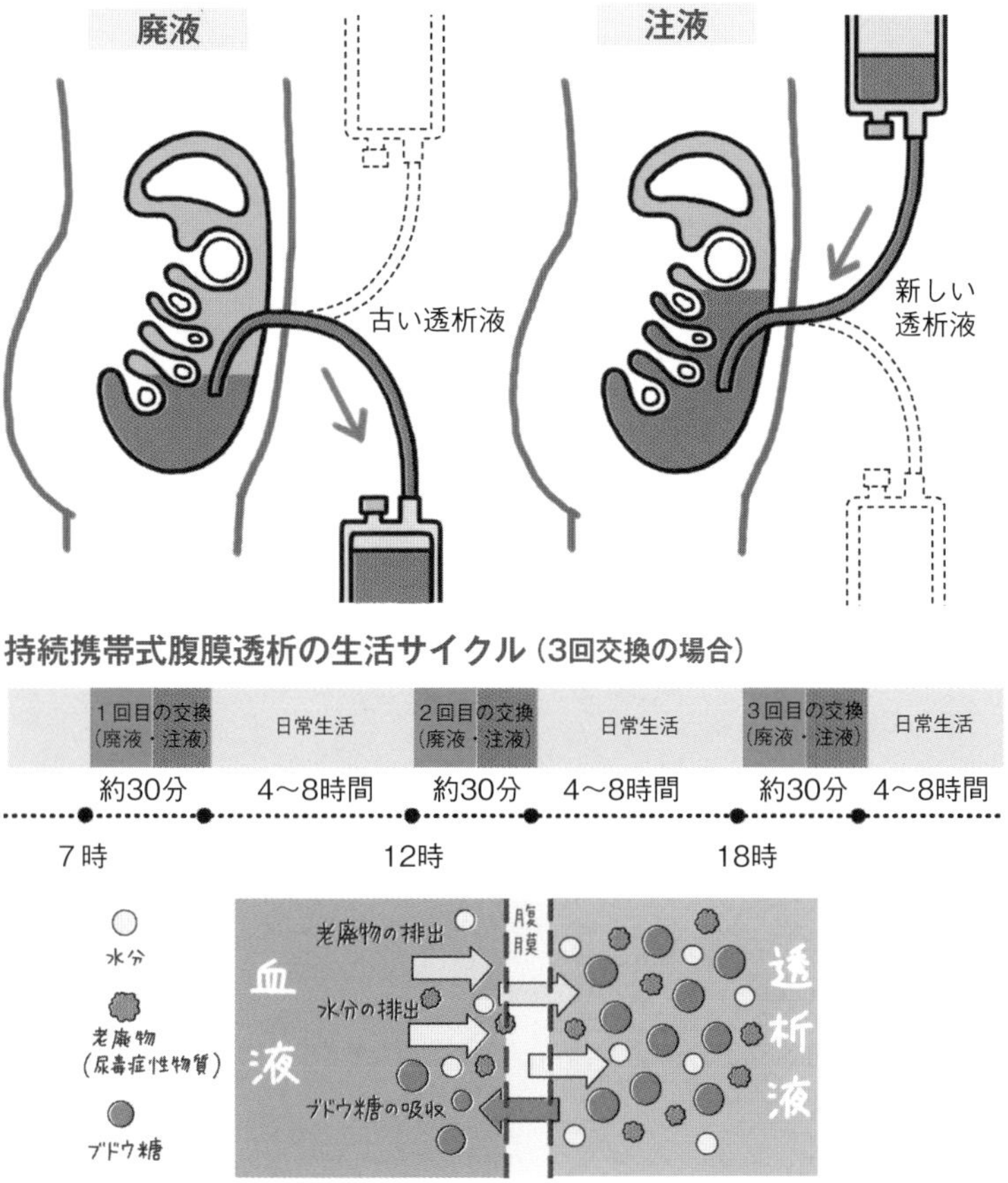

日常生活と治療の両立ができる

腹膜透析は、通常、1日3～5回、透析バッグを交換する持続携帯式腹膜透析（CAPD）で行います。1回の交換時間は約30分で、大がかりな装置も必要ないため、外出先で交換することもでき、通勤や通学と両立できます。

1日1回の交換ですむ自動腹膜透析（APD）もあります。自動腹膜灌流《かんりゅう》装置（サイクラー）に透析バッグとチューブをセットしておくと、睡眠中に浄化されるので、翌朝、廃液の入った透析バッグとチューブをはずせば終了です。

ただ、自動腹膜透析の毒素の除去率は持続形態式腹膜透析を下回るとされています。

なお、透析バッグの交換を自力で行うことがむずかしい高齢者や障害者向けに、バッグの交換と殺菌を自動的に行う機械もあります。

腹膜で透析できる期間は延びつつある

腹膜透析は血液透析に比べて心血管系への負担は少なく、残った腎機能を温存できるメリットがあります。

しかし、左のコラムのような合併症が起こりやすいうえ、腹膜透析液の刺激が長期間続くと透析力が低下し、腹膜の劣化から被嚢《ひのう》性腹膜硬化症などの重篤な合併症が起こりやすくなります。腹膜透析は透析液の改良により、10年以上継続することが可能な人もいます。近年は腹膜への刺激の少ない透析液が開発されており、従来より長期間の腹膜透析が可能になると期待されています。

column

腹膜透析で起こりやすい合併症

■ 腹膜炎

病原菌が腹腔内に入ることが原因で腹痛、発熱などの症状が出ます。バッグ交換時の不潔な操作によって起こり、繰り返すと腹膜の機能が低下します。

■ カテーテル出口部・皮下トンネル感染

カテーテルの出口などに病原菌が入り、そこから膿が出たり、肉が盛り上がったりします（肉芽《にくげ》）。

■ カテーテルの機能不全

カテーテルの先端の位置が悪かったり、つまったりすると排液不良が起きます。

■ 被嚢性腹膜硬化症

腹膜の癒着により腸管が動かなくなり、嘔吐や腹痛などが起こります。

血液透析・腹膜透析に共通する合併症

透析療法は100%腎臓の役割を果たすことはできないので、さまざまな合併症が出てきます。透析期間が長いほど、合併症は発症しやすくなります。

貧血

貧血は透析患者のほぼ全員にみられ、疲れやすい、動悸、息切れなどの症状が出ます。腎臓が分泌する造血ホルモンが分泌されず、老廃物により赤血球の寿命が短いことなどが原因です。

また、腎不全により腸からの鉄分の吸収が悪く、透析の操作や採血などにより鉄分が不足するため、鉄欠乏性貧血も生じます。

腎性骨異栄養症

腎不全の合併症である二次性副甲状腺機能亢進（94ページ参照）により、骨からカルシウムが溶出されやすい状態になり、骨がもろくなる線維性骨炎が生じやすくなっています。

また、高齢や糖尿病の合併、活動低下により、副甲状腺ホルモンの分泌が不足した場合も骨がもろくなります。

こうした状態を腎性骨異栄養症といい、さらに血液中に増えたリンとカルシウムが血管や内臓に蓄積する異所性石灰化が生じると、動脈硬化、弁膜症、関節炎、結膜炎などが起こることがあります。

透析アミロイド症

透析では十分に除去できないタンパク質から、アミロイドという物質がつくられます。そのため、長期間透析を行っていると、アミロイドが全身の骨や関節、内臓に沈着し、さまざまな症状が起こります。

主な症状は、手根管症候群（左のイラスト参照）、バネ指、手首や肩関節、大腿骨などに嚢胞《のうほう》ができる骨嚢胞、肩や背中の痛みなどを伴う破壊性脊椎関節症などです。

手根管症候群の症状

- たたくと痛みが出る
- しびれ
- 知覚低下
- 親指のつけ根がくぼむ
- 手首を曲げると痛む
- 握力の低下
- 握りこぶしができない

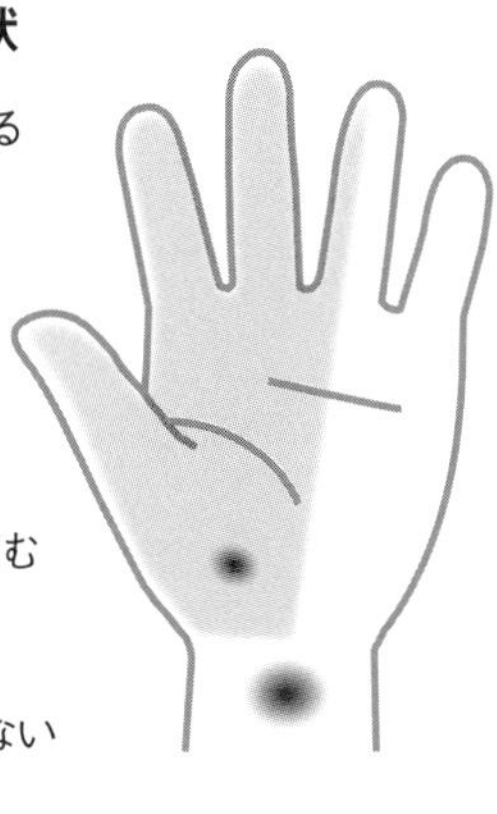

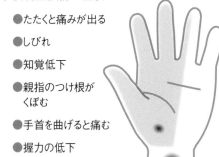

■動脈硬化症

透析療法に、高血圧、脂質異常症、カルシウム代謝異常などが重なると動脈硬化が起こりやすく、手足がしびれる閉塞性動脈硬化症や脳卒中、心筋梗塞などを発症しやすくなります。

■高血圧・肺水腫

血圧が高くなると、肺の中に水がたまる肺水腫を起こし、むくみ、せき、痰、呼吸困難などが生じます。また高血圧の状態が長く続くと、脳出血や心不全の可能性が高まります。

■悪性腫瘍

長期間透析療法を受けている人は、悪性腫瘍の発生率が高いといわれています。とくに多いのは腎臓がん、胃がんや大腸がんなどの消化器系のがんです。腎不全による発がん物質の蓄積や免疫機能の低下などが原因だとされています。

■感染症

腎不全になると免疫力が低下するため、感染症にかかる率が高くなります。シャント部の感染のほか、尿路感染症、結核、風邪からの肺炎などがあります。

透析患者さんの死亡原因で多いのは心不全と感染症です。近年、感染症は増加傾向にあります。

感染症を防ぐには、体や衣類の清潔、うがいや手洗いの励行、必要十分な栄養と透析、そして体力の維持です。

■かゆみ

肌のかゆみに悩まされることがあります。尿毒素やカルシウムが皮膚に沈着したり、汗が出にくく皮膚が乾燥しやすいこと、薬剤の影響やアレルギーなどが原因として考えられます。

体を清潔に保ち、肌の保湿を心がけても改善しない場合は医師に相談して薬剤を検討してもらいましょう。

column

透析前に腎不全の合併症を改善しておこう

慢性腎不全では、貧血、高血圧、高カリウム血症などの合併症（94ページ参照）が進行しています。透析導入前に、合併症の症状をできるだけよい状態にコントロールしておきましょう。コントロールがよければ、それだけ透析の導入を遅らせることができ、透析に入ったあとの予後もよくなることが期待できます。

実際に、大規模研究で、透析導入前に腎臓専門外来を受診した期間が長いほど、透析導入後の生命予後がよいと報告されており、その要因として、透析導入前に、合併症、とくに貧血のコントロールがよかったことが指摘されています。

一生続く透析療法の選び方

透析技術の発達により、透析療法を続けながら学校に行ったり、仕事を続けたりすることが可能になっています。血液透析と腹膜透析を併用する方法も増えています。

腹膜透析ファーストで腎機能を長持ちさせる

透析療法は一度始めると腎臓移植をしない限り、一生続けなければなりません。

自分がどういう日常生活を送りたいのか、また病状に対して最適な治療は何なのか、よく考えて透析療法の方法を選択しなければなりません。

以前は透析療法を選ぶ場合、血液透析か腹膜透析を選ぶのが一般的でしたが、まず腹膜透析を導入し、その後血液透析に移行する考え方も出てきています。

透析療法導入の目安は、腎機能が10％以下に低下したときですが、10％になってもまだ腎臓は働いています。これを残存腎機能といい、腎臓はわずかながらでも老廃物の除去や尿の排出、ホルモンの産生などを行っています。

腹膜透析はこの残存腎機能を保護する作用が高いといわれ、まず腹膜透析で腎機能を保護するという「PDファースト」という考え方が広まっています。

血液透析を何年か行うと尿がほとんど出なくなりますが、腎臓の機能がまだ残っているうちに腹膜透析を始めると、尿量が保たれることが多くあります。

血液透析と腹膜透析を併用してQOLを向上

最近増えているのが、血液透析と腹膜透析を併用するハイブリッド型（混合型）です。これは腹膜透析を毎日行いながら週に1～2回血液透析を受ける治療法です。

一般にこの方法は、腹膜透析の治療効率が低下して水分や尿毒素の除去が不足したときに導入されます。腹膜透析でQOL（生活の質）を保つ一方で、その弱点を血液透析で補おうという、まさにハイブリッドな治療法といえます。

一方、近年、透析の合併症に対する治療や対策も進化しています。腎性骨異栄養症を招く、骨・ミネラルの代謝異常に効果のある新薬が認可され、血液透析では、血液濾過療法が長期透析による合併症対策として行われています。

透析療法と仕事を両立させるには

透析療法は長く続きます。その間もできるだけ仕事や学業は続けましょう。仕事への意欲や達成感は生活の質を保つ支えとなり、治療の意欲にもつながります。

60歳未満の男性患者の60％以上が就労中

日本透析医学会の調査によると、2017年末の慢性透析患者さんの平均年齢は70歳ですが、働き盛りの50代の患者さんは4万人以上。40代も2万人弱います。

社団法人全国腎臓病協議会が血液透析患者を対象に行った2016年度の調査では、60歳未満の男性は60％以上が仕事をしており、女性も40代では約40％、40歳未満では50％前後が就労しています。

同調査によると、60歳未満で仕事についていない男性では70％以上、女性でも40％以上が就労を望んでいます。

常勤者の75％は夜間透析を利用

透析患者さんが仕事をするには、職場の理解と協力が欠かせません。

血液透析の時間を確保するために勤務時間の調整が必要ですし、腹膜透析でも日中、透析バッグを交換する場所が必要です。

また、血液透析のシャントを設けた腕を圧迫する作業や、腹膜透析では腹圧がかかる作業を避ける必要があります。合併症に対する理解も求めなければなりません。

血液透析患者を対象とした全腎協の調査では、就労者全体の約33％、常勤職では約60％が透析を夕方5時以降に開始しており、常勤職は約75％が夜間透析を行っています。

治療と両立するために、部署を異動したり、待遇の変更を余儀なくされるかもしれません。

そうであっても、仕事を続けることは、生活を経済的に支えるだけでなく、生活習慣をととのえて体調を維持するうえで大きな役割を果たします。

幸い、前述の全腎協の調査では、就労者および学生の75％以上の人が、「職場や学校での通院や病気への理解」が「かなりある」「どちらかといえばある」と回答しています。

大切なことは、働く意欲をしっかり伝え、作業や時間の調整について職場と十分に話し合うことです。

透析療法にかかる費用と支援制度

透析にかかる費用は、血液透析が1か月で約40万円、腹膜透析（CAPD）では30万～50万円が必要だとされています。ただ、以下のような医療費の公的助成制度を利用することで、自己負担は大きく軽減されます。

特定疾病療養費の助成／健康保険

加入している健康保険による長期高額医療費を対象とした助成制度です。一般に人工透析の医療費は、自己負担が月1万円（所得によっては2万円）になります。

指定の申請書に医師の記載・捺印をもらい、加入している保険者に申請して「特定疾病療養受療証」の交付を受けます。

自立支援医療／指定医療機関

身体障害者手帳の交付を受けている18歳以上の自立支援医療に対する医療費助成制度です。

自立支援医療機関の指定を受けている医療機関に、身体障害者手帳を提示して申請します。

障害者医療費助成制度／市区町村障害福祉担当課

透析患者は、身体障害者福祉法に定められた障害に該当すると1級と認定されます。

市区町村の障害福祉担当の窓口に申請して身体障害者手帳の交付を受けます。そのうえで、保険適用分の医療費の自己負担の助成を受けられる医療証を交付してもらいます。対象等級や所得制限などは市区町村により異なります。

身体障害者1・2級（一部自治体では3級も）を対象に「重度心身障害者医療費助成制度」を設けて、医療費や自立支援医療などの自己負担分を独自に助成している地方自治体もあります。

column

透析患者さんが仕事をするための支援制度

透析患者さんは身体障害者の認定を受けることができます（身体障害の等級は1級と認定されます）。

国は、ハローワーク（公共職業安定所）を通じて身体障害者を支援する制度を設けています。事業主がハローワークを通じて身体障害者を雇用する場合は一定の助成が受けられ、障害者は、支援金や身元保証等の支援が受けられます。

●問い合わせ先

ハローワーク、市区町村地域障害者職業センター

透析治療中の旅行を安全に

人工透析をしていても、主治医の許可を得ることができれば、旅行に行くことができます。行き先に透析施設があるかどうかなど、事前の準備が大切です。

まず、透析施設に依頼と情報提供を

旅行の計画を立てるときは、まず主治医に相談しましょう。食事や水分のとり方、合併症対策などもあらためて指示を確認し、必要な薬剤を多めに処方してもらうと安心です。

旅行先での透析施設も、まず通院している病院に相談してみましょう。自分で探すには、インターネットで「旅行透析」「臨時透析」などの言葉で検索するか、「全国腎臓病協議会の腎友会」に相談するとよいでしょう。

透析施設が決まったら、旅行の1か月前くらいまでに施設に透析の予約をし、主治医に紹介状、透析の治療条件や検査データなどの診療情報を書いてもらい、施設に送っておきましょう。

助成金の交付手続きも確認しておこう

当日は、健康保険証と特定疾患療養受療証を必ず持参しましょう。

ただし、各地方自治体独自の医療費の助成は、旅行先の施設では受けられないかもしれません。その場合は帰宅後に手続きをして助成金を受け取ります。そのための診療明細などを旅行先の施設に記載してもらう必要があることもあるので、どのような書類や手続きが必要か、事前に確認しておきましょう。

海外旅行では、食事など自己管理を万全に

海外旅行でも、主治医の許可をもらい、透析施設を探して予約し、主治医に医療情報の書類を書いてもらい、送付あるいは持参します。

透析費用は現地で支払い、帰国後に還付を受けます。還付申請のための必要書類を確認しておきましょう。

旅先でのアクシデントに備えて海外旅行保険に加入すると安心です。

大手航空会社では低塩食や糖尿病対応食などが用意されていますが、現地での食事や水分補給は自己管理が重要です。低塩・低カリウムなどの携帯食品を持参すると便利です。

透析患者の災害時の備え

東日本大震災以後、自分の住んでいるところで震災が起こったら透析を受けられないのではと、心配した人も多いことでしょう。日ごろから災害に備えて、準備をしておきましょう。

いつどこでも透析を受けられる準備を

被災先でも透析が受けられるよう、災害時透析患者カード（左図参照）、健康保険証、身体障害者手帳、常備薬は常に携帯しておきます。

まず、通院している施設に連絡して被災状況を確認します。利用できないときは、インターネットで日本透析医会「災害時情報ネットワーク」にアクセスします。被災地内の透析施設の被災状況や受け入れ可能施設の情報が得られます。

災害時透析患者カード

各個人の透析施設の連絡先、透析条件、治療経過などを記載したカード。全国腎臓病協会による「災害手帳」のほか、医療機関や自治体が独自に透析カードなどを作成している。

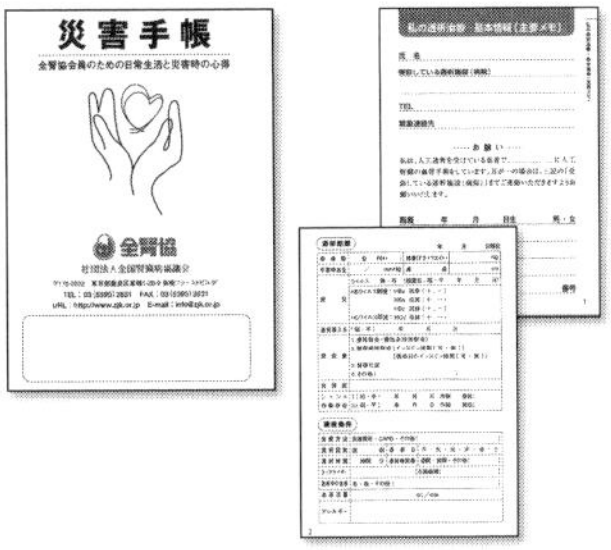

（公社）日本透析医会「災害時情報ネットワーク」へのアクセス方法

日本透析医会にアクセス後、「**災害時情報ネットワーク**」のサイトへ進む

透析中に地震が起きたら

地震は多くの場合、1～2分でおさまるのであわてずに対処しましょう。

血液透析の場合は、針が抜けないよう穿刺部の固定を確認します。毛布などをかぶって落下物から身を守り、ベッドから落ちないよう柵などにつかまります。

身を守ることが先決です。避難する必要があれば透析を中止します。

腹膜透析中に透析回路やカテーテルが破損し、汚染したら、体に近いところでストッパーを2か所かけ、汚染された透析液が体内に入らないようにし、医療機関に連絡します。

腎臓移植は唯一の根治治療

末期腎不全になったときのもうひとつの治療法は腎移植です。透析と違って健康な人と変わらない生活ができます。しかし、日本では海外にくらべて腎移植の実施率が低いのが現状です。

献腎移植を受けられるのは希望者の2%弱

普通の人と変わらぬ生活をとり戻すことができる腎臓移植ですが、日本ではなかなか受けられないのが現状です。

２０２１年時点で、日本臓器移植ネットワークに登録している腎臓移植希望者は１万３７３８人いました。しかし、腎臓移植を受けた人は１７７３名でした。

２０２１年の総移植数のうち、家族や血縁者に提供してもらう生体腎移植が占める割合が約93%。死亡したかたから腎臓を提供してもらう献腎移植は１２５例しか行われていません。

腎臓移植を待っている人のうち、１%弱の人しか献腎移植を受けられず、長い期間待つことになります。平均待機期間は約14年ともいわれています。

海外では年間６万５０００件、米国では１万５０００件の腎臓移植が行われ、その半数以上が献腎移植です。

なぜ日本では献腎移植が少ないのでしょうか。それは臓器提供の意思を表示している人が少ないことが原因です。

２０１０年に改正臓器移植法が全面施行され、拒否の意思がない場合に限り、本人が臓器提供をするか、しないか明確にしていなくても家族の承諾があれば臓器提供ができるようになりました。これには15歳未満の場合も含まれています。

また、同法では、死後に臓器を提供する意思に合わせて、親族に優先的に提供できる意思をあらかじめ登録できる「親族優先提供」も施行されました。なお、優先提供範囲に兄弟姉妹は含まれません。

腎臓移植の成績は、近年大きく向上している

移植された腎臓は、一生使えるとは限りません。しかし、近年、移植後の生着率（移植された腎臓が正常に機能する確率）、生存率とも向上し、移植後に再度、透析を行う割合も5年で1割まで減少しています。

とくに生体腎移植の成績が劇的に向上し、手術の負担も軽減したため、夫婦間の生体腎移植が急増中です。

column

透析以外のもうひとつの選択肢は腎移植

腎代替療法のもうひとつの選択肢に腎移植があります。腎移植には生存している家族や血縁者から腎臓を提供してもらう生体腎移植、死亡した人から腎臓を提供してもらう献腎移植がありますが、日本では生体腎移植がほとんどです。腎移植後は移植した腎臓を自分の免疫力で排除しようとする拒絶反応が起こるため、免疫抑制薬を服用する必要があります。移植をしても数年後に腎機能が低下することは少なくありませんが、近年、優れた免疫抑制薬の登場により、移植した腎臓を長くもたせられるようになりました。せっかく移植した腎臓を大切に、日常生活に気をつけて過ごすようにしましょう。

図7 わが国の腎臓移植の実施件数の年次推移

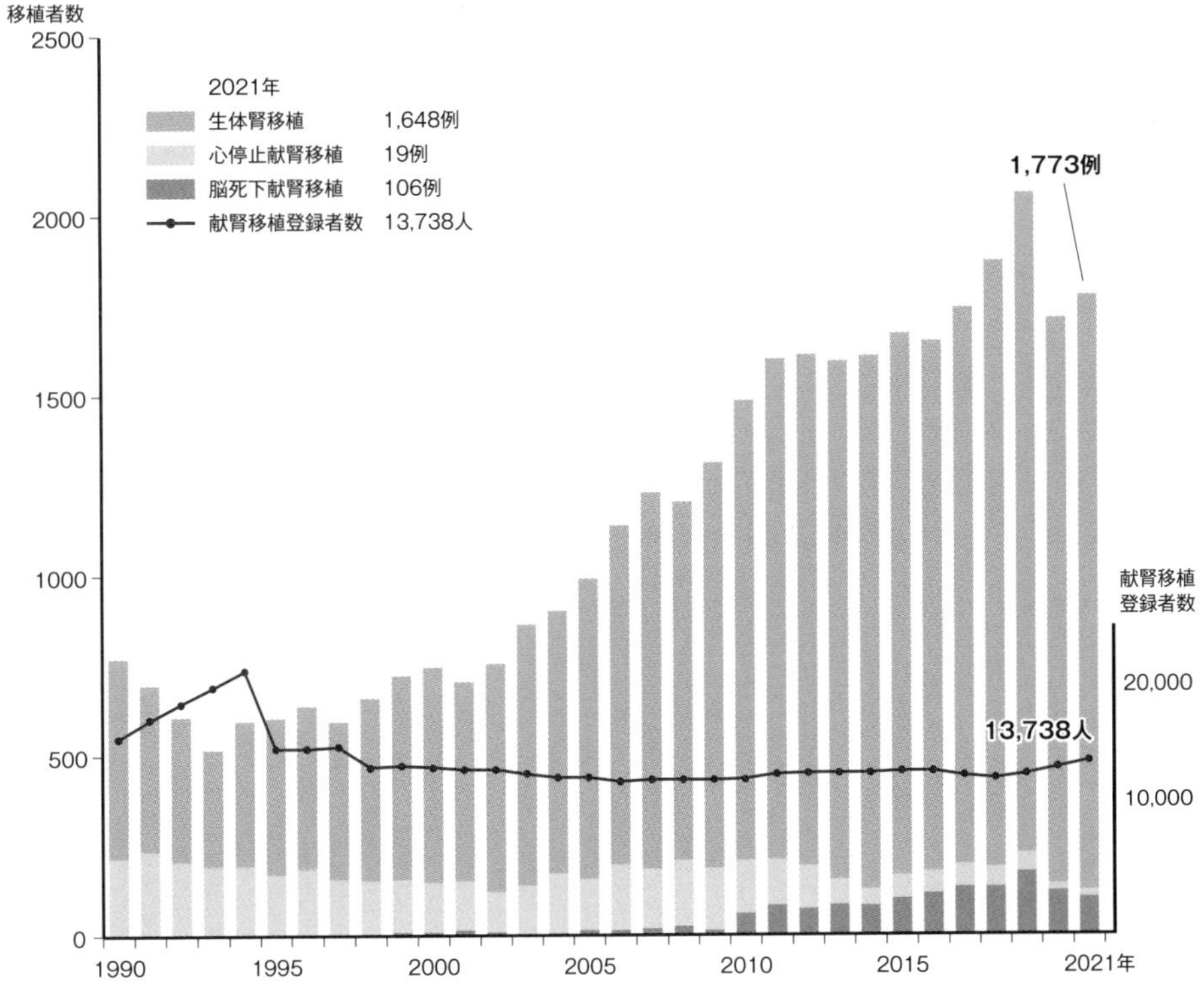

出典：日本移植学会「ファクトブック2022」

腎臓移植を受けることができる条件

全身麻酔の手術に耐えられるほど全身状態が良好であれば、腎臓移植を受けることができます。しかし、手術後に服用する免疫抑制薬に対して、リスクがある人は受けることができません。

手術に耐えられる体力があれば、腎臓移植に年齢制限はありません。しかし、心肺機能などから、実際には70歳ぐらいまでと考えられています。

また、移植後に免疫抑制薬を飲む必要があるため、そのことによって致命的な問題が起きる可能性がある人は受けることができません（表2参照）。

表2　腎臓移植が受けられない人

- 治癒していない、または治癒後間もない悪性腫瘍がある（がん、リンパ腫、白血病、肉腫）
- 慢性または活動性の感染症
- 性格や気質、精神疾患により自己管理ができない
- 全身麻酔を含む、大きな手術に耐えられない心肺疾患がある
- 献腎移植では、ドナーに対するクロスマッチ陽性の場合

血液型や遺伝子型が違っても生体腎移植は可能

生体腎移植の場合、ドナー（腎提供者）とレシピエント（移植を受ける人）の血液型が一致・適合していなくても移植が可能です。ただし、一致・適合していたほうが移植後の腎臓の機能が良好であるという傾向はあります。

また、遺伝子の型である組織適合抗原（ＨＬＡ抗原）が一致していなくても腎臓移植を受けることができます。組織適合抗原とは、拒絶反応の原因となる物質です。適合しているほど移植後の腎機能は良好ですが、医学の進歩により、適合していなくても受けることができるようになりました。

クロスマッチ陽性のドナーから献腎移植はできない

クロスマッチとは、レシピエントの血液中に、ドナーのリンパ球に対する特異的な抗体ＤＳＡの有無を調べる検査です。

検査の結果、この抗体が存在するクロスマッチ陽性だと、移植後に急性の拒絶反応が起こるため、献腎移植はできません。

ただ、生体腎移植であればクロスマッチ陽性でも、免疫抑制療法で抗体反応を抑えたり、血漿交換で抗体を除去したりすることで、時間はかかりますが、移植が可能です。

透析導入前に行う先行的腎移植が増加中

腎不全になったらまず透析療法を始め、透析療法を受けながら腎臓移植を検討すればよい……そう考える人が少なくないようです。

しかし、欧米では透析療法を導入する前に腎臓移植を受ける「先行的腎移植」が数多く行われており、生体腎移植の３割、献腎移植の１割弱を占めているといいます。

「先行的腎移植」は、透析療法を経てから行う腎移植に比べて、生着率、生存率とも良好で、合併症も少ないことが１９９０年代からわかっています。透析中の心血管系合併症が移植後に影響を及ぼすためです。とくに長期透析による動脈硬化による血管の石灰化は、腎臓移植手術の安全性を大きく損ないます。

日本では透析の質が高く、腎臓移植ドナーが不足していることもあり、これまで、先行的腎移植は、小児に両親など大人の腎臓を移植する生体腎移植が中心でした。しかし、近年、腎移植の成績の向上に伴い、透析による負担を避けるため先行的腎移植を選択する人が増えています。

先行的腎移植の準備はステージG4になる前から

先行的腎移植を受けるには、適切なタイミングがあります。ガイドラインでは、成人の場合はＧＦＲ 15mL／分、小児では20～30mL／分で、移植する施設に紹介するよう勧めています。

しかし、移植前には多くの検査が必要であり、糖尿病や高血圧など、合併症の治療を先行しなければならない場合もあります。また、幸い、生体腎移植のドナーが見つかっても、ドナーにリスクについて十分に時間をかけて理解してもらう必要があります。

２０１３年から、献腎移植でも先行的腎移植を希望できるようになりました。しかし、ドナーが見つかるまで相当の時間を要するので、実際に可能になる例はごくわずかです。いずれにしても、先行的腎移植を希望する場合は、十分な余裕を持って専門医や関係者と相談する必要があります。

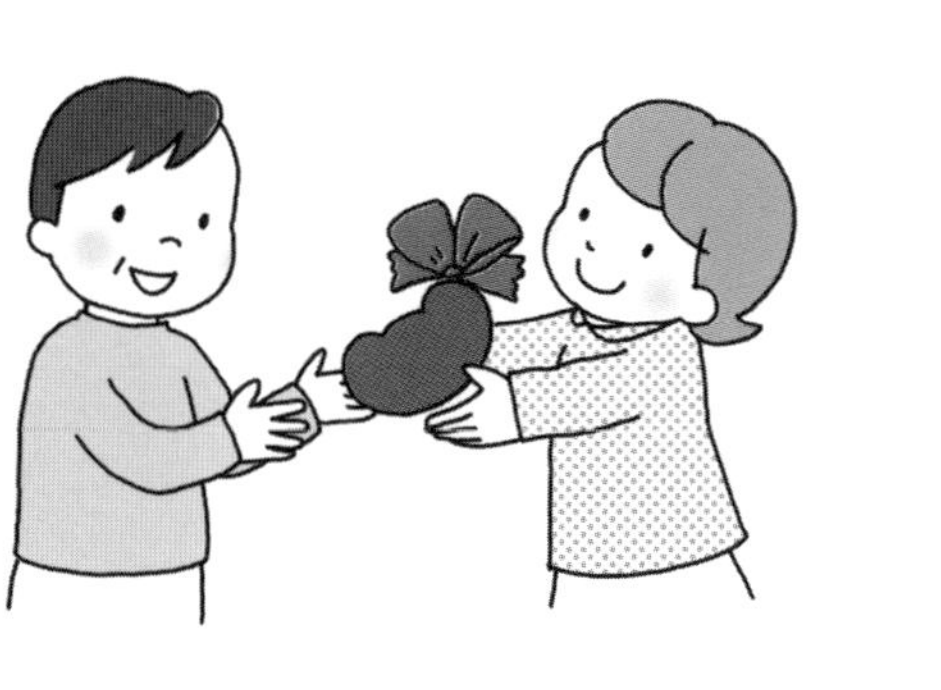

生体腎移植のドナーになるには

生存している人から片側の腎臓をもらって移植するのが生体腎移植です。ドナーとなるリスクは小さくありません。十分にリスクを理解し、後悔のないよう選択してください。

ドナーの医学的条件は医師の判断による

日本で生体腎移植の提供者として認められているのは、143ページの図8に示したように、父母、兄弟姉妹、子などの6親等以内の血族、あるいは配偶者とその3親等以内の姻族です。

ドナーにはそのほかにも以下のような倫理的・医学的条件があります。

■心身とも健康な成人であること。

■腎臓が2つとも機能しており、その働きが良好であること。

■全身性の活動性感染症、悪性腫瘍などに罹患していないこと。

■ドナーが手術の安全性・リスクを十分に理解し、医学的ケアに協力できること。

なお、医学的条件について決められた基準はありません。医師によって、あるいは移植施設によって判断が異なる場合があります。腎結石がある、70歳以上の高齢者などはとくに慎重に検討されます。

ドナーのリスクは一生続くことも理解して

ドナーが受けることになる腎臓の摘出手術は、安全性が高く、死亡の危険性はほぼないといってよいでしょう。

しかし、手術によるリスクが全くないわけではありません。感染やヘルニアなどの合併症が起こる可能性が数%あります。

さらに重要なリスクは術後の健康への影響です。

2つあった腎臓が1つになるため、腎機能は低下します。摘出後の腎機能は摘出前のおよそ70～75%だと報告されています。健康であればその後はそれ以下に低下することはありません。しかし、もともと腎機能が70%以下だった人は腎不全になるリスクが高まるので、事前に腎機能を調べておくことが重要です。

このほか、ドナーになった人には、高血圧や尿タンパクが認められることがある、肥満になる頻度が高いという報告があります。いずれも放置すれば心血管疾患や慢性腎臓病のリスクとなります。

図8　生体腎移植が認められる血族と親族

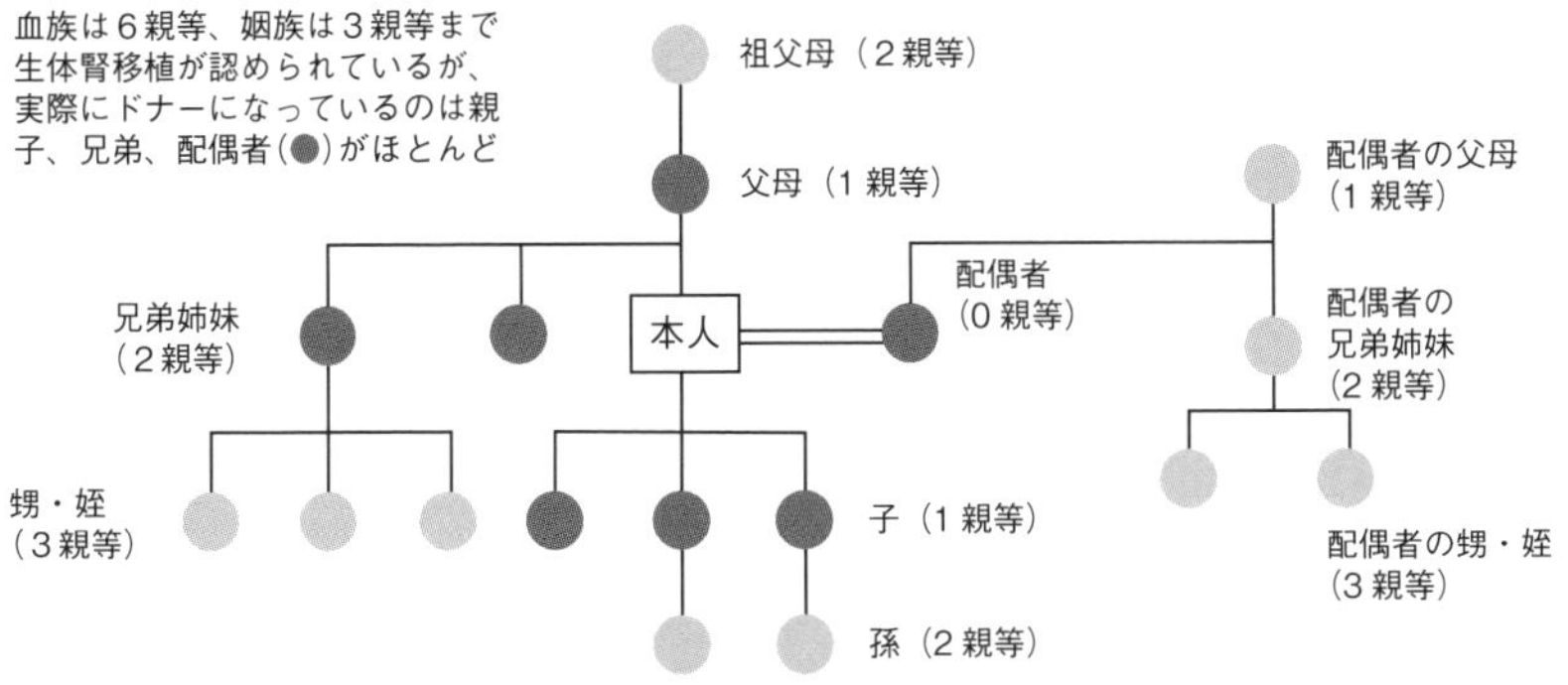

ドナーは、これらのリスクについて事前に医師から十分な説明を受け、提供後は長期間にわたって定期的に検診を受けるとともに、健康管理に十分に注意する必要があります。

column

生体腎移植にかかる費用と助成制度

腎臓移植にかかる医療費は、基本的に生体腎移植も献腎移植も、移植を受けるレシピエントの健康保険が適用されます。生体腎移植のドナーの医療費も、検査費用や手術、入院費用まで、すべてレシピエントの保険で支払われ、ドナーの自己負担はありません。

レシピエントの自己負担は、保険の種類によってかかった費用の1～3割になります。ただ、透析療法を行っている場合は、障害者医療費助成制度による障害者医療証、健康保険による特定疾病療養受療証、自立支援医療に対する自立支援医療制度（135ページ参照）などの助成制度を利用できる場合もあります。

なお、移植後は、特定疾病療養受療証は使えなくなりますが、障害者医療証と自立支援医療制度は利用できます。これらの制度を使うことで、移植後の入院費や免疫抑制剤などの医療費の助成が受けられます。

献腎移植を受けるには

献腎移植を受けるには登録が必要です。ドナーが見つかるまで10年以上かかるだけに、早めに登録したいものの、費用がかかることも知っておきましょう。

移植希望施設への受診・検査を経て登録する

献腎移植を受けるには、まず、移植手術を受けたい施設を決める必要があります。腎臓病の治療を受けている主治医に相談したうえで、希望する施設を選び、紹介状を書いてもらうことがスタートです。

移植希望施設から移植候補者になったと連絡があったら、すみやかに対応しなければなりません。移植時には、提供施設から移植施設への臓器の運搬費、摘出医師派遣費は実費が請求されます。そうしたことも考慮して移植希望施設を選択しましょう。

待機中の登録料、移植時のコーディネート料も必要

登録から移植までの流れを表3に示しました。注意したいのは、登録後の長い待期期間にも登録更新料がかかること、また、移植が実現したときは日本臓器移植ネットワークのコーディネート料がかかります。移植臓器の運搬費や臓器を摘出した医療チームが移植施設まで移動する派遣費用も負担しなければなりません。

なお、登録料、更新料、コーディネート料は住民税非課税世帯では免除になり、支払った金額は医療控除の対象になります。

表3　登録から移植までの流れと費用

1. 主治医の紹介状を持ち、移植施設を受診
2. 移植に備えて血清保存
   - 費用は自己負担
3. 日本臓器移植ネットワークに移植希望登録
   - 新規登録料3万円
4. 毎年、登録更新をして待機
   - 更新料年間5000円
5. 定期的に採血をして血清保存
   - 費用は自己負担
6. 移植施設から臓器提供の連絡
7. 腎移植を受ける
   - 手術・治療費用は健康保険適用
   - コーディネート料10万円
   - 臓器運搬費、摘出医師派遣費は実費

※日本臓器移植ネットワークは臓器移植をコーディネートする公益社団法人

腎臓の移植手術の流れ

日本で最も多く行われている生体腎移植の手術の手順を紹介します。移植手術そのものは、献腎臓の場合も同じです。

初診から手術まで、2～3か月はかかる

　生体腎移植は、レシピエント（移植を受ける人）とドナー（腎提供者）候補者がともに移植施設を受診し、検査を受けることから始まります。

　検査項目は血液型やクロスマッチなどの適合性検査をはじめ、心肺機能、胃、腎臓、尿路・膀胱、骨密度、耐糖能検査など多岐にわたります。検査の結果、血液型などが適合しなかった場合は拒絶反応を抑えるための医療処置が必要になります。そのため、手術まで2～3か月程度かかります。

提供腎臓は下腹部に入れて膀胱とつなぐ

　腎移植の手術は、自分の腎臓は原則としてそのまま残し、提供された腎臓を下腹部の骨盤の左右どちらかに入れます。骨盤内を走る大きな動脈と静脈を、提供腎臓の動脈と静脈それぞれにつなぎ、提供腎臓の尿管を膀胱につなげば移植は終わります。

　手術は全身麻酔で行われ、通常4時間ほどです。入院期間は術後の経過により、1か月前後です。

　なお、生体移植された腎臓はすぐに機能しはじめ、尿が出ますが、献腎臓は数日かかることがあり、その間、透析が必要な場合もあります。

図9　腎臓移植手術の仕組み

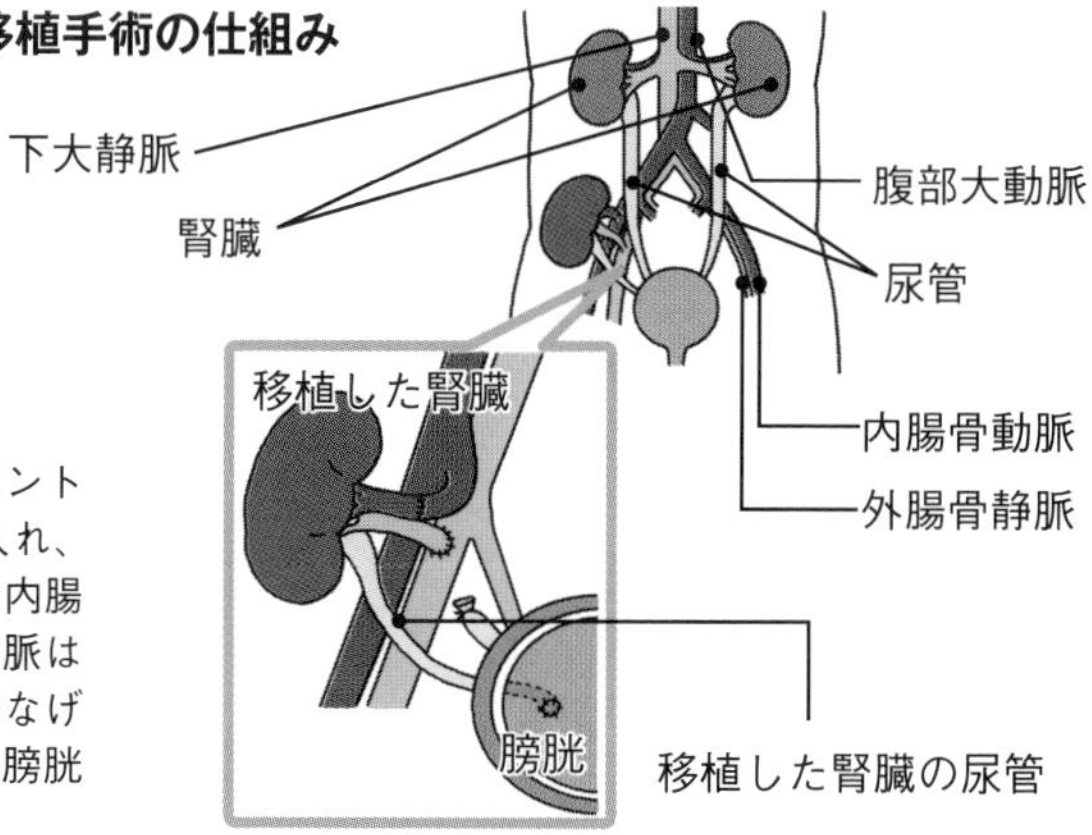

腎臓をレシピエントの骨盤の中に入れ、腎臓の腎動脈は内腸骨動脈に、腎静脈は外腸骨静脈につなげる。また尿管も膀胱につなげる

ドナーの腎臓摘出術は内視鏡下でも可能

生体腎移植では、ドナーも検査のために5~7日の入院が必要です。さらに腎臓摘出手術のために1週間~10日ほど入院します。

通常、摘出するのは左の腎臓です。こちらのほうが摘出しやすく、移植しやすいためですが、条件によっては右の腎臓を摘出することもあります。

手術方法は開腹手術と、内視鏡下手術の2通りがあります。開腹手術は全身麻酔で行い、約3時間かかります。最近では傷が小さく、回復も早い内視鏡下手術が多くなっています。内視鏡下手術であれば、術後約1週間で退院することができます。

ただし、内視鏡下手術は、狭い空間で遠隔操作によって行うため、開腹手術より30分から1時間程度、長くかかる傾向があります。

図10 ドナーの腎臓摘出術

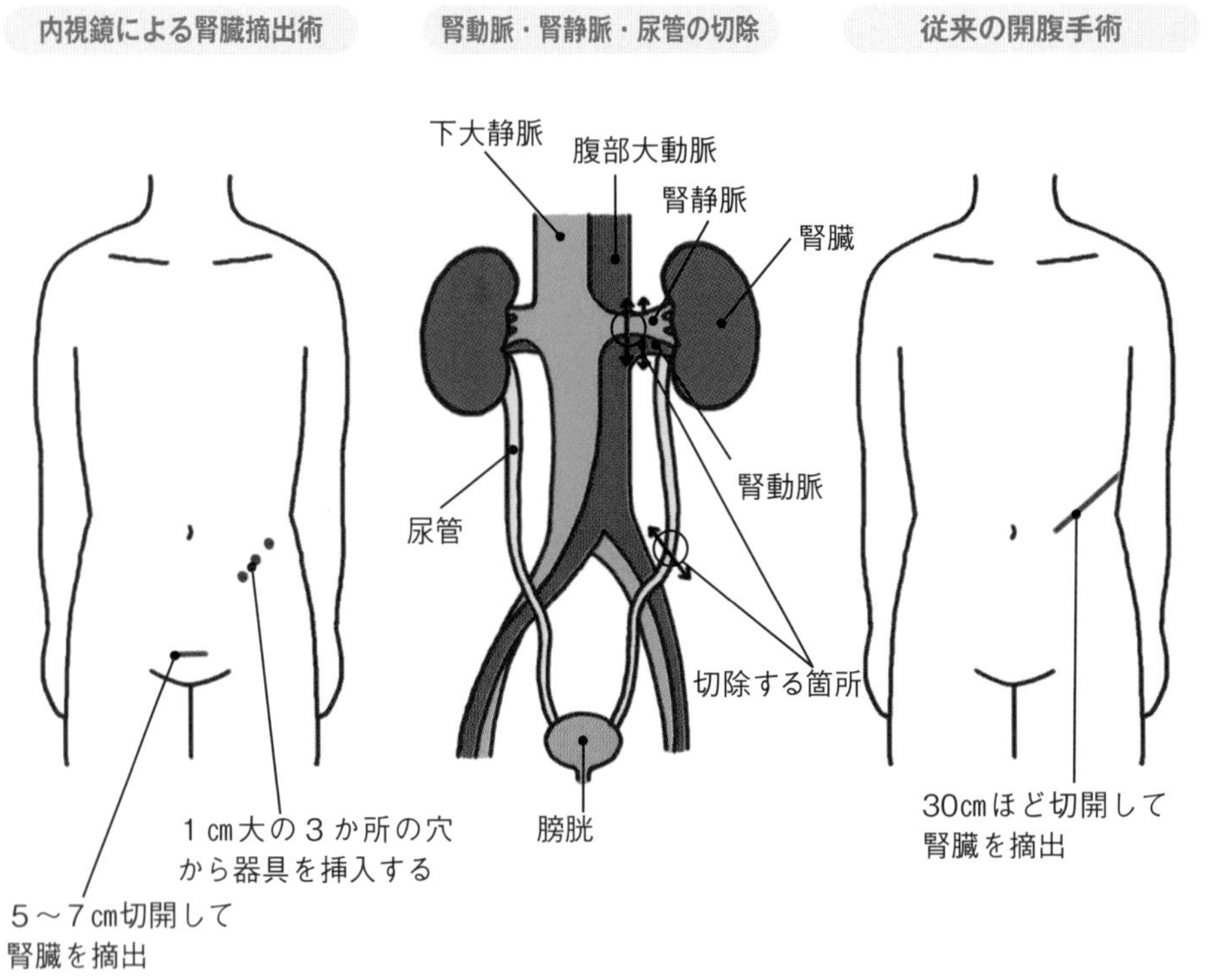

移植腎臓を守る医療と生活

腎移植が終了すると、健康な人とほぼ変わらない生活を送ることができます。ただし、移植された腎臓を長持ちさせるには、薬物療法を継続し、食事など生活習慣に十分に注意する必要があります。

免疫抑制療法は一生、必要

移植腎臓の生着率は、年々、向上しています。しかし、20年を超す長期の生着はまだむずかしいとされています。それは、他人の腎臓は自分にとって「異物」だからです。

遺伝子型が一致したとしても組織適合抗原（HLA抗原）の膨大な組み合わせのすべてが適合したわけではありません。現在は、完全に適合しなくても、免疫抑制療法で移植はできますが、「異物」と認識されて、拒絶反応が強く出るリスクはあります。

移植時の拒絶反応で最も危険なのは、Tリンパ球や、ドナーに特異的な抗体（DSA）が移植腎臓に対して起こす急性の拒絶反応です。そこで、移植前にDSAの有無を調べるクロスマッチ検査をしますが、移植後も、DSAができないよう、免疫抑制療法を行う必要があります。移植後しばらくたってできるDSAが起こすのは慢性の拒絶反応ですが、まだ有効な治療法がなく、徐々に移植腎臓を障害して機能を低下させていきます。

また、移植後、何年たったとしても、免疫抑制療法をやめれば、とたんにTリンパ球は移植腎臓への攻撃を再開し、拒絶反応を起こします。

したがって、免疫抑制療法は一生、続ける必要があるのです。

免疫抑制薬の服用量、服用時間を厳守すること

免疫抑制療法は両刃の剣です。弱すぎれば拒絶反応が起き、強くしすぎれば、細菌やウイルスまで受け入れてしまうため、感染症などの合併症が起きやすくなります。副作用による高血圧や糖尿病、脂質異常症などの代謝障害も悪化します。

そのため、免疫抑制薬は、個々の患者さんの状況に応じて、微妙なさじかげんで処方され、移植から3か月くらいまでは、種類も投与量もしばしば変更されます。確実な効果を得るために、決められた時間と投与量を正確に守りましょう。

表4 主な免疫抑制薬と副作用

免疫抑制薬	副作用
副腎皮質ステロイド薬	感染、消化性潰瘍、骨粗鬆症、糖尿病、高血圧、脂質異常、肥満、大腿骨骨頭壊死、精神症状、白内障、緑内障、満月様顔貌（ムーンフェイス）、にきび
シクロスポリン	腎機能障害、高血圧、脂質異常、多毛、歯肉肥厚
タクロリムス	腎機能障害、高血圧、糖尿病、手指のふるえ
ミコフェノール酸モフェチル	下痢、嘔吐（胃腸炎）、食欲不振、貧血、白血球減少
アザチオプリン	貧血、白血球減少、肝障害、食欲不振、嘔吐
ミゾリビン	白血球減少、食欲不振、嘔吐、口内炎、膵炎

移植後6か月は感染症予防を厳重に

免疫抑制療法は、移植直後から6か月くらいまで、拒絶反応を抑えるために強力に行われます。そのため、通常ならかからないような感染力の弱い病原体による「日和見《ひよりみ》感染症」にかかりやすくなります。

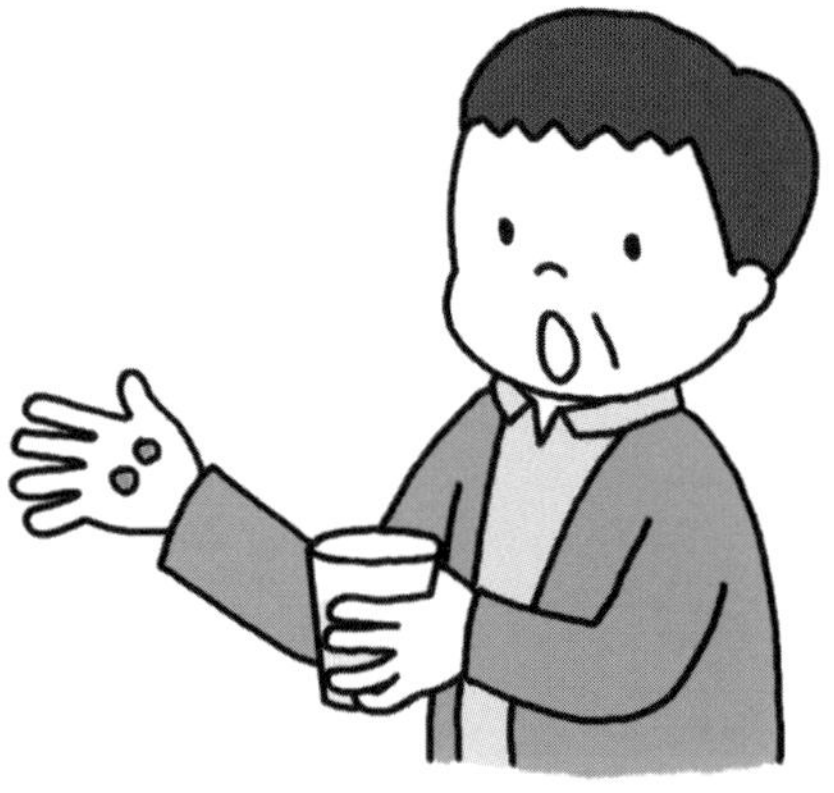

腎移植後に感染する可能性のある病原体は、細菌、ウイルス、真菌（かび）などさまざまです。それらによって起こる感染症は、呼吸器、消化器、尿路、循環器、皮膚、口内、咽頭や副鼻腔など全身に起こります。感染が全身に広がれば移植腎臓にも影響し、命の危険も生じます。

したがって、退院後も規則正しい生活を心がけ、うがい、手洗い、歯みがきを励行して身体を清潔に保ち、外出時はマスクをつけるなど、予防に努めましょう。

発熱、せき、痰、むし歯や歯周病、膀胱炎など、炎症の兆候に気づいたら早めに治療を受けて軽いうちに治すことが大切です。

がん、高血圧や高血糖、動脈硬化なども起こりやすくなる

免疫抑制薬の副作用として、代謝障害も起こりやすくなります。具体的な症状は、高血圧、高血糖、脂質異常症、高尿酸血症など、いわゆる生活習慣病です。

これらも放置すれば腎臓に障害を及ぼします。とくに高血圧は腎硬化症を、高血糖は糖尿病性腎症を招き、せっかく移植した腎臓が腎不全に至り、透析療法に移行せざるをえなくなることもあります。

一方、動脈硬化も進行するので、腎臓は元気なのに、心血管疾患や脳血管疾患が起こる可能性もあります。

がんも、免疫抑制療法のリスクです。もともと腎不全の患者さんはがんの発生率が高いのですが、なかでも腎移植後の発生率は高いと報告されています。

慢性拒絶反応による慢性移植腎症も

慢性拒絶反応とは、移植後3か月以降に徐々に腎機能が落ちていく拒絶反応です。

免疫機能が移植腎臓を攻撃している場合もありますが、免疫機能が関係していない場合もあります。これを慢性移植腎症といいます。

慢性移植腎症は複数の要因が重なり、腎機能の低下が進行していきます。たとえば、糖尿病がもとで腎不全になった人が再発したり、免疫抑制薬の影響で腎臓の機能が悪くなることもあります。

慢性移植腎症にはよい治療法がありません。生活習慣病を改善して予防に努めること、発症後も血圧や血糖値をコントロールして腎機能の低下を遅らせることが大切です。

なお、進行した場合は、透析療法に移行するしかありません。

規則正しい生活とバランスのよい食事を基本に

高血圧や高血糖などの代謝障害は、それぞれ薬物療法で治療するとしても、生活習慣の改善はどんな人にとっても大切です。

症状をコントロールする基本は、一般の生活習慣病予防と変わりません。規則正しい生活を心がけ、栄養バランスよく、低塩分低脂肪の食事をとり、肥満を防ぎましょう。禁煙はもちろんですが、飲酒も控えめにしましょう。

心身の活力を維持するために、運動も適度に行いましょう。

生体腎移植のドナーも生活習慣病になるリスクがある（142ページ参照）ので、健康管理が必要です。

運動については、透析中に低リン血症や腎性骨異栄養症（131ページ参照）になっていた場合は、骨折しやすくなっています。医師と相談してから始めましょう。

定期的に検診を受けて合併症の早期発見を

退院後は定期的に外来に通院して、腎機能検査や合併症の検査を受けます。とくに移植後数か月は週に1～2回の通院が必要です。

腎機能が安定してくるとともに受診回数は減り、移植後1年で腎生検を受けて拒絶反応がなければ、それ以降は1～2か月に1度になります。

がんや生活習慣病を早期発見するために、人間ドックを、年に1回受けることもよいでしょう。

生体腎移植のドナーになった人も、定期的な検診が必要です。移植後、数か月間は1～2度、1年以降は年に1～2度の受診をお勧めします。

腎臓移植後の生活のポイント

- 規則正しい生活リズムを保つ
- 処方薬を正しく服用する
- 定期的に検診を受ける
- 感染予防に努める
- 栄養バランスのよい食事をとる
- 減塩（1日6g未満）する
- エネルギーの過剰摂取を避け、肥満を防ぐ
- 適度に運動をする

第8章

女性・子ども・高齢者の腎臓病

腎臓病の女性も、医師と相談しながら病気をコントロールできれば、妊娠・出産が可能です。また、子どもの場合は、成長過程にあることを踏まえた治療を行います。一方、高齢者の場合は、心身の衰弱を防ぐ配慮が必要です。

CKD患者の妊娠と出産

腎臓疾患のある女性にとって、妊娠・出産はリスクとなります。リスクをできるだけ抑えるために、まず、腎臓病をできるだけコントロールし、計画的に妊娠することが重要です。

ステージG1、G2でも妊娠合併症のリスクはある

妊娠すると、胎児の成長を促すために、体内でさまざまな変化が起きます。

腎臓では、糸球体濾過量が妊娠週数が進むにつれて増加し、妊娠満期には40％も増加します。それだけ腎臓にかかる負担が大きいため、健康な人でも妊娠後期に妊娠高血圧症候群（155ページ参照）を発症する人が少なくありません。

妊娠高血圧症候群は、かつては妊娠中毒症と呼ばれた、妊娠中の母子の健康を脅かす異常の総称です。

妊娠前にCKD（慢性腎臓病）と診断されている場合は、妊娠高血圧症候群をはじめ、早産、胎児発育遅延、低体重児出産などの妊娠合併症のリスクがさらに高くなります。

これまで多くの調査で、CKDのなかで最も軽症のステージG1でも、健康な妊婦さんに比べて妊娠合併症のリスクが高いと報告されています。

ステージG3以降はステージが進行するほどリスクが高くなり、出産後、腎機能が低下して、透析療法に移行する可能性もあるといいます。

腎臓専門医の管理下で計画出産を

さまざまなリスクがあるとしても、一定の条件がととのえば、CKDでも妊娠・出産ができます。その条件は153ページの表1に示したように、原因となった病気によって異なります。

大切なことは、実際に妊娠する前に、腎臓専門医に相談することです。妊娠・出産ができる条件がととのっているかどうか、慎重に検討してもらいましょう。

条件がととのっていない場合は、どうしたら条件がととのうか、治療計画を立ててもらい、きちんとコントロールしてから妊娠を目指します。

妊娠中から出産、そして産後も、腎臓専門医の管理が欠かせません。出産は、早産や低体重児出産に備えて、新生児集中治療室（NICU）のある病院を選ぶと安心です。

表1 CKD患者が安全に妊娠・出産するための医学的条件

腎臓病名	妊娠・出産ができる条件
急性腎炎症候群	尿の異常がなくなってから1年以上経過していること。
急性進行性糸球体腎炎	勧められない。
慢性腎炎症候群	クレアチニン・クリアランスの数値が71mL/分以上で、高血圧（140/90㎜Hg以上）を合併していない場合。
ネフローゼ症候群	●完全寛解（尿タンパク消失、血清タンパク改善、その他の症状が消失）となり、6か月以上再発していない場合。 ●不完全寛解Ⅰ型（尿タンパクはあるが、血清タンパクは正常化し、他の症状は消失）では、クレアチニン・クリアランスの数値が71mL/分以上で、治療終了後6か月以上経過し、病態が安定していれば可能。
ループス腎炎	●6か月以上、寛解状態が続き、病態が安定し、副腎皮質ステロイド薬の維持量が10～20㎎/日以下、腎機能が正常～軽度低下（クレアチニン・クリアランスの数値が71mL/分以上）の場合、慎重に観察しながら妊娠を継続する。
糖尿病性腎症	●糖尿病性腎症（89ページ参照）の病期1期、2期。

資料：日本妊娠高血圧学会「妊娠高血圧症候群の診療指針2015」より「腎疾患合併の妊娠許可条件」

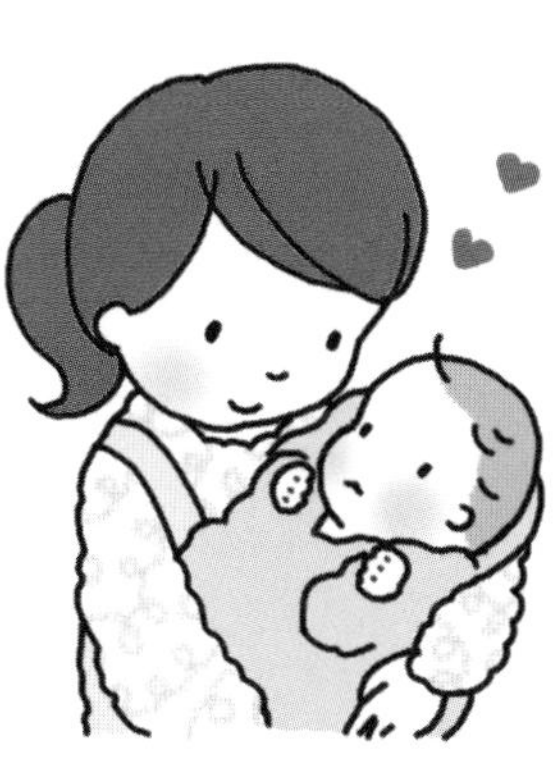

管理栄養士の指導を受けて食事療法をきちんと

ＣＫＤの人が妊娠・出産する場合、腎臓病やその合併症に対する処方薬を変更・減量して、胎児に与える影響を軽減する必要があります。

たとえば、降圧薬のＡＣＥ（アンジオテンシン変換酵素）阻害薬やＡＲＢ（アンジオテンシンⅡ受容体拮抗薬）は、胎児毒性があるため、妊娠がわかった時点で中止されます。そこで他の薬剤に変更すると治療効果が低下することが多いため、その分、食事療法を厳しくする必要があります。

食事療法の基本はＣＫＤの食事療法（第9章参照）ですが、とくに血圧は妊娠中期以降、急激に上昇するため、1日6g未満にする減塩が必須です。

ただし、妊娠高血圧症候群を合併している場合は、極端な減塩は、母体の循環血液を減少させ、病態を悪化させるため、1日7～8g程度の塩分制限が妥当とされています。

むずかしいのは、胎児の成長に応じたタンパク質を摂取しなければならないものの、そのために腎臓の負担が増し、合併症が悪化する可能性があることです。一般的に、妊娠中のタンパク質摂取量は、1日体重1kgあたり1・0～1・2gが妥当とされています。

また、エネルギー量を増やす場合は、過剰にとらないよう注意しましょう。食事を1日5～6回に分けてとり、血糖値の上昇を防ぎます。つわりで1回に十分に食べられない場合も、5～6回に分けるとよいでしょう。

このように、ＣＫＤの人の妊娠中の食事は、個々の状況に応じて調整が必要です。思わぬリスクから妊娠が続行できないことのないよう、腎臓病専門医の指導のもと、管理栄養士と相談しながら、自分に適した食事療法を学び、無事に出産を迎えてください。

column

透析中・腎臓移植後の妊娠・出産は？

いずれも健康な妊婦さんに比べて、妊娠合併症のリスクが高いのは事実です。

とくに透析患者が妊娠・出産を強く希望する場合は、透析回数・時間を増やして体調管理をしますが、早産や低体重児出産になる頻度が高いといえます。

腎移植後の場合は、移植後1年以上経過して、腎機能が安定していれば、比較的安全だと報告されています。

column

妊娠高血圧症候群とは

診断の決め手は高血圧

かつての妊娠中毒症は、高血圧、タンパク尿、むくみのどれか1つが診断の要件とされていました。その後の研究により、母子の健康を害する主役は高血圧だとわかり、妊娠高血圧症候群と改称されました。

診断の要件は、「妊娠20日から分娩後12週の高血圧、あるいは高血圧とタンパク尿があること」です。高血圧のみの場合は妊娠高血圧、高血圧にタンパク尿を伴う場合は妊娠高血圧腎症と呼ばれます。

■高血圧の診断基準

6時間以上の間隔をあけて2回以上測定し、各回、収縮期血圧が140mmHg以上、または、拡張期血圧が90mmHg以上

■病的な尿タンパクの診断基準

1日300mg以上

血管壁に起こる異常が諸悪の源

妊娠した母体では、子宮と胎盤をつなぐ太い血管がつくられます。それがなんらかの理由で細くなると、胎盤や胎児へ酸素や栄養が届きにくくなり、胎児の発育がわるくなります。一方、それでも母体は血液を増やして胎盤に流そうとするために血圧が上昇する、というのが、これまでに解明された妊娠高血圧症候群のメカニズムです。

問題は、血圧が異常に上昇するために、母体や胎盤の血管壁が壊れてしまうこと。そのために、タンパク尿やむくみが生じ、赤血球が壊されて肝機能が低下し血小板が減少するHELLP症候群などが起こります。

最もこわいのは、血管が異常に収縮するために起こる子癇発作(けいれん)と、早期に起こる胎盤剥離で、母子ともに命の危険が生じます。

CKD、高血圧、糖尿病は三大リスク

妊娠高血圧症候群を起こしやすい妊婦さんは、腎疾患からCKDと診断された人、高血圧、糖尿病の持病のある人です。肥満、40歳以上の高齢出産、双子以上の多胎妊娠の場合もリスクが高いとされています。

そのほか、家族に高血圧患者や妊娠高血圧症候群になった人がいる場合も要注意です。

また、前回の妊娠で妊娠高血圧症候群になった人は繰り返す可能性が高いとされています。

なお、妊娠前から高血圧やタンパク尿があって、妊娠20週から症状が悪化した場合は、加重型妊娠高血圧腎症と呼ばれます。

妊娠前のコントロールを確実に

妊娠高血圧症候群を予防する確実な方法はまだ見つかっていません。

もちろん、肥満や高血糖を招く食べすぎ、血圧の上昇に直結する塩分のとりすぎは、妊娠高血圧症候群を招くリスクになりますが、過剰なエネルギー制限は逆効果になります。

CKDや高血圧、糖尿病など病気がある場合は、治療を優先して血圧のコントロールを確実にしたうえで、計画的に妊娠・出産を進めましょう。

妊娠中は産科に加え、腎臓専門医、助産師、管理栄養士らと相談しながら、食事や生活をととのえます。

妊娠高血圧症候群は自覚症状が乏しいので、定期的な検査を怠らないことが大切です。頭痛や倦怠感、尿量の減少やむくみなどの変化に注意し、おかしいと思ったら早めに受診しましょう。

子どもの腎臓病

子どもの腎臓病は多くは回復しますが、一部は慢性化して腎不全に進行します。心身の成長に寄り添う治療とケアを心がけるとともに、小児科から成人医療への移行をスムーズに行うことも課題です。

慢性腎臓病に至る可能性も視野に入れて

子どもの腎臓病は、先天的あるいは遺伝的な要因から起こる生まれつきの腎臓病と、後天的に起こる腎臓病に大きく二分されます。

慢性腎臓病から腎不全にまで進行する小児腎臓病のなかで最も多いのは先天的な腎臓病です。

後天的な腎臓病の多くは、血尿やタンパク尿によって発見されます。治療によって完治する場合もあれば、再発を繰り返し、慢性化して成人の腎臓病に至るケースもあります。

いずれにしても、早期発見・早期治療が原則です。また、症状が消えても、何年もたってから再発することもあるので、定期的に検査を受けることが大切です。

先天性・遺伝性腎臓病の種類と経過

腎臓や尿路の形態に異常がある病気を先天性腎尿路異常（CAKUT）といいます。そのうち、腎臓の発達が未熟で働きが弱い低形成・異形成腎は、子どもの慢性腎臓病（CKD）から末期腎不全に至るケースのなかで最も多い原因疾患です。

そのほか、先天性疾患には水腎症（100ページ参照）、遺伝的な疾患にはアルポート症候群や菲薄《ひはく》基底膜症候群（101ページ参照）、多発性嚢胞腎（102ページ参照）があります。

このうち、菲薄基底膜症候群は進行することは少ない良性疾患ですが、水腎症、多発性嚢胞腎の一部タイプ、男児のアルポート症候群は腎機能が低下して腎不全に進行しやすいとされています。

いずれも胎児期や新生児期に発見できることが多いので、医師と十分に相談して必要な治療とケアを根気よく続けることが大切です。

尿の異常が続く場合は慢性糸球体腎炎

腎炎が起きて原因になる病気を確定するには腎生検（77ページ参照）が必要です。しかし、風邪や扁桃炎の既往

column

学校検尿が早期発見のカギ

日本では1974年に学校検尿が導入され、子どもの腎臓病の早期発見に貢献しています。

とくに小児IgA腎症の多くは学校検尿によって発見されており、治療法の進歩もあり、その後の経過がよいと報告されています。

学校検尿でタンパク尿や血尿が陽性と出ても、腎臓病になっているとは限りません。

学校検尿で陽性となった場合、以下のポイントに注意する必要があります。

■血尿のみ

数か月に一度、専門医による尿検査が必要。

■タンパク尿のみ

起立性タンパク尿（昼間、立っているときにのみタンパク尿が出るもの。病気ではない）の場合もあります。

■血尿、タンパク尿が出ている

小児科の腎臓専門医を受診し、治療を開始します。

症があり、溶連菌感染後糸球体腎炎が疑われる場合、小児科では通常、リスクの高い腎生検は行いません。

しかし、血尿やタンパク尿、むくみ、高血圧などが治らずに腎機能が徐々に低下する場合は慢性糸球体腎炎が疑われます。その場合は腎生検などの検査で病気を確定します。

子どもの慢性糸球体腎炎の原因は、IgA腎症（85ページ参照）、ネフローゼ症候群のひとつ、膜性増殖性糸球体腎炎（84ページ参照）などです。

IgA腎症は、口蓋扁桃摘出術と薬物療法による治療効果が報告されており（86ページ参照）、成人に比べて子どもは治りやすいとされています。

大量のタンパク尿が出るネフローゼ症候群

大量のタンパク尿に加えて強いむくみがある場合はネフローゼ症候群が疑われます。むくみが胃腸に生じて嘔吐や下痢が起こることもあります。低タンパク血症、脂質異常症も診断の必須条件です。

2〜5歳児のネフローゼ症候群で最も多いのは微小変化型ネフローゼ症候群（84ページ参照）です。そのため腎生検をせずに治療を開始します。

初回治療では、副腎皮質ステロイド薬を投与します。子どもは効果が出やすく、1〜2週間で尿タンパクが消失し、むくみも改善されます。この状態を寛解といいます。

ただ、ほぼ7割の患者さんは再発します。なかには何回も再発を繰り返すこともあります。その場合は免疫抑制薬を使用することもあります。

ステロイド薬や免疫抑制薬が効かない場合を難治性ネフローゼ症候群といいます。この場合は、腎生検をして原因となっている病気を見つけ、免疫抑制薬とともに、降圧薬や抗血小板薬などの対症療法を行います。

子どもの腎臓病の食事と生活

成長期の子どもは腎機能が大きく低下しない限り、厳しい食事制限はしません。ただ、再発や悪化を防ぐには、とりすぎないことが大事です。

子どもはCKDでも タンパク質は制限しない

大人の腎臓病の食事療法ではCKDのステージに応じて、塩分とタンパク質の摂取量を制限します。

子どもの腎臓病でも、慢性化して腎機能が低下した場合はCKDと診断されます。ただ、成長期の子どもに対する治療方針は成人の場合とは異なります。食事療法も、成長と発達に必要な栄養をとることが優先とされ、エネルギー量、タンパク質は基本的に制限しません。

ただ、塩分は、むくみや高血圧がある場合など、症状と原因疾患に応じて制限が必要です。

なお、小児CKDの6割以上は先天性腎尿路奇形ですが、この病気ではナトリウムの再吸収障害や尿濃縮障害があるため、食塩と水を補充する必要があります。

ネフローゼ症候群では 塩分の制限を

腎機能が正常でCKDに至らない腎臓病であれば、基本的に食事制限は必要ありません。

ただし、塩分は症状に応じて制限する必要があります。とくに、ネフローゼ症候群で、薬物療法をしてもむくみが改善しないときは塩分を制限します。

塩分は制限しすぎると食欲を低下させ、栄養不足を招く心配もあります。制限量は、むくみの程度、年齢、食事の摂取量などに応じて医師から指示されます。

なお、通学中は学校給食の塩分も考慮しなければなりません。病院の管理栄養士、学校栄養士と相談して、家庭の食事とのバランスを考えて、必要であれば給食の塩分を減らしてもらいましょう。

ネフローゼ症候群では 肥満に注意

子どものネフローゼ症候群は、かつては尿に失われるタンパク質を補おうと、高タンパク食がすすめられました。しかし現在は、ステロイド治療によって尿タンパクは減少し、血中アルブミンも改善するため、タンパク質は年齢に応じて適量をとる方向に改められました。

エネルギー摂取量も、大人のネフローゼ症候群の患者は、タンパク質が制限されるため他の栄養素でエネルギーを多くとるよう指導されますが、子どもの場合はタンパク質を制限しないので、必要以上のエネルギーをとる必要はありません。

むしろ、子どものネフローゼ症候群では、ステロイド療法によって空腹感が強くなり、そのために食べすぎて肥満傾向になるケースが少なくありません。

成長期の肥満は多くの場合、成人期にまで移行します。肥満はいうまでもなく、高血圧、耐糖能異常、脂質異常症のリスクとなり、ゆくゆくは腎機能に支障をきたすことになります。

年齢に応じたエネルギー必要量を目安に、食べすぎに注意するとともに、運動も適度に行うようにしましょう。

おやつの塩分、タンパク質、エネルギー量に注意して

表2に1歳以降の成長期（身体活動レベル「ふつう」）のエネルギー必要量を、160ページの表3にタンパク質の摂取基準、表4に塩分の推奨量を示しました。大人の場合と比較して、適量の目安を知っておきましょう。

意外に見落としやすいのはおやつに含まれる塩分とタンパク質です。160ページに、とくに注意したい食品の例をあげました。成長とともに、親の目が届かないところで食べる機会が増えてきます。そんなときも自分でチェックできるよう、家族で確認しておくとよいでしょう。

表2　成長期のエネルギー必要量（kcal／日）

年齢＼性別	男性	女性
1~2歳	950	900
3~5歳	1,300	1,250
6~7歳	1,550	1,450
8~9歳	1,850	1,700
10~11歳	2,250	2,100
12~14歳	2,600	2,400
15~17歳	2,800	2,300

資料：厚生労働省策定「日本人の食事摂取基準2020年版」

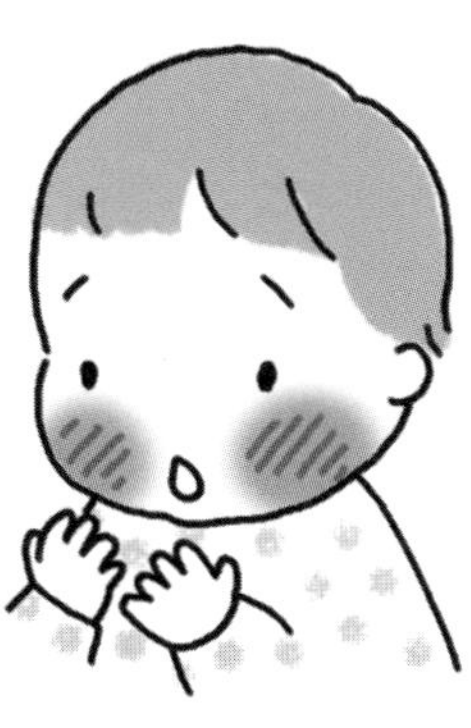

表3

タンパク質の摂取基準（推奨量 g/日）

年齢 / 性別	男性	女性
1〜2歳	20	
3〜5歳	25	
6〜7歳	30	
8〜9歳	40	
10〜11歳	45	50
12〜14歳	60	55
15〜17歳	65	55

表4

ナトリウム（食塩相当量）の摂取基準（目標値 g/日）

年齢 / 性別	男性	女性
1〜2歳	3.0未満	3.0未満
3〜5歳	3.5未満	3.5未満
6〜7歳	4.5未満	4.5未満
8〜9歳	5.0未満	5.0未満
10〜11歳	6.0未満	6.0未満
12〜14歳	7.0未満	6.5未満
15〜17歳	7.5未満	6.5未満

資料：厚生労働省策定「日本人の食事摂取基準2020年版」

図1 おやつに含まれる塩分とタンパク質、エネルギー量

タ＝タンパク質
塩＝塩分

メロンパン
1個（100g）
タ 8.0g
塩 0.5g
349kcal

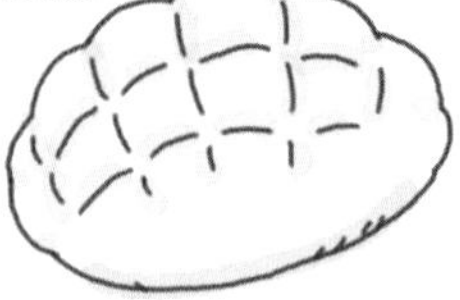

ポテトチップス
1袋（60g）
タ 2.8g
塩 0.6g
325kcal

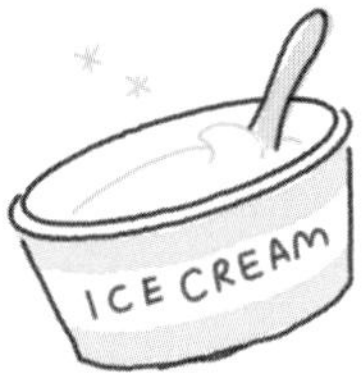

アイスクリーム（高脂肪）
1個（110g）
タ 3.9g
塩 0.2g
225kcal

肉まん
1個（80g）
タ 0.8g
塩 1.0g
193kcal

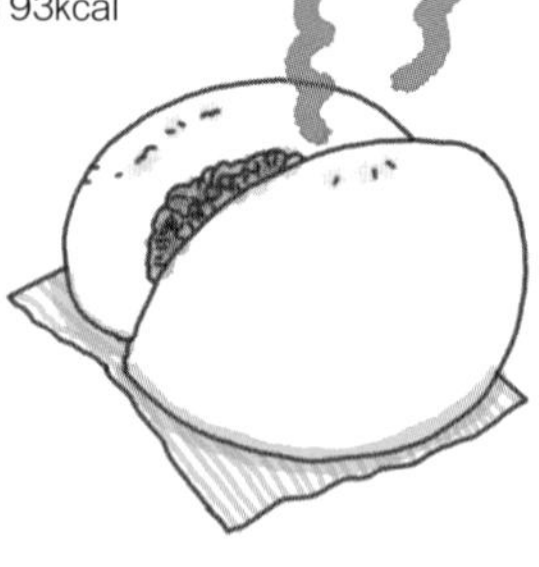

イーストドーナッツ
1個（60g）
タ 4.3g
塩 0.5g
227kcal

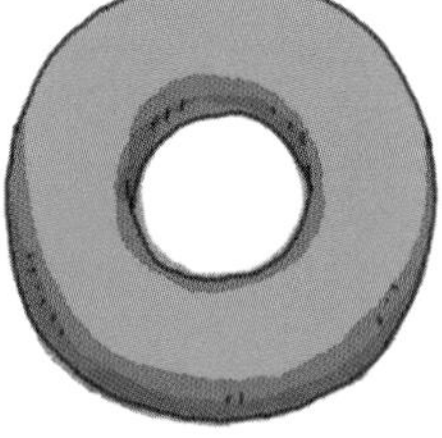

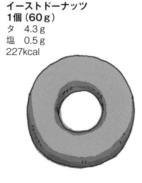

アーモンドチョコレート
4粒（20g）
タ 2.3g
塩 0.02g
112kcal

クッキー（ソフトビスケット）
3枚（24g）
タ 1.4g
塩 0.1g
123kcal

資料：文部科学省策定「日本食品標準成分表2023年版（八訂）」

運動は、急性期以外はむしろ必要

ネフローゼ症候群では、運動をすることで尿タンパクが増えたり、血栓症が起こる危険があると指摘されています。そのため、高度なむくみや高血圧がある急性期には、運動を制限するよう指導されます。

ただ、症状が軽くなれば、ステロイド治療中でも適度に運動をするほうがよいと考えられています。

ステロイド治療が長引くと空腹感から肥満を招きやすいうえ、ステロイド薬の副作用により、骨量が低下し、骨の成長が阻害されます。

そうした副作用を緩和する意味でも、子どもの精神的環境をととのえる意味でも、学校の授業程度の運動は望ましく、厳しく制限してもメリットはありません。

具体的な運動強度は主治医の指示に従いますが、通常、ステロイド治療中でタンパク尿があっても、軽めの運動ならよいとされ、症状が消えた寛解期には、普通に運動してよいとされます。

予防注射を積極的に受け、家族も感染予防を

小児CKD患者は低栄養や尿毒症によって、ネフローゼ症候群の低タンパク血症により、免疫が低下している状態です。そのために感染症にかかりやすく、感染すると重症化しやすいリスクがあります。そこで、ワクチンで予防できる感染症については、必ず接種を受ける必要があります。

副腎皮質ステロイド薬や免疫抑制薬を内服中も、不活化ワクチンは摂取してよいとされます。しかし、生ワクチンは原則として避けるよう指導されており、生ワクチンの接種については、病状と流行の状況によるとされ、主治医の判断にゆだねられます。

column

やがて成長して成人診療科へ　移行期医療は慎重に

子どもの頃に病気を発症した患者さんは、治療をしながら思春期を経て成人へと成長します。年齢とともに変化する病態や合併症に合った適切な医療を提供するプロセスが、「移行期医療」です。具体的には、今まで小児科に通っていたのが内科や腎臓内科へ転科し、両親の手をはなれ、本人が方針を決める医療へ移行することになります。移行の支援は12歳頃から始めることが望ましいですが、個人によって違います。思春期・青年期は心理的に不安定で、教育・就職など自立の上でも重要な時期です。成人診療科への転科は時間をかけて行い、本人の十分な理解を得て慎重に進めることが大切です。

高齢者ＣＫＤの治療とケア

透析を続けている患者の平均年齢は2021年末で約70歳。平均年齢は年々高齢化しています。新たな課題となっているのが、高齢ＣＫＤ患者のサルコペニア、フレイルの予防です。

サルコペニアは身体機能、フレイルは心身の老衰状態

サルコペニアとは、「筋肉の減少」のこと。国立長寿医療研究センターの「サルコペニア診療ガイドライン２０１７年版」によれば、「高齢期の骨格筋量の低下と筋力もしくは身体機能の低下」と定義されています。

筋肉量は加齢とともに減少しますが、一定以下に減ると身体機能が低下し、転倒や骨折のリスクが増し、生命予後にも影響することが明らかになっています。

同ガイドラインによれば、サルコペニアは悪性腫瘍患者に次いでＣＫＤ患者に多く、ステージＧ３～Ｇ５の保存期で５・９～14％、透析期で12・７～33・７％と報告されています。

一方、フレイルとは、「老衰」「脆弱」を意味し、厚生労働省研究班報告書の定義によると、「加齢とともに運動機能や認知機能などの心身の活力が低下し、生活機能が障害され、心身の脆弱性が出現した状態」です。

つまり、フレイルは、サルコペニアに、認知機能や活力、移動能力や持久力など、精神面も含めた能力の低下が加わる状態だと考えられます。

海外の報告では、血液透析患者の42％にフレイルが認められ、年齢や合併症に関係なく、死亡率がフレイルのない同患者の２・６倍に達したというデータがあります。

サルコペニアの最大のリスクは栄養不良

いま、高齢者のサルコペニア、フレイルを予防・改善しようと、さまざまな試みが行われています。

「サルコペニア診療ガイドライン２０１７年版」によると、サルコペニアのリスクは、高齢化、糖尿病や腎臓病、メタボリックシンドロームなどの疾患、活動不足、栄養不良です。

同ガイドラインがサルコペニアの予防策として最も強く推奨しているのは、適切な栄養摂取、とくにタンパク質の摂取です。

ＣＫＤ患者はタンパク質の摂取量を制限すると同時に、十分なエネルギー

量をとる必要があります。タンパク質摂取量が少なければ少ないほどよいわけではなく、減らしすぎれば筋肉量が低下してサルコペニアを招く危険性が高まります。

塩分も、必要以上に減らすと食欲が減退し、低栄養を招く恐れがあります。食事療法は適量を守ることが第一です。減らしすぎは体力を損ない、逆効果と認識してください。

図2 日本人に合うサルコペニアの簡易基準案

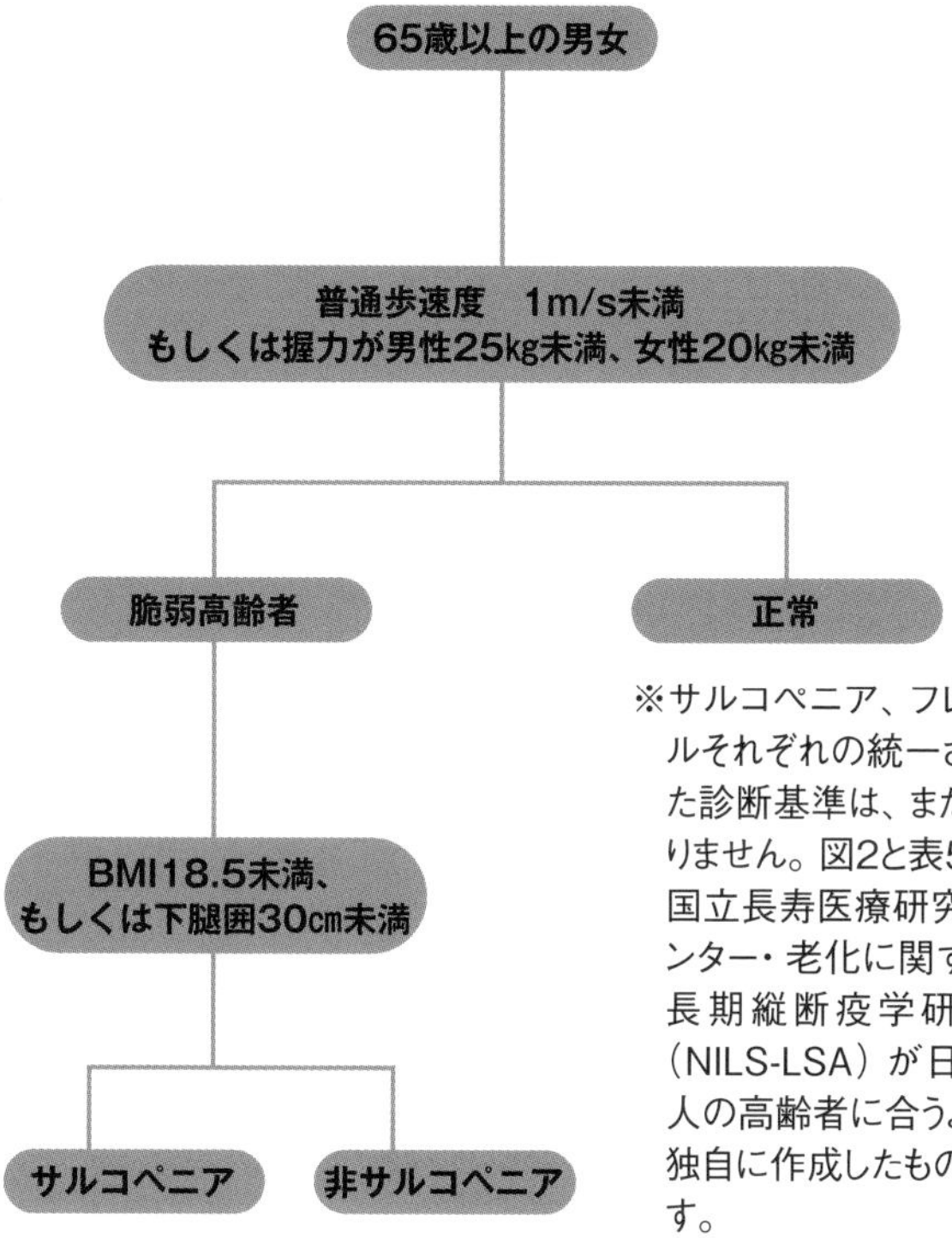

※サルコペニア、フレイルそれぞれの統一された診断基準は、まだありません。図2と表5は国立長寿医療研究センター・老化に関する長期縦断疫学研究（NILS-LSA）が日本人の高齢者に合うよう独自に作成したものです。

資料：国立長寿医療研究センター

表5 フレイルをチェックする5項目

フレイル・チェック	
体重減少	6か月で、2kg以上の（意図しない）体重減少
筋力低下	握力が男性28kg未満、女性18kg未満である
疲労感	（ここ2週間）わけもなく疲れたような感じがする
歩行速度	通常歩行速度1m/秒未満である
身体活動	1. 軽い運動・体操をしていますか? 2. 定期的な運動・スポーツをしていますか? 上記の2ついずれも「週1回もしていない」と回答
判定	上記3つ以上にあてはまる=**フレイル**
	上記の1〜2つにあてはまる=**プレフレイル**

資料：国立長寿医療研究センター

糖尿病性腎症・腎臓病では低血糖がリスクになる

一方、欧州、米国、日本の糖尿病学会では、高齢の糖尿病患者の血糖コントロールについて、厳格性より安全性を重視し、個別の状況に応じて目標値を設定するよう求めています。高齢の糖尿病患者は低血糖のリスクが高く、低血糖は認知症をはじめ、サルコペニアやフレイルに悪影響を及ぼすと考えられているからです。

高齢の糖尿病患者がCKDを合併した場合は、CKDを合併しない糖尿病患者に比べて低血糖のリスクがさらに高まると考えられます。

そこで、日本腎臓学会の「エビデンスに基づくCKD診療ガイドライン2018」は、CKDを伴う高齢の糖尿病患者の血糖コントロールは、HbA1c8・0%未満（下限7・0%）を目安に、個々の状況に応じて目標値を設定するよう求めています。

実際、高齢のCKDの患者は、エネルギー摂取量も減らしすぎる傾向がみられます。ブームの糖質制限ダイエットなどは論外です。

血糖値をコントロールするためには、食事量を減らすのではなく、規則正しく食べることのほうが重要です。

なお、1日に必要なエネルギー量がとれない場合は、1日3食を5～6食に分けて食べる方法もあります。ただし、インスリン投与の回数との兼ね合いがあるので、必ず医師に相談してから変更してください。

運動療法は主治医の許可と専門家のケアが必須

サルコペニアの予防策のひとつは運動です。「日本サルコペニア・フレイル協会」は、サルコペニアを発症している人も、運動療法を行うことで、脚や腕の筋肉が増え、ひざが伸びたり歩行速度が速くなるなどの改善効果があると報告しています。

CKD患者も112～113ページに紹介したように、適度な運動をすることで肥満や高血圧、耐糖能異常など、CKDのリスクが軽減する効果が期待できます。

ただし、CKDのステージが進行して心血管疾患を合併している場合は、運動強度を下げる必要があります。

また、透析患者は心臓の機能が3～4割低下しているので、運動するには主治医の許可とリハビリの専門家のケアが必要です。

もうひとつ、運動療法を行う前に欠かせない注意点があります。

たとえ、専門家によるリハビリを行うにしても、必ず低栄養状態を改善してからすることです。低栄養のままリハビリを行うと、廃用症候群、大腿骨骨折、脳卒中などのリスクが増加すると報告されています。

第9章

腎臓病の食事療法

腎臓病の進行を少しでも遅らせるためには、腎臓の負担を減らすための食事療法が欠かせません。制限しなければならない栄養素が多いものの、食べる楽しさが損なわれて低栄養になっては元も子もありません。腎臓にやさしく、しかも、おいしく食べられる知恵と工夫を紹介します。

CKDステージ別食事療法の目的とポイント

CKDの食事療法はステージが進むにつれて制限が厳しくなります。G2までは家族と同じ食事ができますが、G3b以降は治療用特殊食品の助けが必要になり、外食も限られます。

	ハイリスク群	G1 G2	G3a
目標	腎機能を改善する		腎機能の低下を阻止する
食事制限	摂取エネルギー		塩分 タンパク質
	基本は、健康食 摂取エネルギーを調節して肥満を解消しましょう。それだけで、血圧や血糖値、血中脂質などの異常が軽減できます。 高血圧があれば、塩分は1日6g未満に制限します。タンパク質と脂質も適量を確認し、とりすぎないよう注意します。		**タンパク質は1～2割減に制限** ステージG3aは、腎機能の改善は望めないものの、治療によって機能の低下を阻止することができます。 血圧をコントロールするために塩分は1日6g未満3g以上に制限します。タンパク質は健康な人の1～2割減を目安に、医師が個々の制限量を指示します。

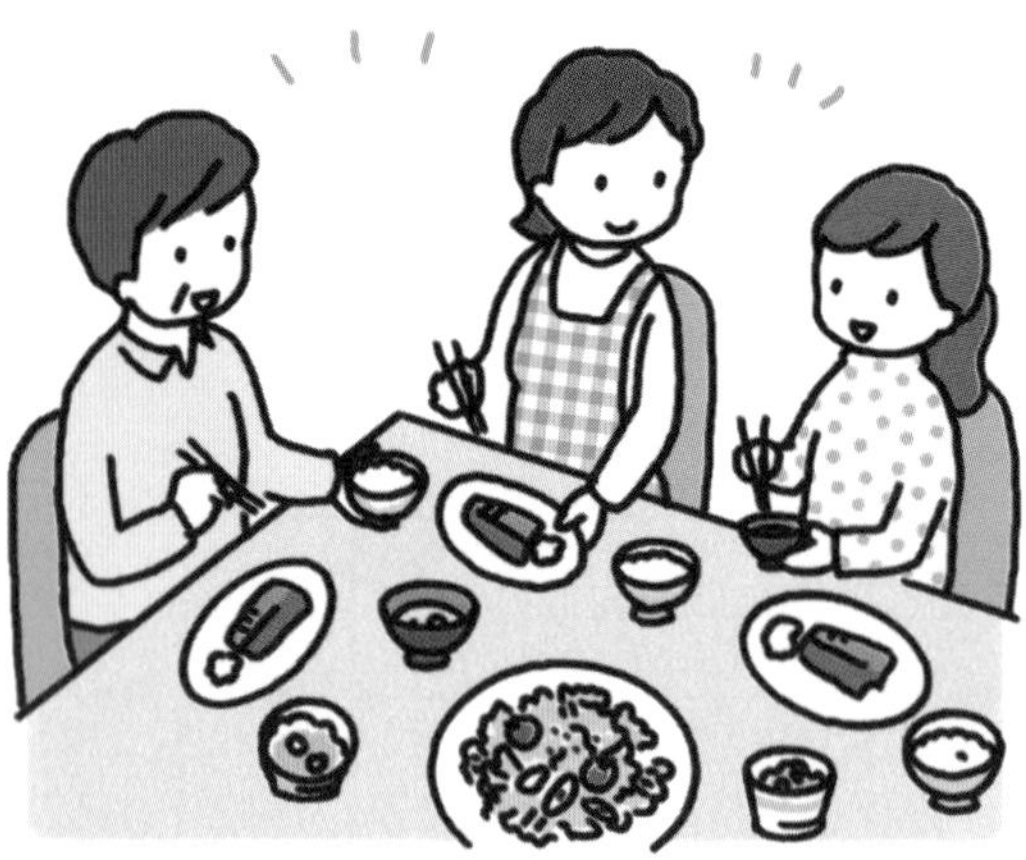

G5	G4	G3b
尿毒症が進行しないようにする	腎機能の維持と血圧の安定を目指す	
←	←	←
←	←	←
←	←	←
←	←	カリウム
←	←	リン

生野菜や果物が食べられない！

腎機能を維持することがむずかしくなり、ステージG４からはタンパク質の制限がさらに強化されます。

ステージG３bからは、高カリウム血症が起きた場合はカリウムが制限され、生野菜やフレッシュフルーツがとれなくなります。冷凍食品や缶詰めなども活用して、楽しく食べられるよう工夫しましょう。

治療用特殊食品を積極的に活用して

尿毒症によるさまざまな合併症が出てくるので透析療法や腎移植を検討する必要があります。

高リン血症が起きたら、リンも制限しなければなりません。むくみがあれば水分の摂取量も控えなければなりません。治療用特殊食品を活用して、低タンパク高エネルギーの食事を実践します。

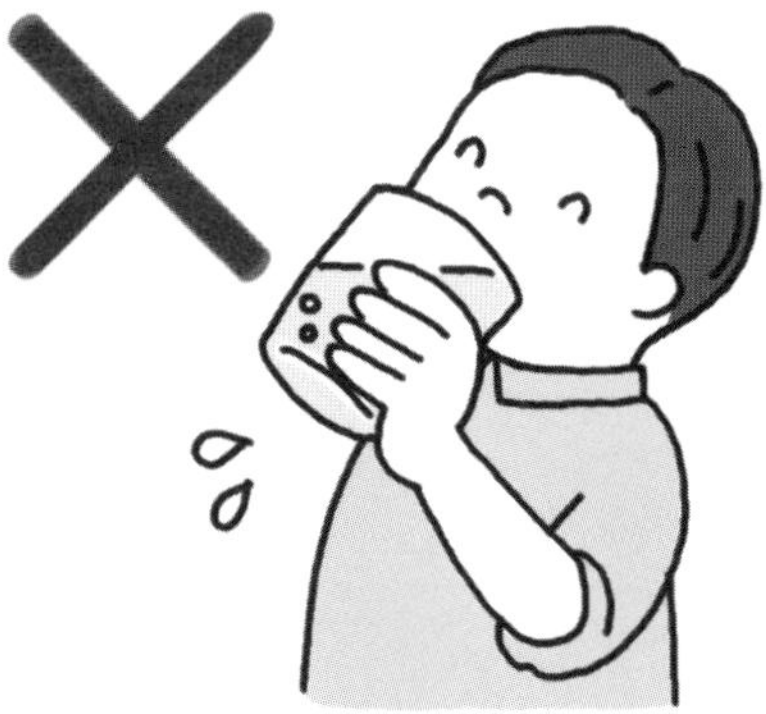

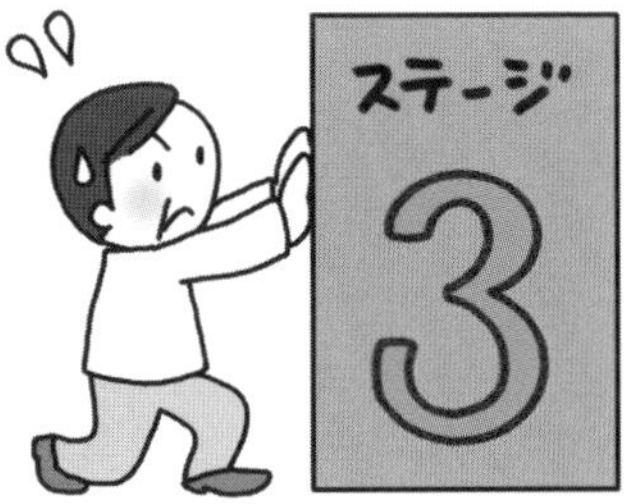

自分の適量を知っておこう

食事の適量は医師から指示されます。それら指示量は一定の計算式に個々の病態を考慮して決められます。ハイリスク群は医師から指示がないこともあります。その場合は以下の計算式を使って自分の適量をチェックしましょう。

塩分の摂取量

1日6g未満3g以上を基本とする

- ハイリスク群、ステージG1、G2で、高血圧がなく、尿タンパク量が1日0.5g未満の場合は、男性は1日7.5g未満、女性は1日6.5g未満まで増加できます。
- ステージG4・5でむくみが強い場合は1日5g未満3g以上にします。症状により、さらに少ない塩分摂取量にしなければならないこともあります。

摂取エネルギー量

肥満を解消し、
標準体重を目指す

1日の総摂取エネルギー量

【　　　　】kcal ＝ 標準体重※【　　】kg × ★25～35kcal

※標準体重【　　】kg＝身長【　　】m×身長【　　】m×22

★体格指数BMI（ボディ・マス・インデックス）が25以上の肥満者は20～25kcalで計算する。

BMI ＝ 体重【　　】kg ／ 身長【　　】m×身長【　　】m

摂取エネルギー量の例

- **身長170㎝の人の場合**　標準体重【63.6】kg＝1.7m×1.7m×22
  摂取エネルギー【1908】kcal＝63.6kg×30kcal
- **身長160㎝の人の場合**　標準体重【56.3】kg＝1.6m×1.6m×22
  摂取エネルギー【1690】kcal＝56.3kg×30kcal
- **身長150㎝の人の場合**　標準体重【49.5】kg＝1.5m×1.5m×22
  摂取エネルギー【1485】kcal＝49.5kg×30kcal

タンパク質の摂取量 尿タンパク量に応じて調整する

■ステージG1、G2の場合
過剰なタンパク質を摂取しない
尿タンパク量が1日0.5g未満のステージG3の場合

1日のタンパク質摂取量【　　　】g ＝ 標準体重【　　　】kg ×0.8～1.0g

■尿タンパク量が1日0.5g以上のステージG3、およびステージG4、G5の場合

1日のタンパク質摂取量【　　　】g ＝ 標準体重【　　　】kg ×0.6～0.8g

●専門医の判断と管理栄養士による指導が必要です。フレイルの高齢者にはタンパク質制限はすすめられません。

脂質の摂取量 健康な人と同様に、総摂取エネルギー量の20～25%を目安に、とりすぎないようにする

1日の脂質の摂取量【　　　】g ＝ 総摂取エネルギー量【　　　】kcal ×0.20～0.25÷9kcal

カリウムの摂取量 高カリウム血症の予防・改善のために、カリウム制限の指示があった場合

■ステージG3bは1日2000㎎以下

■ステージG4、G5は1日1500㎎以下

減塩に成功するポイント

塩分を1日6g未満に抑えるには、1食2g未満が目安。容易ではありませんが、ちょっとした気づきと工夫で、食べる喜びを手放さずに塩分を減らすことができます。今日からぜひ、実践してください。

塩分とは食塩相当量（NaCl）

● 食事療法で制限する塩分は、調理のために添加する食塩量をいいます。素材食品に含まれる天然塩分は計算に入れる必要がありません。
● 食塩はナトリウム（Na）と塩素（Cl）の化合物です。ナトリウム量から換算する簡単な方法は以下のとおりです。

食塩相当量　約1g＝ナトリウム400㎎

食塩相当量　［塩分］g＝ナトリウム（㎎）×2.54÷1000

外食・調理済み食品は栄養成分表示をチェックして

外食でとくに注意したいのは、めん類です。和洋中華いずれも、汁を飲み干せば1食で1日分の塩分5～6gをとることに。どんぶり物、カレーライスなども300g近いご飯に味がまわるよう調味するので、1食分の塩分は3～4g。外食はできるだけ栄養成分表示のある店を選び、エネルギー量や脂肪分もチェックして選びましょう。

冷凍食品やレトルト食品なども栄養成分表示を見て選べますが、注意したいのは市販のお惣菜類です。時間がたっても味が変わらないよう、濃いめの味つけになっています。パッケージされていない量り売りは、栄養成分表示がないのでとくに注意しましょう。

食材や調味料の重量を正確にはかろう

うす塩料理もたくさん食べれば塩分過剰になります。食材の量は正確にはかり、食べすぎを防ぎましょう。

また、料理の味つけは、肉や魚、野菜などの食材の量に対する調味料の割合で決まります。その意味でも食材の重量、調味料を正確にはかることが大切です。近年、うす塩・減塩調味料が多く出回っており人気です。とくに減塩調味料は塩分が3～5割カットされているので上手に利用してください。

また、汁物の味は、水分に対する濃

図1 調味料を正確にはかるポイント

液体は表面張力を含む

しょうゆなどの液体は、表面張力でスプーンの縁から盛り上がるまでを1杯として計測する。

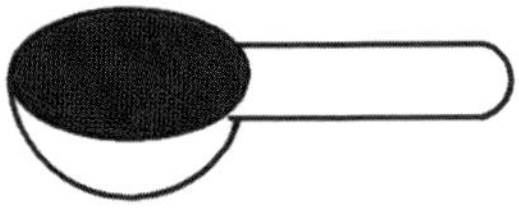

粉類はすりきり

塩などの粉類は多めにすくってから、他のスプーンの柄などで柄のつけ根からスプーンの先に向かって平らにすりきってはかる。

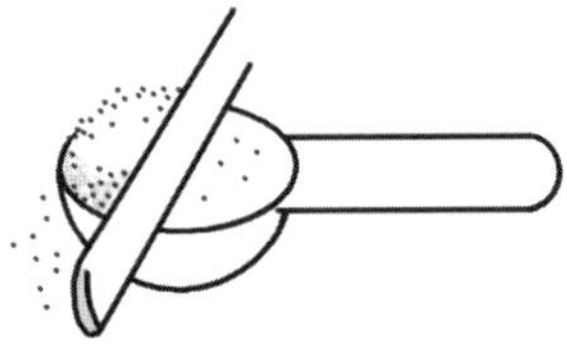

度で決まります。だしやスープ、水の量もきちんとはかりましょう。

計量スプーンは小さじの2分の1、3分の1、4分の1の分量があるもの、デジタルはかりは0・1g単位で表示されるものがお勧めです。

減塩調味料を上手に使おう

一般商品より塩分を3~5割減らした減塩しょうゆ、減塩みそなど、減塩調味料を活用しましょう。

ただ、使い方に一工夫を。最初から減塩調味料だけで調味すると、いつもと違うと感じておいしくないと感じがちです。しょうゆなら、刺し身や冷ややっこなど、ストレートに使う料理は要注意です。

最初は一般商品とブレンドして使いましょう。ブレンドの割合を徐々に増やして、舌が慣れてきたら100%減塩調味料に切り替えます。

図2 塩分1.0gに当たる量

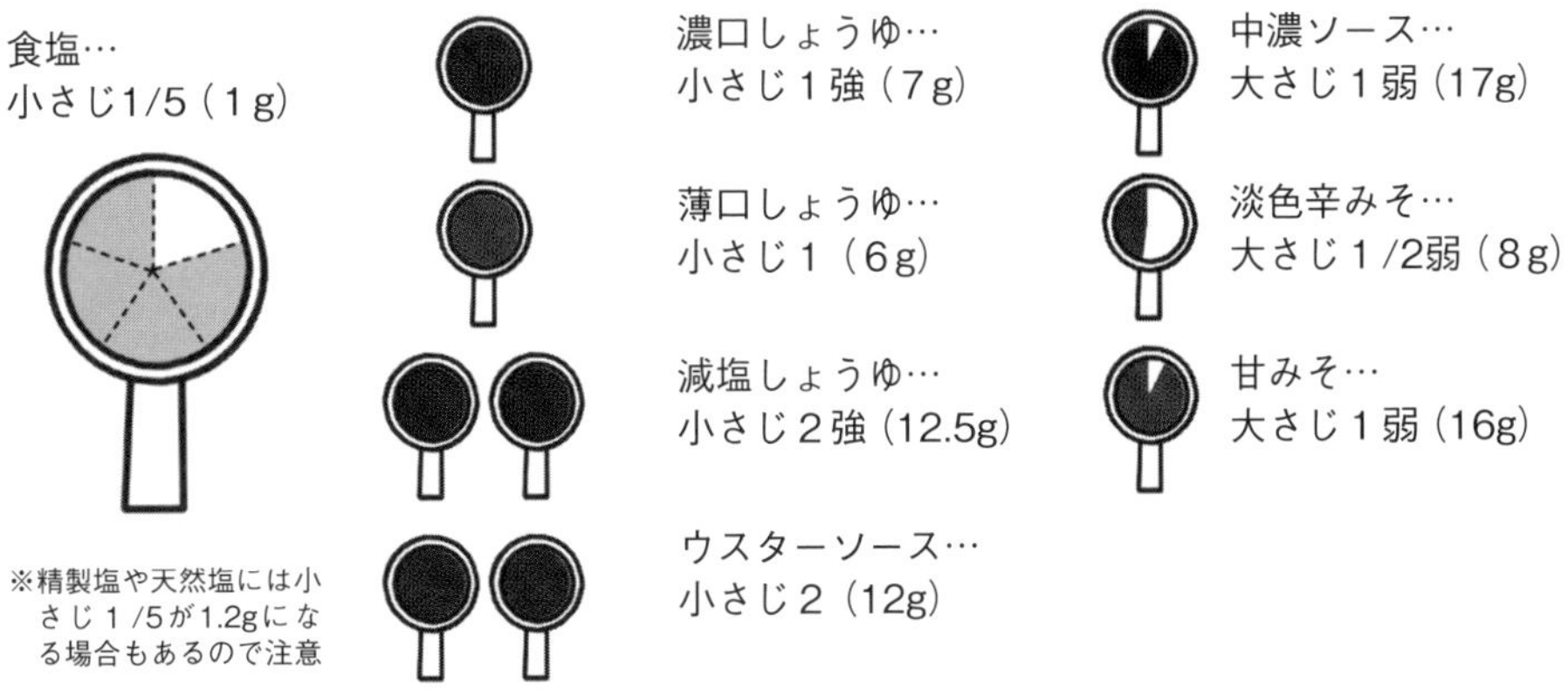

大切なことがもうひとつ。患者さんだけでなく、家族全員で使うことです。塩かげんは家庭の基本。みんなで減塩して健康家族を目指しましょう。

素材のうまみや香りを生かそう

鮮度のよい魚、大切に育てられた肉や野菜ほど、うまみやコク、風味や香りが濃く、うす塩にしてもおいしく食べることができます。少し割高でも、質のよい食材を求めましょう。

だしもぜひ天然素材を使いましょう。削り節や昆布、干ししいたけ、煮干しは意外に手軽に使えるもの。天然素材のだしパックを利用してもよいでしょう。インスタントだしの10分の1の塩分で20倍のおいしさが生まれます。

下ゆでや下ごしらえの塩分も減らす工夫を

野菜の下ゆでや、魚、肉の下味になにげなく振っている塩も、実は半分近くが食材に吸収されています。

いまの野菜はアクが少ないので、下ゆでをする必要がないものがほとんどです。パスタは、お湯の量の0・3%の食塩でゆでても十分にコシが出ます。

魚の下塩は10分で半量が吸収されるので、その前に洗って水けをふき、酒やしょうが汁を振れば生ぐさみがとれます。砂糖にも脱水作用があるので、半分を砂糖に変えても生ぐさみはとれます。

塩味以外の味をプラスしておいしく

うす塩でもおいしいと感じられる料理作りのコツは、塩味以外の、おいしさを感じる「味」を足すことです。

いちばんおいしさを感じるのは素材そのものの「うまみ」です。昆布やかつお節のほかにも、トマトやきのこにもうまみがあります。

わさびやからしなどの「辛味」も効果的です。ピリッとした刺激がアクセントになり、塩味を補ってくれます。

ごま、ピーナッツ、くるみなどの種実類は、野菜料理に「油脂のコク」を加える名わき役です。あえ物、いため物に活用しましょう。

油で揚げることでも油脂のコクに加え、「香ばしさ」がプラスします。ソテーや網焼き、パン粉をトッピングして焦げ目をつけても香ばしく食べられます。

「香り」も味のひとつです。ハーブ類やねぎ、みょうが、青じそなどの香味野菜の香りは、薄味でも塩味を補い、さっぱりと食べることができます。

酢やレモン、ゆずなど柑橘類の「酸味」も減塩の強い味方です。漬け物もピクルスにしたり、いため物にも酢を使ったりすることで薄味でも味がしまり、もの足りなさを感じさせません。

図3 塩味以外の活かしたい「味」

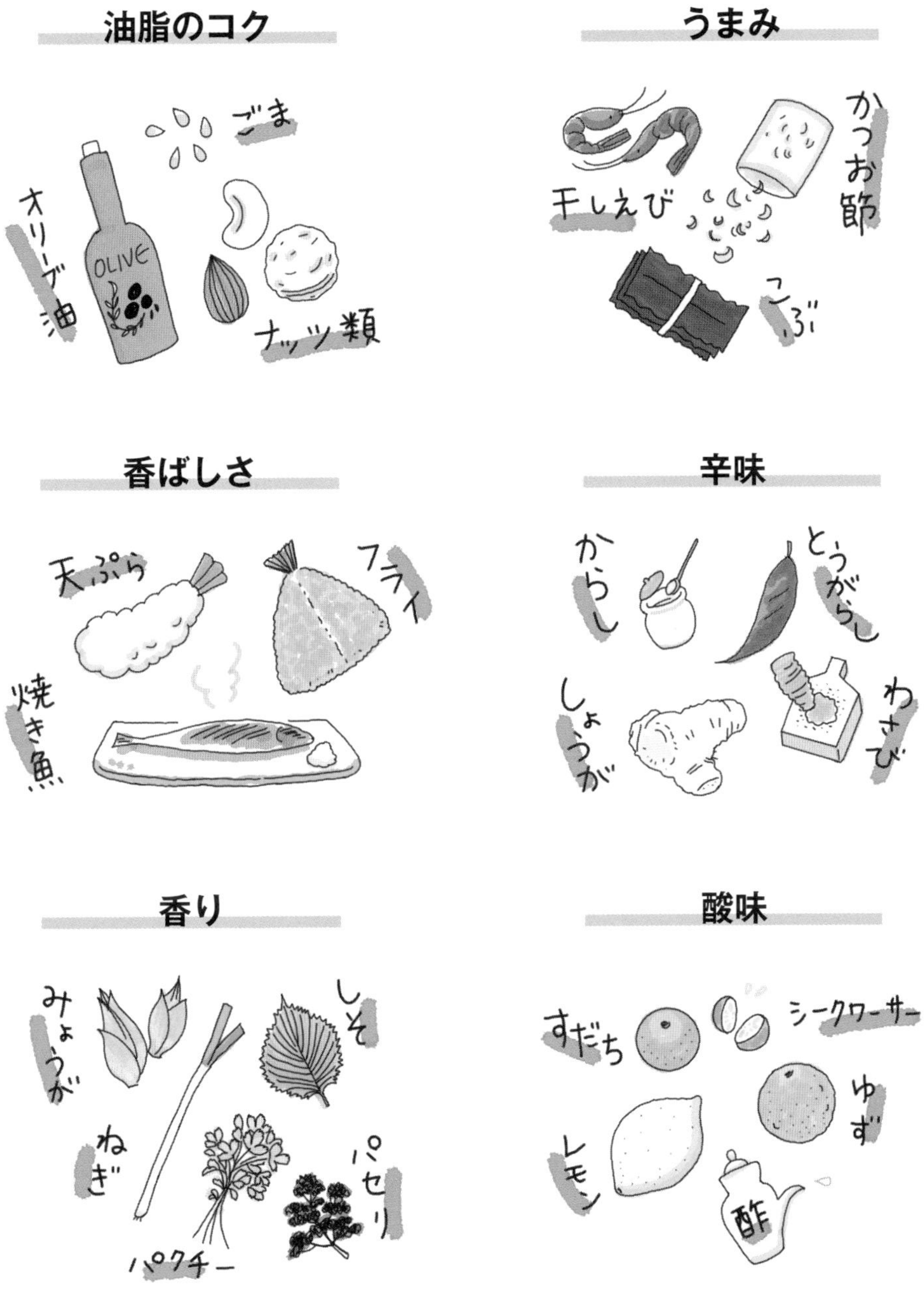

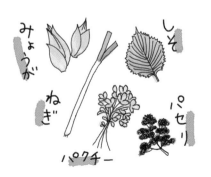

汁物は具だくさんにして汁を少なく

どんなにうす塩にしても、たくさん食べたのでは意味がありません。肝心なことは口に入る塩分量を減らすことです。

たとえば、汁物なら、塩分を含む汁を半分に減らせば、普通の味つけでも、塩分を半分に減らすことができます。

ただ、見るからに少ない量ではもの足りなさから欲求不満がつのり、逆効果になりかねません。図4に紹介したように、具だくさんにして、見た目のかさを増やしましょう。

めん類も、同じ方法で塩分を減らすことができます。めんのほか、ねぎやきのこ、青菜などの具をたっぷり加えて、かさを増やせば、その分、めんつゆを減らすことができます。

ただし、具を入れて長く煮てしまうと、汁の塩分を吸ってしまうので減塩にはなりません。めんも具もさっと火を通す程度にしましょう。

つけじょうゆ、かけじょうゆを減らす工夫を

食卓にしょうゆさしを置く習慣はできればやめたいもの。置くのなら、ワンプッシュで1滴出る、あるいは霧状になって出るタイプを選びましょう。

難関はすしや刺し身ですが、図5で紹介したように、つけ方を工夫することで、口に入るしょうゆの量を減らすことができます。ぜひ、お試しください。

図4　みそ汁の汁の量を半分にすると塩分は半分近くに

汁 180mL　塩分 1.2g

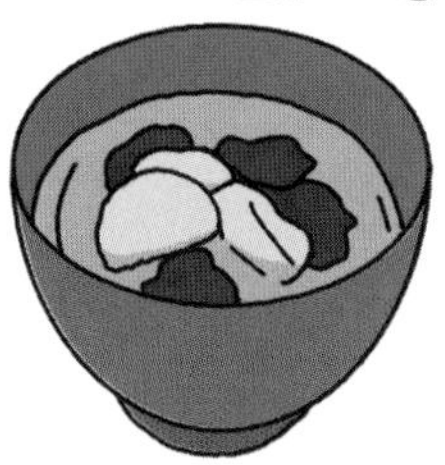

汁 90mL　塩分 0.8g

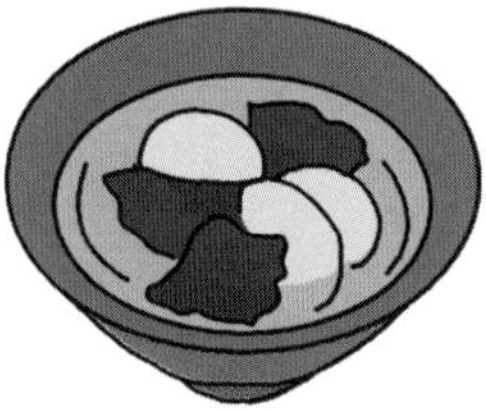

浅い器に盛ると、汁の少なさが気にならない。また具を多くすることで汁の量を補うことができる。

図5　しょうゆのつけ方の工夫

べったりつけると、
しょうゆの量は1g（塩分0.15g）

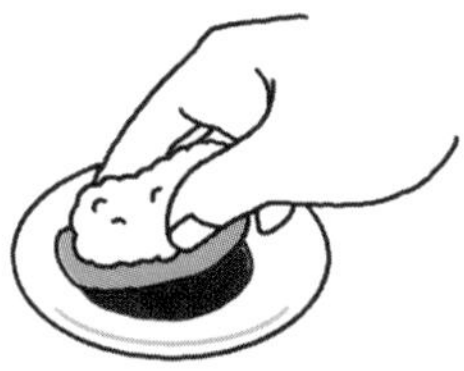

先だけにつければ、
しょうゆの量は0.3g（塩分0.04g）

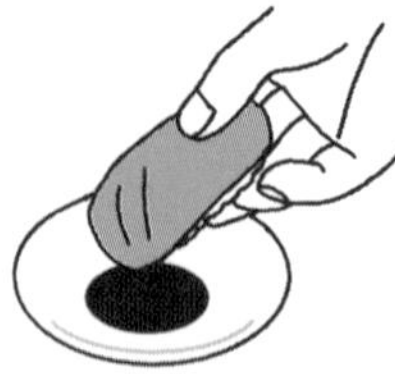

しょうゆをつけるとき、先に薬味を口に運ぶと、薬味の香りが先に立つので、しょうゆの少なさを補ってくれる

カリウム、リンを制限する

腎臓病のステージが進むと、カリウムやリンを制限する必要も出てきます。食材の選び方や調理方法を工夫しましょう。

カリウムは調理で除くことができる

カリウムの制限は、CKDのステージG3b以上に進行した場合にすすめられます。それ以前でも、高カリウム血症と診断されれば、医師から制限を指示されるでしょう。カリウムは、野菜や果物のほか魚や肉などのタンパク質食品にも含まれています。食品成分表などで、カリウムを多く含む食品を確認しておくとよいでしょう。

また、カリウムは水に溶けるので、野菜の場合、下ゆでや水にさらすことで約3割カットできます。さらに野菜の水けをしっかりしぼると、もっと除去できます。

生食したい野菜は、薄切りにして表面積を大きくして、水に30分程度さらしてから食べましょう。

果物の場合、生で食べると食べすぎてしまう場合があります。厳密な制限が必要になったら、缶詰めの果物を利用します。

リンの制限は食材選びがポイント

一般的に透析導入後は、リンを制限します。リンはタンパク質食品に多く含まれるため、タンパク質の摂取量を制限すると、同時にリンの過剰摂取を防ぐことにもなります。

リンは調理方法によって除去することがむずかしいので、食材選びと摂取量がポイントになります。

タンパク質食品のなかには、うなぎ、ししゃも、卵や赤身肉などリンを多く含むものがあるので、注意が必要です。

また、保存期間の長いゼリーや菓子類、インスタントめん、調理加工品、冷凍食品には保存料やpH調整剤としてリン酸塩が含まれていることがあります。

こうした食品を食べるときには、添加物の表示をよく見て、確認することが大切です。

透析療法と食事療法で血液中のリンをコントロールできない場合は、リン吸着剤が処方されます。

タンパク質や塩分量に注意を　中食の選び方と食べ方

中食とは、コンビニエンスストア、スーパー、惣菜店などのお弁当や惣菜やデリバリーなどを利用した食事のこと。中食を利用すると便利ですが、高タンパクや塩分過多のメニューも多いです。腎臓の健康管理に配慮し、栄養表示ラベルをチェックしてから購入するようにしましょう。

どう食べる？ どう選ぶ？ お弁当

おかず（主菜、副菜）の種類が多いものを選ぶのがベスト。ただし、緑黄色野菜が少なく、味つけの濃い煮物が多いので注意が必要です。

✓ のり弁当

揚げ物が中心で高脂質、高塩分。サイドメニューで野菜のあえ物をプラスして。佃煮、ソース類は残す。

✓ から揚げ弁当

から揚げの量をチェックして、できるだけ少ないものを選ぶか、食べるのは3個程度に。

✓ 幕の内弁当

おかずの種類が多いのが利点だが、味つけが濃いめ。少し残すか、漬け物は残すなどの工夫を。

✓ 三色弁当

肉そぼろと卵でタンパク質がとれるが、肉の量はまちまちなので栄養表示でチェックを。

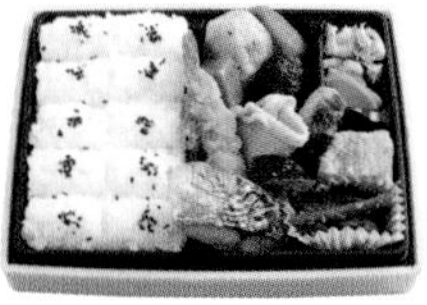
＋
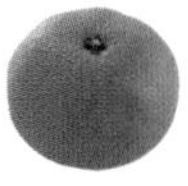

ご飯は残し、デザートに果物を選んでビタミンを補えば、栄養バランスがよくなる。

お弁当の食べ方のポイント

お弁当は、ご飯が多く、おかずに揚げ物が目立つので、高エネルギーになりがちです。タンパク質の食品が多く、味つけも濃い傾向にあるので、タンパク質や塩分過多が気になるところです。ご飯、揚げ物、加工品は全部食べずに控えめにしてください。お弁当についているしょうゆやソースは使わず、漬け物や佃煮は減塩のために残すようにして。

幕の内弁当

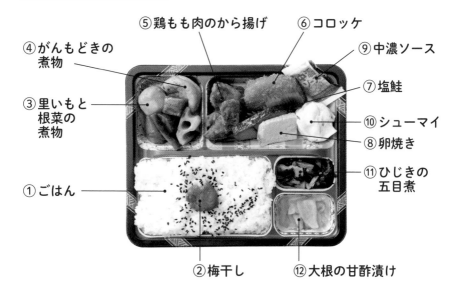

主材料と目安量	エネルギー (kcal)	タンパク質(g)	脂質 (g)	カリウム (mg)	リン (mg)	塩分 (g)
① ごはん230g　黒ごま少々	392	6.0	1.2	71	84	0.0
② 梅干し３ｇ	1	0.0	0.0	13	1	0.7
③ 里いもと根菜の煮物 (里いも18g　ごぼう10g　れんこん6g にんじん7g　さやいんげん4g)	49	1.3	0.0	158	34	0.7
④ がんもどきの煮物１個 (18g)	63	3.3	3.2	39	47	0.8
⑤ 鶏もも肉のから揚げ２個 (42g)	156	8.7	10.9	155	99	1.0
⑥ コロッケ1/2個 (33g)	91	1.5	5.6	99	20	0.2
⑦ 塩鮭17g	40	4.5	2.2	64	54	0.4
⑧ 卵焼き13g	32	1.6	2.3	18	23	0.2
⑨ 中濃ソース１袋 (10g)	13	0.1	0.0	21	2	0.6
⑩ シューマイ１個 (28g)	60	2.6	3.1	53	27	0.4
⑪ ひじきの五目煮 20g	34	1.1	1.8	168	20	0.5
⑫ 大根の甘酢漬け９ｇ	17	0.5	0.0	9	6	0.3
合計	948	31.2	30.3	868	417	5.8

ハンバーグ弁当

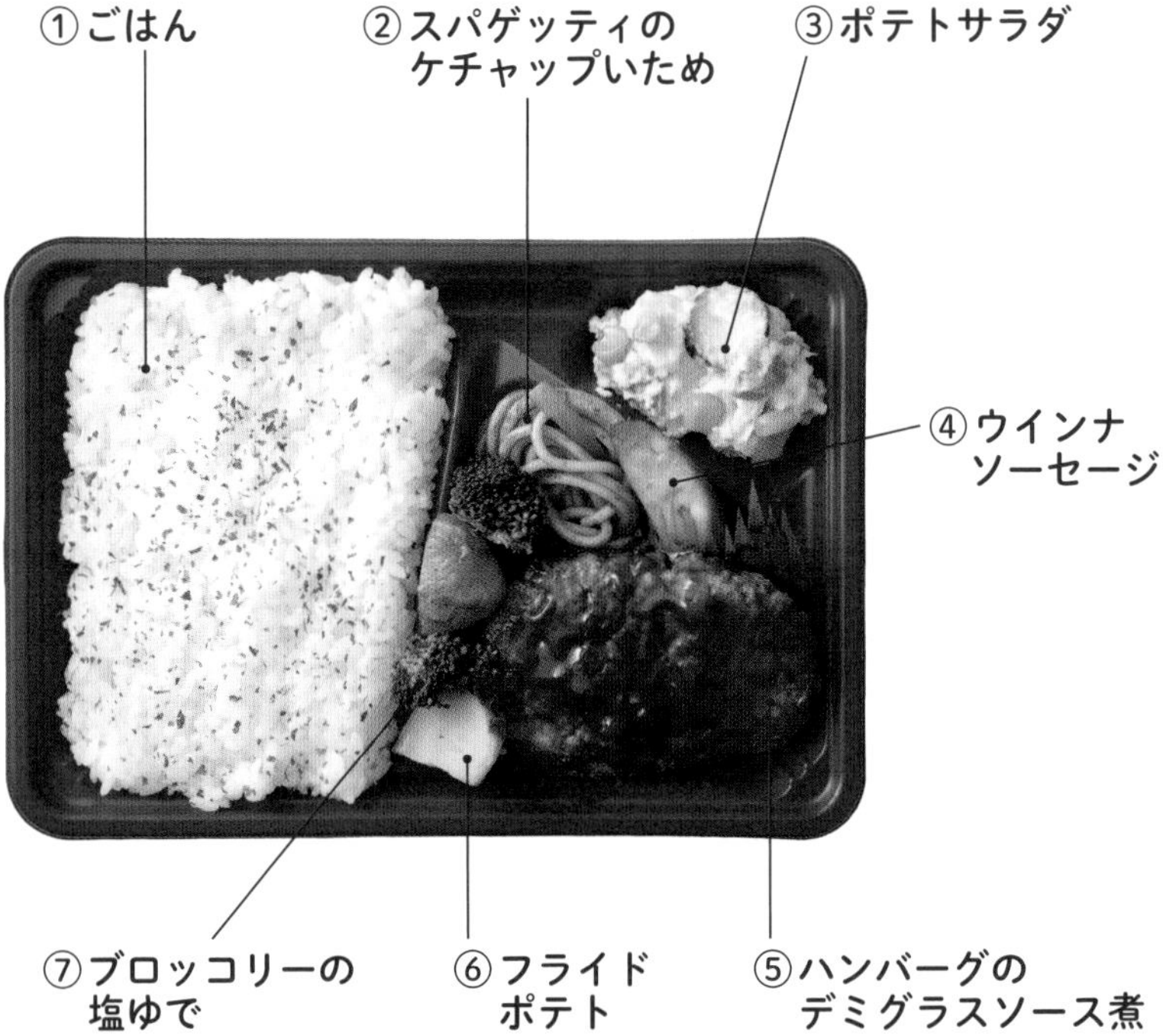

①ごはん
②スパゲッティのケチャップいため
③ポテトサラダ
④ウインナソーセージ
⑦ブロッコリーの塩ゆで
⑥フライドポテト
⑤ハンバーグのデミグラスソース煮

主材料と目安量	エネルギー(kcal)	タンパク質(g)	脂質(g)	カリウム(mg)	リン(mg)	塩分(g)
① ごはん230g　乾燥パセリ少々	386	5.8	0.7	67	78	0.0
② スパゲッティのケチャップいため28g	66	1.6	2.3	27	15	0.5
③ ポテトサラダ30g	73	0.7	5.4	123	20	0.4
④ ウインナソーセージ1/2本(11g)	35	1.5	3.1	20	21	0.2
⑤ ハンバーグのデミグラスソース煮73g	254	15.1	14.4	620	239	3.1
⑥ フライドポテト(皮つき丸ごと小1個)12g	31	0.2	2.4	49	5	0.2
⑦ ブロッコリーの塩ゆで2個(9g)	2	0.3	0.0	16	6	0.3
合計	847	25.2	28.3	922	384	4.7

どう食べる?
どう選ぶ?

おにぎり

おにぎりは具の種類や大きさもいろいろ。栄養表示で重量やタンパク質量や食塩量を確認しましょう。

きんぴらやあえ物、温野菜などで野菜を補うのがベスト。

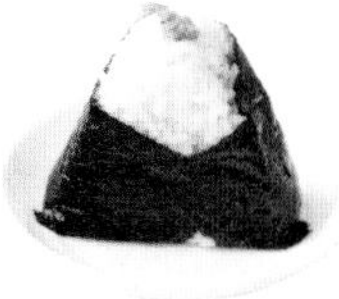

＋

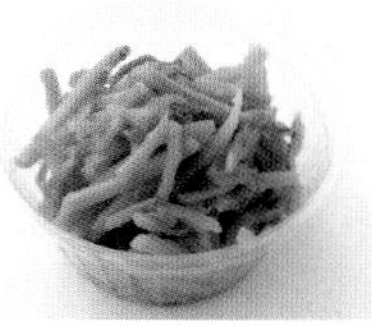

鮭＆たらこ おにぎり

鮭やたらこなど、タンパク質が入ったものがベスト。野菜のあえ物などお惣菜をプラス。

ツナマヨ おにぎり

タンパク質は少なめ。乳製品や温泉卵でタンパク質を補い、野菜サラダでバランスよく。

どう食べる?
どう選ぶ?

サンドイッチ＆パンメニュー

とんカツや卵をはさんだものは高タンパクになりがち。低タンパクのものを選びましょう。

ミックスサンド

ハム、卵が中心でタンパク質はとれるが野菜不足。温野菜や野菜スープなどをプラスして。

カツサンド

とんカツは高タンパク。1/4 ～ 1/3は残し、野菜サラダをプラス！

ハンバーガー・ホットドッグ

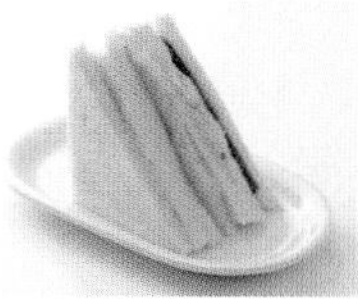

＋

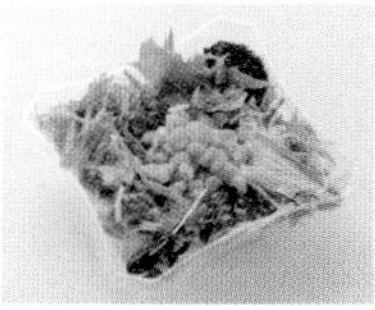

温野菜や野菜サラダを合わせて。ただし、ドレッシングなしで！

腎臓をいたわり、栄養バランスもバッチリ！

手作り弁当の基本ルール

お弁当を手作りすると、栄養バランス、タンパク質、塩分、エネルギーなどのコントロールができます。とはいえ、毎日のこととなると、時間も手間もかかって「めんどうになってしまう……」となりがち。そこで、お弁当の基本的なルールをご紹介します。慣れてくれば、それほど負担にならずに手ぎわよく進められるでしょう。前日の夕食や食材、常備菜などを上手に活用するのがポイントです。

主菜

肉、魚、卵などから1品

前日の夕食のおかずや食材を活用。たとえば、刺し身は2～3切れとり分けて下味をつけておき、翌日は焼いたり、いためます。夕食のおかずを少しとり分けておくのもよいでしょう。

主食

ご飯180ｇ

ご飯はきちんとはかって、詰めすぎないこと。お弁当箱はご飯の量に合わせて選ぶことも必要です。

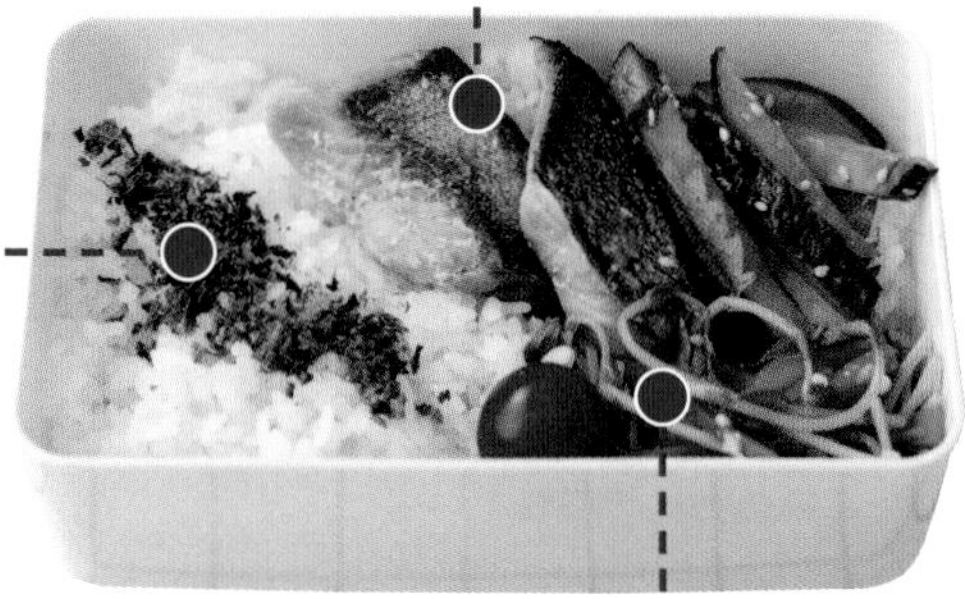

副菜

野菜、きのこなどで1～2品

青菜のごまあえなど手軽にできるもので一品。きんぴらや根菜の煮物などはまとめて作りおきしておくと重宝します。すき間があいたら、ゆでたブロッコリーやミニトマトを詰めて彩りよく。

ビジネスマン必見！ 外食の食べ方アドバイス

外食は濃い味つけが多いので、塩分に配慮するならできるだけ控えることがすすめられます。とはいえ、学生やビジネスマンなど外で活動することが多い人は、外食の機会も多いかもしれません。そこで、代表的な外食メニューを紹介します。栄養データを記載しているので、エネルギー、タンパク質、塩分、カリウムなどをチェックして、メニュー選びの参考にしてください。

牛どん

【注】各々の重量は実測にもとづいた量ですが、店によって異なります。

アドバイス

どんぶり物は、茶わん２杯分のご飯に行き渡るだけのたれがかかるので、塩分が多くなりがちです。「つゆだく」は禁物です。みそ汁や漬け物は残しましょう。ご飯の量は制限に応じて調節します。

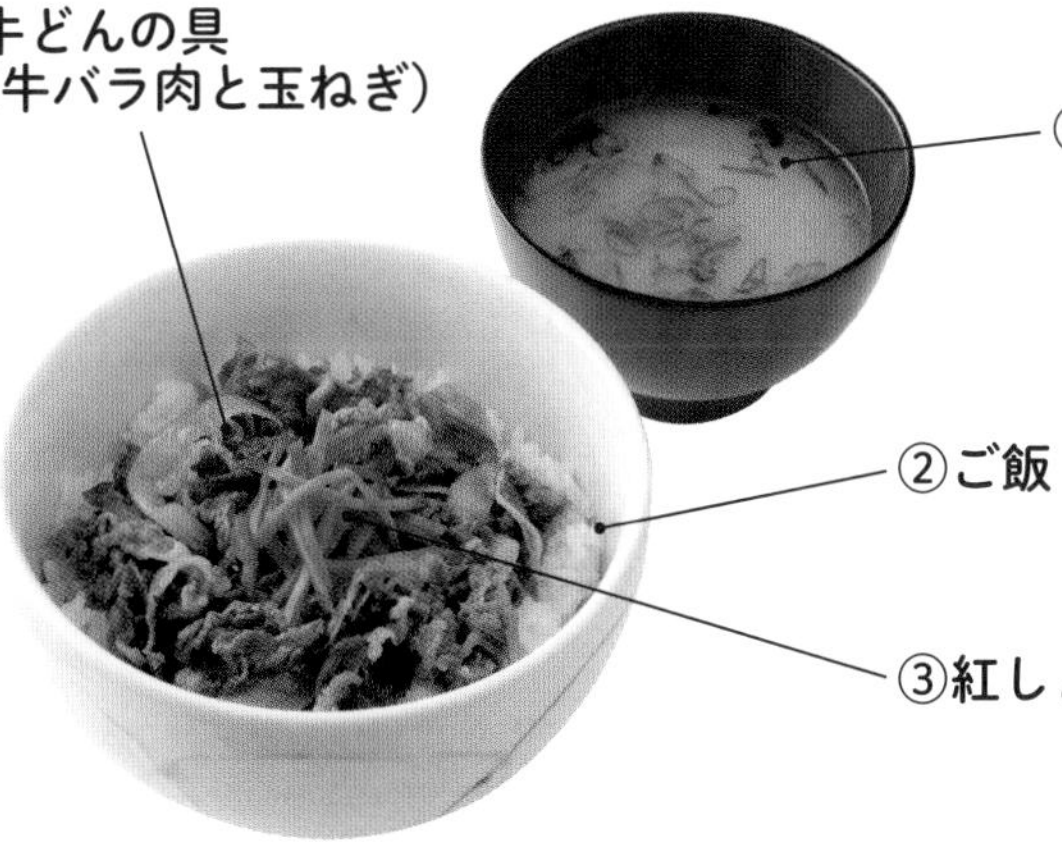
①牛どんの具
（牛バラ肉と玉ねぎ）
④みそ汁
（刻みねぎ、わかめ）
②ご飯
③紅しょうが

主材料と目安量	エネルギー（kcal）	タンパク質（g）	脂質（g）	カリウム（mg）	リン（mg）	塩分（g）
① 牛バラ肉70g　玉ねぎ30g	225	14.6	12.3	343	156	2.8
② ご飯250g	420	6.3	0.8	73	85	0.0
③ 紅しょうが10g	5	0.0	0.0	3	0	0.3
④ みそ汁150mℓ わかめ1g ねぎ3g	25	2.1	0.8	84	44	1.4
合計	675	23.0	13.9	503	285	4.5

ラーメン

アドバイス

スープを全量飲むと、塩分の摂取量は１日の許容量を軽く上回ります。スープはできるだけ残しましょう。チャーシューもタンパク質と塩分の含有量をみれば、１枚で十分だとわかります。タンメンや五目めんなど、野菜が多くなるとカリウムも増えるので、制限のある人は注意しましょう。

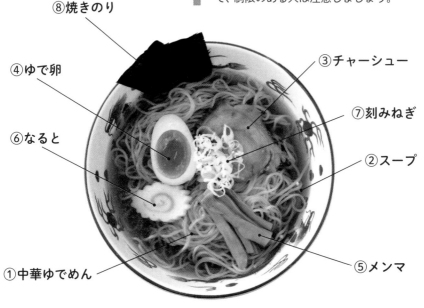

主材料と目安量	エネルギー (kcal)	タンパク質(g)	脂質 (g)	カリウム (mg)	リン (mg)	塩分 (g)
① 中華ゆでめん　180g	268	8.8	1.1	108	56	0.4
② スープ（しょうゆ味・ラード入り）365mℓ	66	3.7	5.0	366	160	5.8
③ チャーシュー 20g	34	3.9	1.6	58	52	0.5
④ ゆで卵25g	38	3.1	2.6	33	45	0.1
⑤ メンマ10g	2	0.1	0.1	1	1	0.1
⑥ なると５ｇ	4	0.4	0.0	8	6	0.1
⑦ 刻みねぎ10g	3	0.2	0.0	22	3	0.0
⑧ 焼きのり0.8g	1	0.3	0.0	18	5	0.0
合計	416	20.5	10.4	614	328	7.0

なすとベーコンのトマトソース・スパゲッティ

アドバイス

パスタはゆでるときに塩を加えるので、ほかのめん類にくらべて塩分が高くなります。タンパク質も多いので、パスタの量を控えると全体に調整できます。トマトソースはカリウムが多く、チーズや生クリームなどの乳製品や肉類が多いソースはリンが多くなることにも留意しましょう。

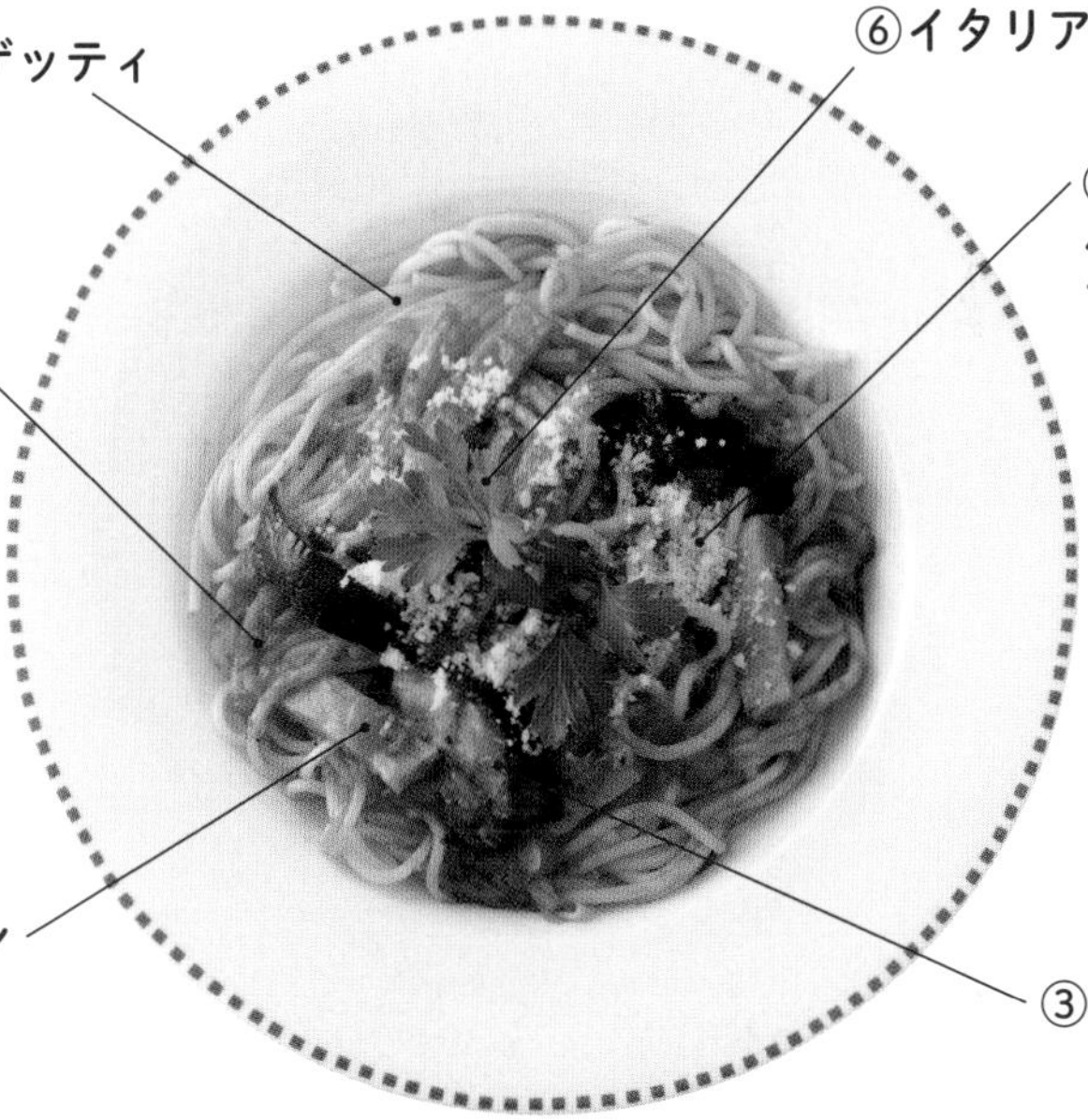
①スパゲッティ
⑥イタリアンパセリ
⑤パルメザンチーズ
②トマトソース
④ベーコン
③揚げなす

主材料と目安量	エネルギー(kcal)	タンパク質(g)	脂質(g)	カリウム(mg)	リン(mg)	塩分(g)
① スパゲッティ（ゆで）200g	298	10.4	1.8	24	92	0.8
② トマトソース100g	122	2.2	8.2	357	47	1.9
③ 揚げなす 3切れ（40g）	55	0.4	5.0	88	12	0.0
④ ベーコン4切れ（20g）	81	2.6	7.8	42	46	0.4
⑤ パルメザンチーズ小さじ1/2	24	2.2	1.5	6	43	0.2
⑥ イタリアンパセリ0.5g	0	0.0	0.0	5	0	0.0
合計	580	17.8	24.3	522	240	3.3

ハンバーガーセット

アドバイス

パンやハンバーグの塩分は減らせないので、ハンバーガーにはさむ、ソースの量を少なめにしてもらいましょう。チーズやベーコンが入ると塩分が多くなるので注意しましょう。フライドポテトも塩抜きでオーダーしましょう。もの足りない場合はケチャップを少量使用しましょう。エネルギー量を減らしたい場合は、ウーロン茶や0カロリーコーラを選びましょう。

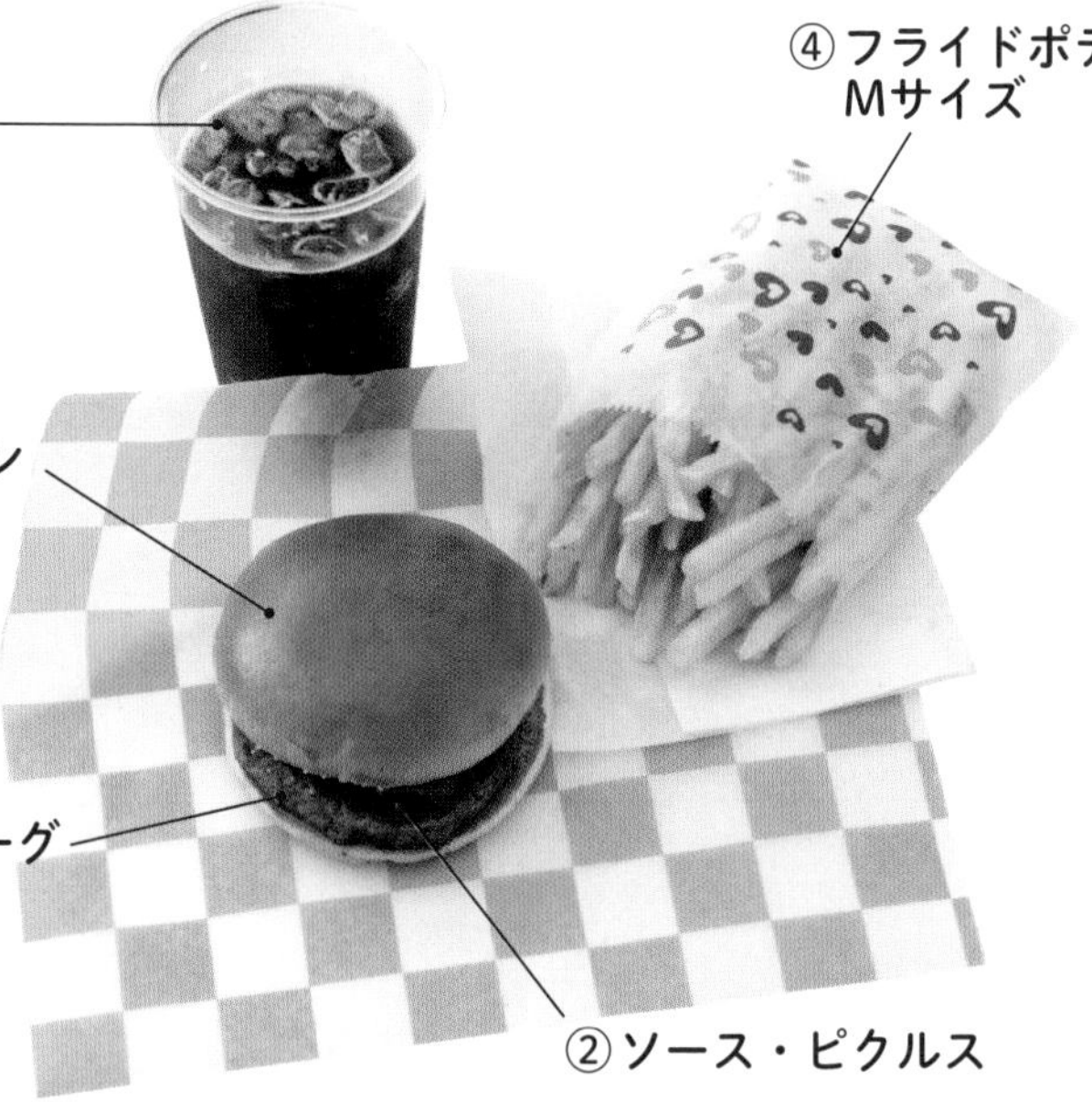
⑤コーラ
④フライドポテト
Mサイズ
③バンズパン
①ハンバーグ
②ソース・ピクルス

主材料と目安量		エネルギー(kcal)	タンパク質(g)	脂質(g)	カリウム(mg)	リン(mg)	塩分(g)
①	ハンバーグ（牛ひき肉30g　玉ねぎ10g）	96	6.6	6.0	117	63	0.2
②	ソース（トマトケチャップ8g　マスタード3g）きゅうりのピクルス1枚	17	0.2	0.3	44	7	0.4
③	バンズパン（パン60g　バター3g）	181	5.1	4.7	58	45	0.9
④	フライドポテト135g	322	2.1	24.3	534	52	0.5
⑤	コーラ200mℓ	92	0.2	0.0	0	22	0.0
	合計	708	14.2	35.3	753	189	2.0

天ざるそば

アドバイス

塩分の大半はつけつゆなので、つゆを控えるだけで塩分を減らせます。そばは食物繊維が豊富ですが、パスタ並みにタンパク質が多く、カリウムも小麦粉製品より多め。制限が厳しい場合は残しましょう。そば湯も避けます。天ぷらは数とともにエネルギーも増えます。なすは油を吸いやすいので、少量でも高脂肪・高エネルギーです。

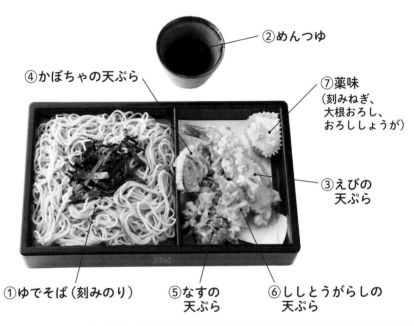

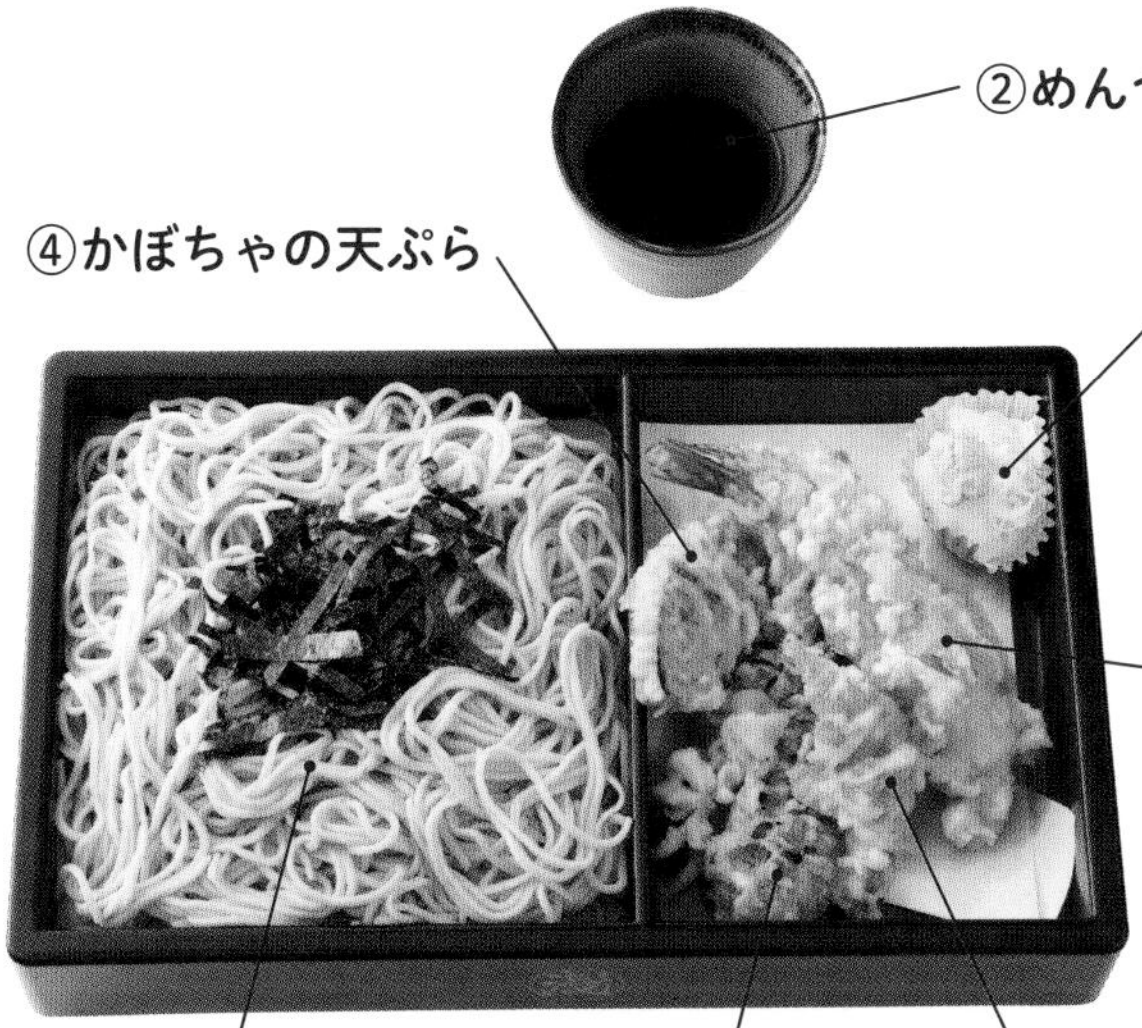

②めんつゆ
④かぼちゃの天ぷら
⑦薬味
（刻みねぎ、
大根おろし、
おろししょうが）
③えびの
天ぷら
①ゆでそば（刻みのり）
⑤なすの
天ぷら
⑥ししとうがらしの
天ぷら

主材料と目安量	エネルギー (kcal)	タンパク質 (g)	脂質 (g)	カリウム (mg)	リン (mg)	塩分 (g)
① ゆでそば270g（刻みのり少々）	356	13.1	2.7	97	217	0.0
② めんつゆ80mℓ	35	1.8	0.0	80	38	2.6
③ えびの天ぷら1尾分（50g）	69	9.6	2.8	185	137	0.2
④ かぼちゃの天ぷら1切れ（20g）	60	0.8	1.4	74	12	0.0
⑤ なすの天ぷら1切れ（30g）	41	1.2	2.6	57	19	0.0
⑥ ししとうがらしの天ぷら1本	20	0.5	1.4	15	5	0.0
⑦ 薬味（ねぎ5g　しょうが2g　大根20g）	7	0.2	0.0	62	8	0.0
合計	588	27.2	10.9	570	436	2.8

ギョーザ定食

アドバイス

中国風の定食のなかでは、エネルギー、タンパク質、脂肪とも多すぎず、野菜も最低限は確保でき、比較的バランスのよいメニューです。ただ、塩分は多すぎるので、スープの汁とザーサイは残しましょう。エネルギーの制限がある場合はご飯を減らします。

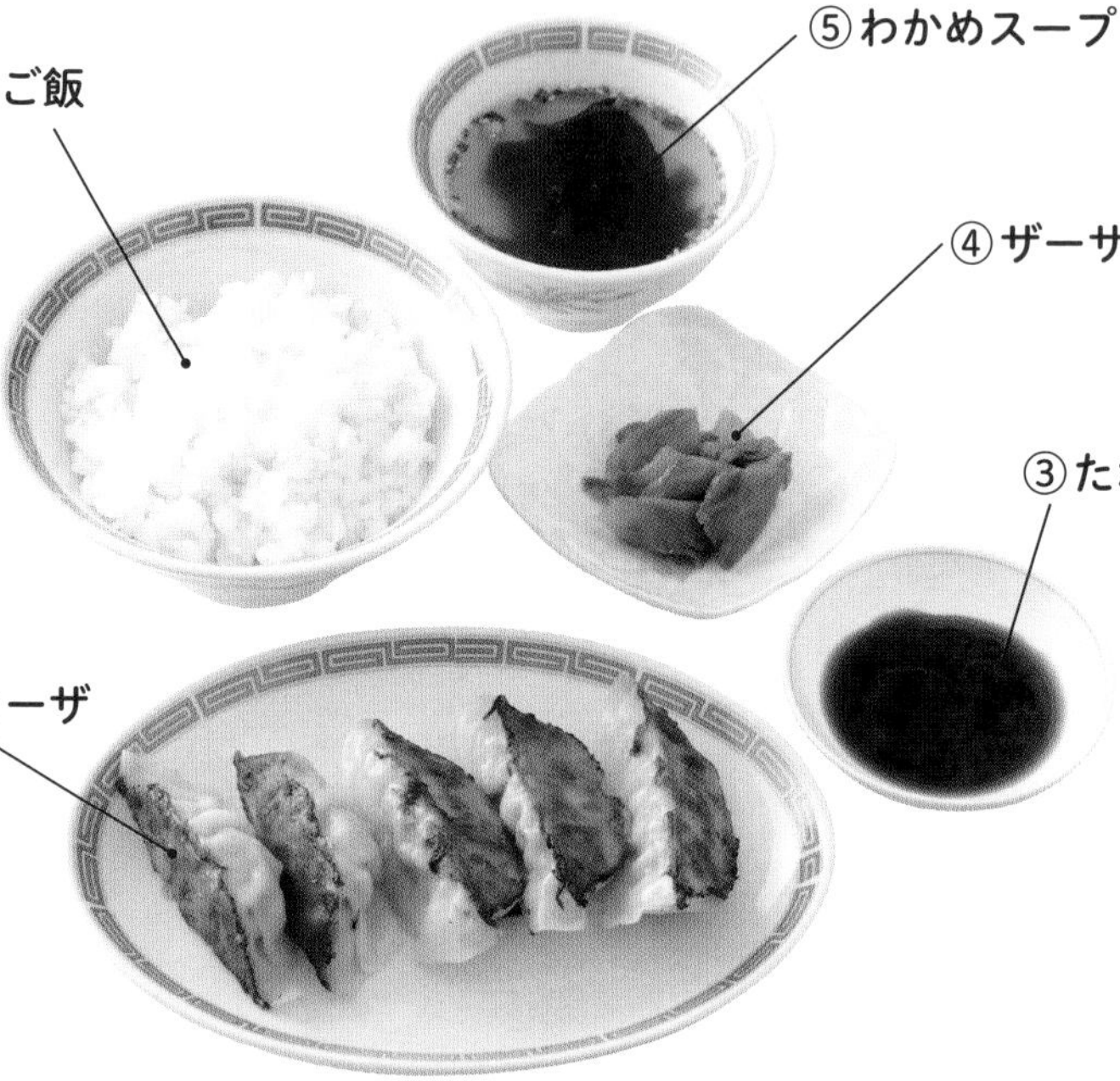

①ご飯
⑤わかめスープ
④ザーサイ
③たれ
②焼きギョーザ

主材料と目安量	エネルギー(kcal)	タンパク質(g)	脂質(g)	カリウム(mg)	リン(mg)	塩分(g)
① ご飯200g	336	5.0	0.6	58	68	0.0
② 焼きギョーザ5個(豚ひき肉30g キャベツ30g にら10g)	241	9.7	9.2	244	89	0.9
③ たれ(酢・しょうゆ各小さじ1/2 ラー油少々)	3	0.2	0.0	12	5	0.4
④ ザーサイ10g	2	0.3	0.0	68	7	1.4
⑤ わかめスープ(中華スープ110mℓ わかめ1g ねぎ2g)	13	1.1	0.5	161	52	1.0
合計	595	16.3	10.3	543	221	3.7

腎臓病を理解するために知っておきたい用語

あ

アルブミン

血液中に存在しているタンパク質のうち、最も量が多い成分。主に肝臓でつくられ、細胞への栄養素の運搬、血液中の浸透圧の維持などの役割がある。腎臓にトラブルが起こると尿中にアルブミンが漏れ出し、血液中のアルブミンが減少する。そのためアルブミンの数値は、肝臓・腎臓の健康状態を知る手がかりに。

エリスロポエチン

腎臓から分泌されるホルモンのひとつ。赤血球をつくる働きを促すため、貧血の治療に使われることが多い。腎臓の働きが低下するとエリスロポエチンの分泌が減り、赤血球をつくる能力が低下することで貧血に。これを「腎性貧血」という。

か

家族歴

本人と、子ども、兄弟姉妹、両親、祖父母といった近親者の健康情報を記録したもの。家族は同じような遺伝的背景を持つため、家族に共通する病気を見つける手がかりになる。また、患者の背景を知り、適切な治療方針を立てる参考にする。腎臓病の中で家族歴をとくに重視するのは、アルポート症候群、菲薄基底膜症候群、多発性嚢胞腎。

クレアチニン

クレアチンリン酸が筋肉を動かすためのエネルギーを生成したあとに出る老廃物。体にとって不要なため、腎臓で濾過されて尿として排出される。腎臓の機能が悪くなると血中のクレアチニンの濃度が高くなるので、その値は腎臓の状態がわかる指標に。

さ

残腎機能

主に透析治療を始めたあとに確認する、残されている腎臓の機能。腎不全で腎臓の働きが悪くなっても、腎臓は老廃物や水分の調整、ホルモンの分泌などの機能をわずかながらも継続している。透析治療は、残っている腎臓の機能を保護しながら進められる。

糸球体

腎臓の中にある毛細血管の集まりで、汚れた血液を濾過して老廃物を除去するフィルターの役目を果たしている。糸球体に炎症が生じている病気の総称を慢性糸球体腎炎と呼び、IgA腎症、膜性腎症などが含まれる。

シャント

血液透析（ＨＤ）を行う際、十分

な血液量が確保できるように、動脈と静脈をつないだ血管のこと。十分な血液透析を行うためには1分間に約150～200㎖の血液を循環させる必要がある。シャントをつくることで、静脈に十分な血液が流れ、その静脈に穿刺して血液透析が行える。

生着率

腎臓移植をしてから、ある一定期間機能している移植腎の割合で、腎移植の成績をあらわす重要な指標となっている。たとえば5年生着率が85％なら、移植後5年以上、移植腎が機能している人の割合が85％であることをあらわす。

な

尿毒素

腎臓の糸球体で濾過され、通常は尿中に排泄される尿素などの老廃物で、人体に悪影響を及ぼす物質の総称。腎臓の機能が低下すると血中にたまり、心臓、消化器、脳神経などにさまざまな障害を起こす。尿毒素がたまると、尿毒症という末期腎不全の状態になる。

は

保存期

慢性腎不全で、体内に尿毒素や余分な水分がたまり尿毒症状があるが、透析を受けなくてもよい状態。「腎不全保存期」ともいう。血圧管理、塩分や水分の制限、タンパク質やリン、カリウムの摂取制限などを通して、腎不全の進行を遅らせる治療が行われる。保存期の治療にもかかわらず腎機能の低下が進行した状態を、末期腎不全という。

ら

レシピエント

腎臓移植を受ける患者のこと。移植手術に耐える体力があること、悪性腫瘍がないことなど、いくつかの条件がある。生体腎移植の場合、腎臓を提供する側とされる側の間で血液型が一致していなくても移植手術を受けられる。腎臓を提供する人は、「ドナー」という。

レニン

腎臓の糸球体でつくられるタンパク質分解酵素。血圧を上げる作用があるホルモン「アンジオテンシンⅡ」をつくるのに重要な役割を果たす。レニンの働きにより腎臓は血圧を一定に保つことができるため、腎臓の働きが悪くなると、高血圧になるリスクが上がる。

は

ま

や

ら

わ

た

な

索引

監修者紹介

川村哲也（かわむら てつや）

虎ノ門ヒルズレジデンシャルタワー健康相談クリニック院長。1979年東京慈恵会医科大学卒業。1988～1991年 アメリカバンダービルト大学小児腎臓科へ留学。2001年東京慈恵会医科大学准教授および附属第三病院腎臓・高血圧内科診療部長。2013年より東京慈恵会医科大学教授。2014年より同大学附属病院臨床研修センター センター長。2020年4月より同大学客員教授。2022年9月より現職。医学博士。腎臓病の臨床と研究にたずさわるほか、患者のための腎臓病、高血圧に関する知識の啓発に努めている。

湯浅 愛（ゆあさ あい）

東京慈恵会医科大学附属柏病院栄養部課長。管理栄養士。1994年、東京慈恵会医科大学附属病院栄養部に入職。腎臓病、糖尿病を中心に、医師と連携したチーム医療を行い、患者が実践できるわかりやすい食事療法をめざして活動の場を広げている。2017年4月より現職。

編集まとめ／内藤綾子　中島さなえ

装丁／川村哲司（atmosphere ltd.）
装画／山本啓太
本文イラスト／オカダナオコ　シママスミ　福留鉄夫　堀込和佳　山田 円　横井智美
編集担当／平野麻衣子（主婦の友社）

本書は2019年刊行の『腎臓病』に新規の内容を加え改訂したものです。

腎《じん》臓《ぞう》病《びょう》

2024年5月31日　第1刷発行

編　者　主婦の友社
発行者　平野健一
発行所　株式会社主婦の友社
〒141-0021　東京都品川区上大崎3-1-1　目黒セントラルスクエア
電話 03-5280-7537（内容・不良品等のお問い合わせ）
049-259-1236（販売）
印刷所　大日本印刷株式会社

©Shufunotomo Co., Ltd.　2024　Printed in Japan　ISBN 978-4-07-457030-0